Franziska Rubin

7 MINUTOS AL DÍA

Un plan de 7 semanas que transformará tu salud para siempre

zenith

El libro ideal para todas aquellas personas que quieren vivir de una vez por todas de una forma más sana y cambiar de forma duradera algunos de sus hábitos pero no saben por dónde empezar ni de dónde sacar el tiempo necesario para hacerlo.

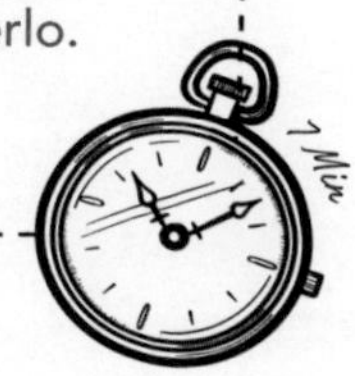

Título original: *7 Minuten am Tag. Endlich gesünder leben*.

Primera edición: septiembre de 2021

Zenith es un sello editorial de Editorial Planeta, S.A.
Avda. Diagonal, 662-664, 08034 Barcelona (España)
www.zenitheditorial.com
www.planetadelibros.com

Fotografías interiores de Franziska Rubin: Silvio Knezevic
Ilustraciones interiores de Franziska Rubin: Antje Kahl y Tiffi Jung
Ilustración de cubierta: Veronika Preisler
Todas las demás imágenes: © Shutterstock

ISBN: 978-84-08-24494-3
Depósito legal: B. 11.105-2021

Impreso en España – *Printed in Spain*

El papel utilizado para la impresión de este libro está calificado como papel ecológico y procede de bosques gestionados de manera sostenible.

Franziska Rubin

7 MINUTOS AL DÍA

Un plan de 7 semanas que transformará tu salud para siempre

zenith

ÍNDICE

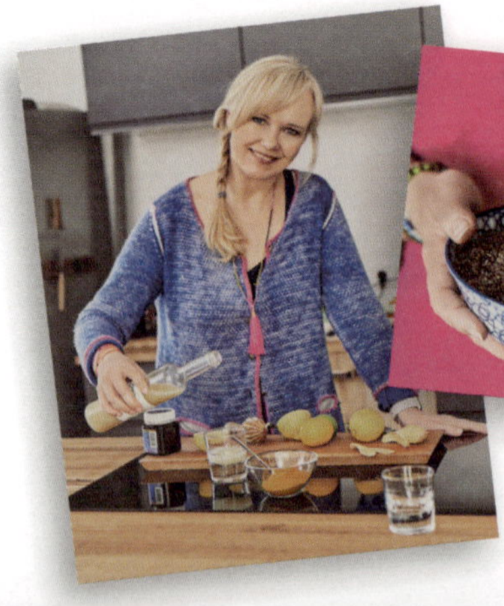

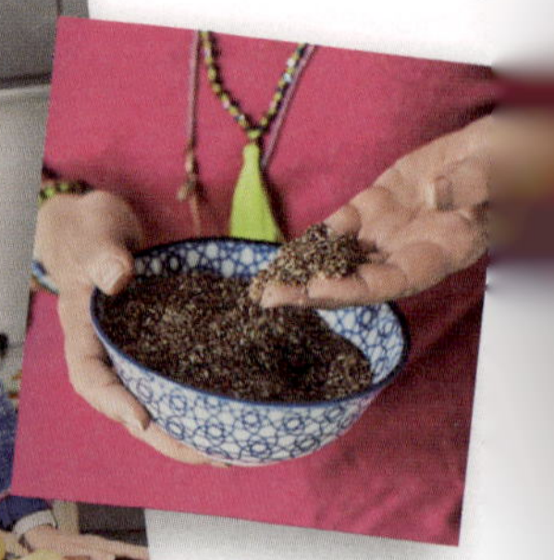

SEMANA 5

SEMANA 6

SEMANA 7

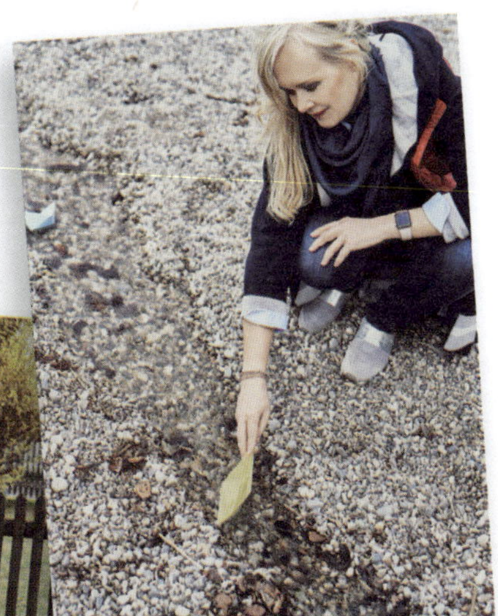

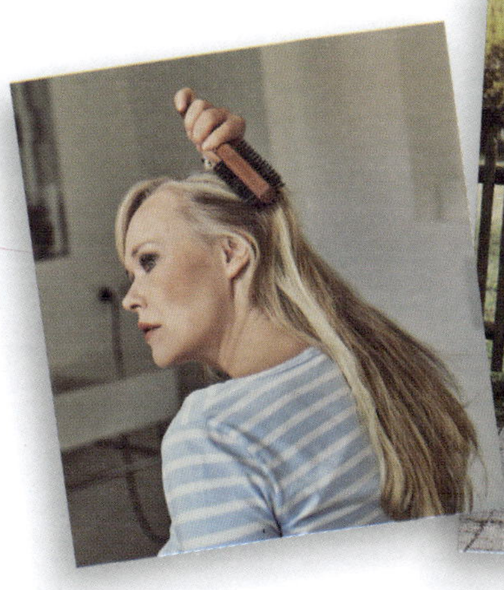

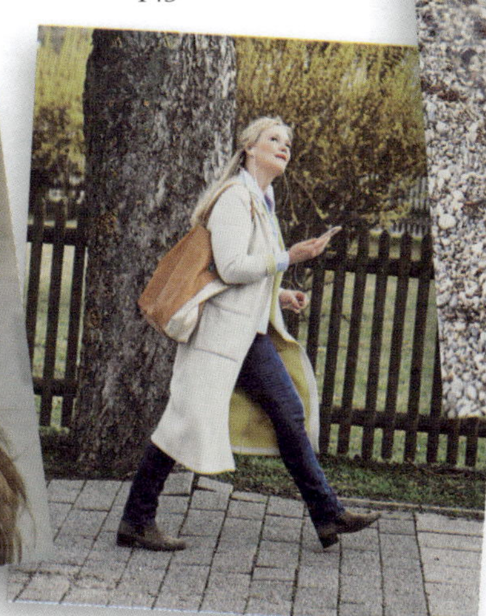

INTRODUCCIÓN

En mis primeros años como presentadora del programa de televisión *Hauptsache Gesund* («Lo importante es la salud») de la cadena alemana MDR, sentía como si pesara sobre mí una maldición: si durante un desayuno en un hotel se me ocurría servirme un trozo de beicon frito, de inmediato se me acercaba algún desconocido para preguntarme si acaso yo no seguía mis propios consejos sobre salud. Y, cuando practicaba running por el parque, los corredores de más de sesenta años que me adelantaban me dedicaban una sonrisa compasiva. Así fue durante muchos años. Apenas había entrevista que no terminase con la consabida pregunta final: ¿practicaba yo misma lo que predicaba? Más allá de que no me gusten nada las predicaciones —lo que yo hago es simplemente dar recomendaciones, alertar de riesgos y exponer resultados de investigaciones científicas—, me fui dando cuenta de que, con el paso del tiempo, algo estaba cambiando en mi vida, y que podía responder cada vez con más franqueza a la «pregunta final».

Al parecer, y sin percatarme de ello, había empezado a incorporar a mi día a día todos los consejos basados en las investigaciones sobre las que había leído. Y no los ponía en práctica por obligación, sino porque sentía verdadera curiosidad y quería usar con regularidad los métodos que me sentaban bien. Mi cambio no fue consciente. En realidad, lo que obró el milagro fue el hecho de estar abordando constantemente el concepto de vida sana: cambié ciertos hábitos de la noche a la mañana porque me había impactado una conferencia de algún experto; otros los probé por primera vez delante de la cámara y pensé: «¡Uau, me encanta!»; hubo algunos que adopté simplemente porque había leído información sobre ellos. Si la gota horada la piedra no es por su fuerza, sino por su constancia. Y lo mejor de todo es que, en mi caso, este proceso no ha sido doloroso y a día de hoy hay muchas cosas que ya ni siquiera echo de menos. No es que lo haga todo bien, evidentemente. Pero, en realidad, no tengo por qué hacerlo todo bien. Tampoco tú tienes por qué hacerlo todo bien. Se trata de introducir pequeños cambios que puedan integrarse con facilidad en el día a día y que, al cabo de unas semanas, unos meses o unos años, marquen una enorme diferencia en nuestra vida. ¿De qué diferencia estoy hablando? Pues de sentirse mejor, con más fuerza, con más energía; de prestar atención plena y actuar en consecuencia; de evitar enfermedades, de dar a nuestro cuerpo las herramientas necesarias para que se mantenga sano o recobre la salud; de ser más feliz, de estar más alegre, de establecer más vínculos con los demás.

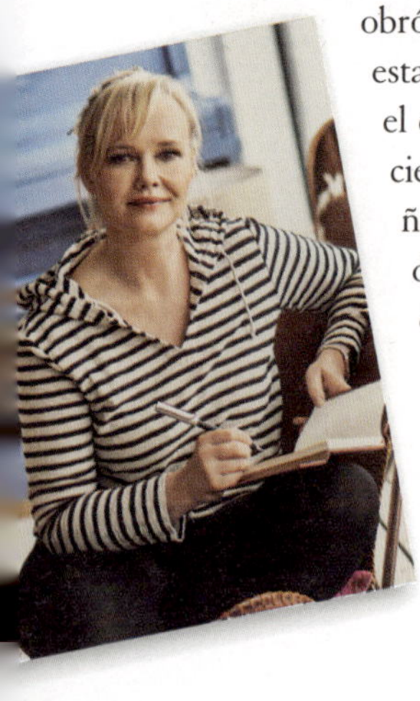

Todo eso es lo que me ha llevado a escribir esta obra. Porque ¿quién puede leerse cientos de libros hasta encontrar el idóneo para él? Lo que yo te propongo es que te comprometas a dedicar en las próximas semanas tan solo siete minutos diarios a descubrir qué es lo que te sienta bien. Siete minutos no es mucho. Además, las instrucciones de los ejercicios son breves y te ayudarán a comprender enseguida por qué el consejo que te doy es útil. ¡Me muero de curiosidad por saber qué ideas acabarás incorporando definitivamente a tu vida!

Espero que disfrutes muchísimo al poner en práctica mis propuestas y que las explicaciones que las acompañan te resulten reveladoras. ¡Estoy segura de que habrá algunas a las que ya no querrás renunciar en el futuro!

Con todo mi cariño,

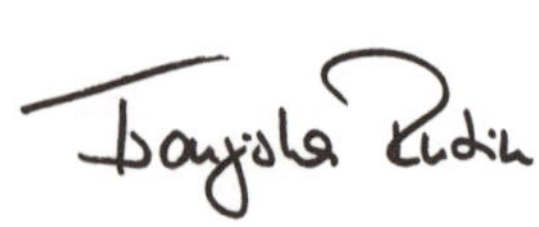

¡VAMOS ALLÁ!

Querido lector o lectora:

¡Qué alegría tenerte aquí! En las próximas semanas tú y yo formaremos, por decirlo de algún modo, un equipo. ¡Genial! ¡Me gusta la idea! Te prometo que la tarea no será difícil. Todo lo contrario. Únicamente necesitarás tu fuerza de voluntad para leer en profundidad (o, al menos, por encima) dos páginas cada vez y probar algo nuevo durante, como máximo, siete minutos. Puedes empezar en el día de la semana que desees.
Cada consejo incluye las siguientes secciones:

Para quienes tienen prisa

Pensando en aquellas personas que no pueden esperar, al principio de cada día incluyo, justo debajo del título del consejo, la sección «Para quienes tienen prisa», que contiene un breve resumen de lo que voy a exponer. Si resulta que ese día en cuestión vas algo mal de tiempo, este apartado te permitirá hacerte rápidamente una idea del tema y decidir sobre la marcha cuándo y cómo pondrás en práctica el ejercicio de siete minutos propuesto para la jornada. Es algo así como el *abstract* que aparece en los artículos científicos.

Mi experiencia personal

Aquí explico brevemente cómo di con este consejo en mi vida o por qué lo he elegido para este libro. La mayoría de las recomendaciones que hago se basan en mi propia experiencia o en conclusiones de estudios convincentes —y, en ciertos aspectos, muy novedosos— que resultan curiosas o invitan a la reflexión.

¿Qué vas a necesitar?

Es probable que la mayoría de las cosas que necesites para poner en práctica los consejos estén ya en tu casa y te resulten fáciles de encontrar (eso sí, si tardas demasiado en localizarlas, te recomiendo que empieces directamente por el consejo sobre orden «¡Fuera!» ☺). En caso de que se requiera disponer de algún objeto un tanto especial, te avisaré al final de la semana anterior para que puedas añadirlo a tu lista de la compra para la semana siguiente.

Así se hace:

En esta sección aparecen instrucciones concretas para que lleves a la práctica el consejo del día. Léelas atentamente y, a continuación, empieza la práctica o bien busca un hueco en tu agenda para la jornada en la que preveas realizarla. Si te sueles olvidar de estas cosas, programa una alarma en tu móvil para que te avise cuando llegue el momento de comenzar. Lo que yo suelo hacer es anotarme en la palma de la mano una serie de palabras clave a modo de recordatorio (aunque hay quien se ríe de mí por tener esta costumbre).

Esto es lo que te aportará:

Cada práctica tiene efectos diferentes y particulares en nuestro cuerpo o en nuestra mente. Aquí te explico qué y cómo ocurrirá. Nosotros, los europeos, contamos con una amplia tradición de terapias basadas en la evidencia empírica; de hecho, muchas de las recetas de las terapias naturales se han transmitido perfectamente durante siglos, desde los antiguos egipcios y romanos, a través de Hildegarda de Bingen, Paracelso o el padre Kneipp, por dar solo unos pocos nombres.
La novedad, sin embargo, es que hoy en día contamos ya con estudios e investigaciones científicas muy recientes sobre muchas de estas aplicaciones. Es algo maravilloso y, a veces, también divertido. En mi opinión, cuando se comprende por qué algo es beneficioso, la motivación para practicarlo de forma regular es aún mayor. ¡Déjate sorprender por el tesoro de

sabiduría que se oculta detrás de muchos de estos consejos y que te dará pistas sobre qué medidas concretas serán más útiles en tu caso!

Estos son los efectos:

En esta sección se exponen brevemente, a través de una serie de palabras clave, los principales efectos del consejo en cuestión, tanto sobre el cuerpo como sobre la mente y el espíritu. Además, en la bibliografía (págs. 166 y ss.) encontrarás un listado de estudios y libros con los que podrás seguir informándote en caso de que sientas especial interés por saber más acerca de un consejo y su origen.

En cualquier caso, lo importante es que, sencillamente, pases a la acción. Evita pensar «¡Ay, no, esto no seré capaz de hacerlo!»: estos consejos están pensados para todos y, además, te permitirán aprender algo nuevo, día tras día y desde el mismo momento en que los pongas en práctica. En el peor de los casos, te servirán al menos para hablar con fundamento si, en el próximo cóctel al que te inviten, sale a colación el tema de la salud. En el mejor de los casos, sin embargo, te aportarán mucho bienestar y enriquecerán tu vida, jornada tras jornada y, por tanto, ¡con un efecto muy potente!

Para saber más

Para quienes tienen sed de conocimiento. Si quieres saber más sobre un determinado tema y leer los estudios citados, encontrarás más datos y fuentes en la bibliografía correspondiente al capítulo en cuestión. En muchos consejos verás un pictograma en forma de libro que te remite precisamente a esa bibliografía.

++++ La organización de los siete minutos ++++

Y ahora viene lo mejor para aquellas personas que tienen poco tiempo pero, aun así, quieren introducir muchos cambios en su vida: resulta que solo necesitarán siete minutos para conseguirlo. Activa la alarma del móvil y, si algún consejo te lleva más tiempo del previsto, detén la práctica si lo deseas. Aunque también puedes seguir tranquilamente con ella si ves que te sienta bien. Eres tú quien decide. Estoy convencida de que siete minutos bastan para comprender la esencia del ejercicio y averiguar qué te parece (¿genial o fatal?).

Los ejercicios que vas a probar para ver si te parecen geniales o fatales, si te gustan o si prefieres descartarlos, corresponden a un ámbito diferente (de siete, en total) de nuestro estilo de vida. Tal vez con solo estar al tanto de esto te baste, pero si te interesa saber más, te explico a continuación cuáles son esos ámbitos.

1. Salud

¿A quién no le gustaría vivir de una forma un poco más sana aplicando cada día una serie de pequeñas recetas y actividades que le permitan fortalecer su cuerpo para sentirse más en forma y reforzar sus defensas? Aquí se engloban consejos sobre, por ejemplo, cómo usar una envoltura caliente para las molestias de hígado o qué ejercicios oculares son adecuados para quienes pasan mucho tiempo delante de la pantalla del ordenador.

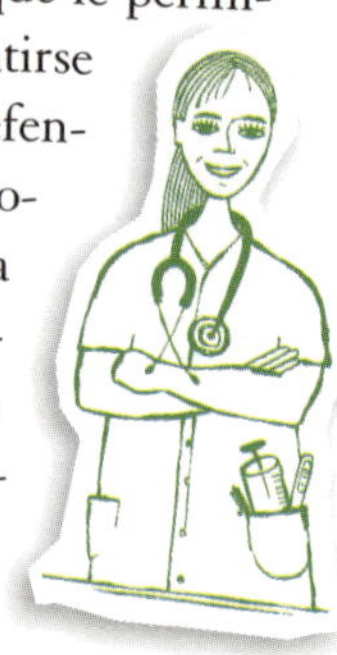

2. Medicina mente-cuerpo y ejercicios contra el estrés

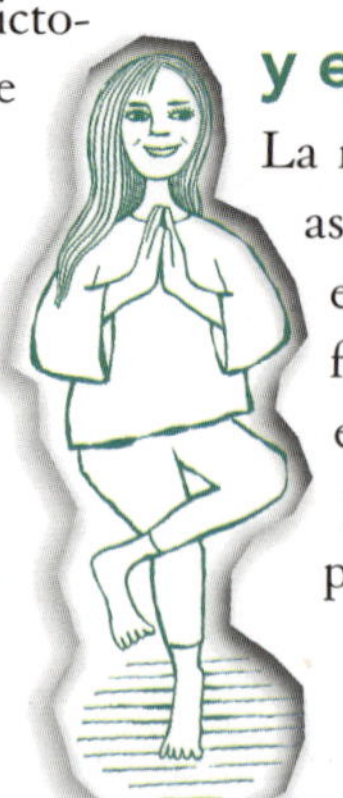

La medicina mente-cuerpo aborda tanto aspectos físicos como mentales. Créeme: este tema dará mucho que hablar en el futuro, porque la mayoría de nosotros estamos sometidos a demasiado estrés, y eso tiene numerosos efectos no solo para nuestra cabeza, sino también para todo nuestro organismo. Sin embargo, es posible canalizar adecuadamente este estrés, por ejemplo a través de pensamientos inteligentes, de la respiración controlada o de un paseo especial por el bosque.

3. Nutrición

No hay casi ningún tema que en los últimos años haya recibido tanta atención por parte del público y de los medios de comunicación como este. Y es que, para nosotros, la comida no es solo como la gasolina y el aceite del motor para un coche: nos proporciona combustible, pero también material de construcción para nuestras células, y puede reforzar nuestra salud, pero también estimular en exceso nuestro sistema inmunitario y nuestros órganos. Elige alimentos especialmente sanos para tu nutrición diaria o prueba a hacer algo nuevo, como deleitarte comiendo despacio u optar por platos veganos. Aunque solo sea durante un día.

4. Autorreflexión

Triste, pero cierto: si no nos cuidamos ni nos queremos a nosotros mismos, nadie podrá hacerlo en nuestro lugar. Por eso es tan maravilloso cambiar nuestros enfoques y nuestros juicios, practicar la gratitud o aprender a tomar mejores decisiones. Adoro este tema.

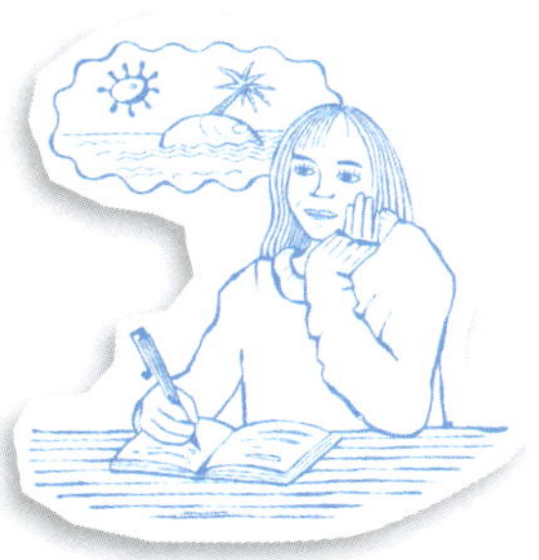

5. Actividad física

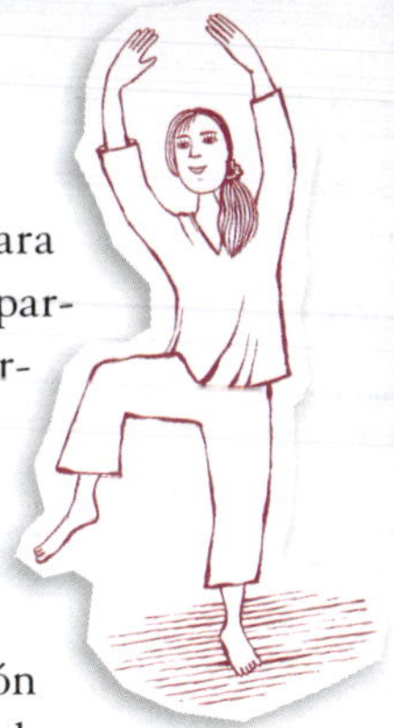

El movimiento es tan importante para la mente como para las numerosas partes de nuestro organismo que intervienen en él. Puede aportarnos multitud de beneficios, nos ayuda a mantenernos sanos e, incluso, previene el cáncer. Y, sin embargo, somos una sociedad sedentaria. Razón de más para poner en práctica uno o dos consejos sobre actividad física que no solo nos aportarán salud, sino también alegría, y nos permitirán evitar muchas enfermedades.

6. Tú y yo: ser felices juntos

Aun cuando en la actualidad la mayoría seamos capaces de valernos por nosotros mismos, seguimos siendo seres sociales y necesitamos cercanía, protección e interacción, y también ocupar un lugar dentro de un grupo. Quien olvida este hecho pierde mucha calidad de vida y diversión y, a menudo, acaba atrapado en su propia soledad. En este terreno, los gestos pequeños pueden tener grandes resultados, también es aplicable a las relaciones con las personas de nuestro entorno .

7. Belleza por dentro y por fuera

Todos adoramos sentir placer: disfrutamos cuando se estimulan nuestros sentidos y también nos alegramos al ver un cuerpo cuidado y hermoso. Esta sección es un spa para aquellos lectores que dispongan de poco tiempo: aquí descubrirán sencillas técnicas de exfoliación, mascarillas y masajes que no solo sientan bien, sino que además embellecen.

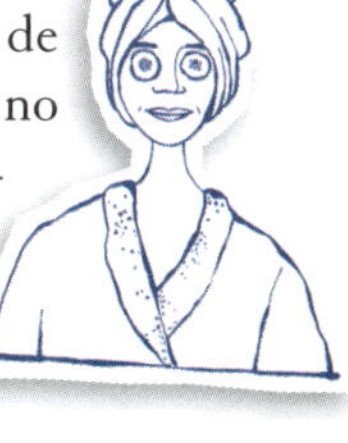

El día del ancla

Llegamos ahora a unas páginas que aparecerán sistemáticamente cada vez que concluya un ciclo de siete días con sus siete consejos: a esta jornada me referiré como «el día del ancla». Con esta denominación quiero reflejar que se trata de una jornada en la que te tomarás un tiempo para repetir aquellas prácticas que más te hayan gustado en la última semana o incluso en las semanas anteriores. De ese modo, podrás anclar en tu cerebro tus ejercicios favoritos, hasta que se conviertan en hábitos que te encanten.

En este día repasarás todos los consejos y, si te apetece, marcarás los emojis correspondientes, en función de si las propuestas te han parecido geniales ☺, estúpidas ☹ o simplemente pasables pero crees que merece la pena darles una nueva oportunidad más adelante 😐. Además, tendrás que decidir qué consejo (o consejos) quieres poner en práctica en esta jornada. A lo mejor al cabo de unas semanas te das cuenta de que has conseguido incorporar algunos de ellos a tu día a día. O de que, sin comerlo ni beberlo, algo en ti ha cambiado de una forma evidente. ¡Estupendo, eso significará que vamos por buen camino!

En estos días del ancla también te daré nuevas ideas para afinar o ajustar la práctica de algunos de los ejercicios. Lo ideal es que leas los consejos en el orden que se propone. Al final de cada capítulo encontrarás varios espacios en blanco en los que podrás anotar tus propias ideas y tus alternativas para adaptar mejor a tu situación una determinada propuesta.

Si te parece bien, puedes leer la introducción que aparece al principio de cada semana, que te ayudará a programar cada práctica en los siguientes días del modo que más te convenga: por ejemplo, puedes planificar el baño de Cleopatra para la jornada en la que más te suela gustar meterte en la bañera, dejar el horneado rápido de pan para el día en que tengas la posibilidad de comértelo o reservar la técnica de respiración contra la ira para la fecha en la que prevés reunirte con tu jefe. Por lo general, da igual qué día elijas para probar una práctica determinada. Pero, para decidirte en apenas siete segundos, conviene que leas la breve introducción que aparece al principio de cada consejo.

Así pues, ¡empecemos! Vayamos consejo a consejo, con el cronómetro siempre en marcha. Te deseo que disfrutes mucho de este proceso y, sobre todo, que aprendas de él. Encontrarás las prácticas que son adecuadas e importantes para ti. Si alguna no te gusta, descártala, así de sencillo. ¡No le des más vueltas! Cuando hayas recorrido estoicamente todos los consejos de siete minutos de la semana, te darás cuenta de que muchas cosas en tu vida habrán cambiado. ¡Y para bien! ¡Te lo prometo!

PREPARATIVOS PARA LA SEMANA 1

Para poner en práctica los consejos de esta primera semana, necesitarás los siguientes ingredientes y materiales:

- Para la envoltura:
  - → Una toalla de tocador o un paño de cocina elaborado en algodón.
  - → Una toalla de ducha.
  - → Una manta de lana.
  - → Una bolsa de agua caliente.

- Crema hidratante de día.
- De 3 a 5 limones ecológicos.
- 30 dientes de ajo ecológico (aproximadamente 3 cabezas de ajo).
- Opcional: una lima ecológica.
- O bien un trozo de raíz de jengibre.
- O bien cúrcuma en polvo.
- O bien pimienta negra recién molida.
- 300 ml de suero de mantequilla.
- Aceite de oliva.
- Opcional para el consejo extra «envoltura para el hígado»: hierba milenrama (se encuentra en herbolarios).

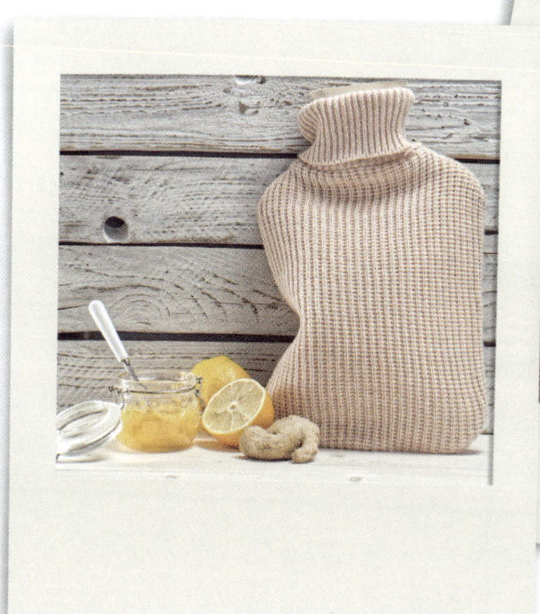

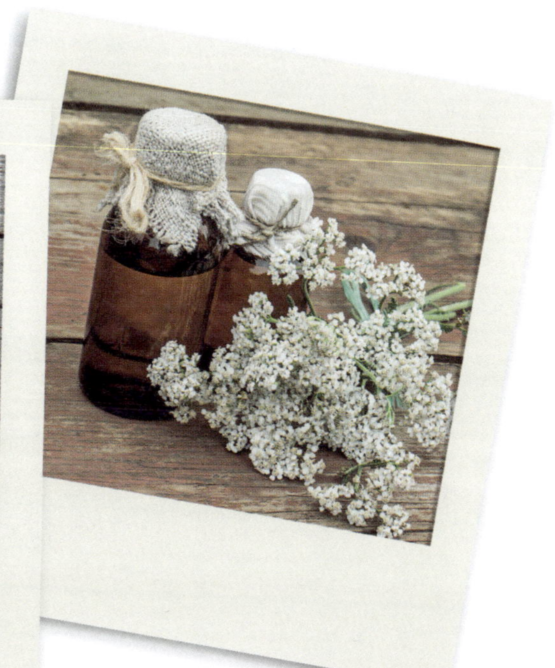

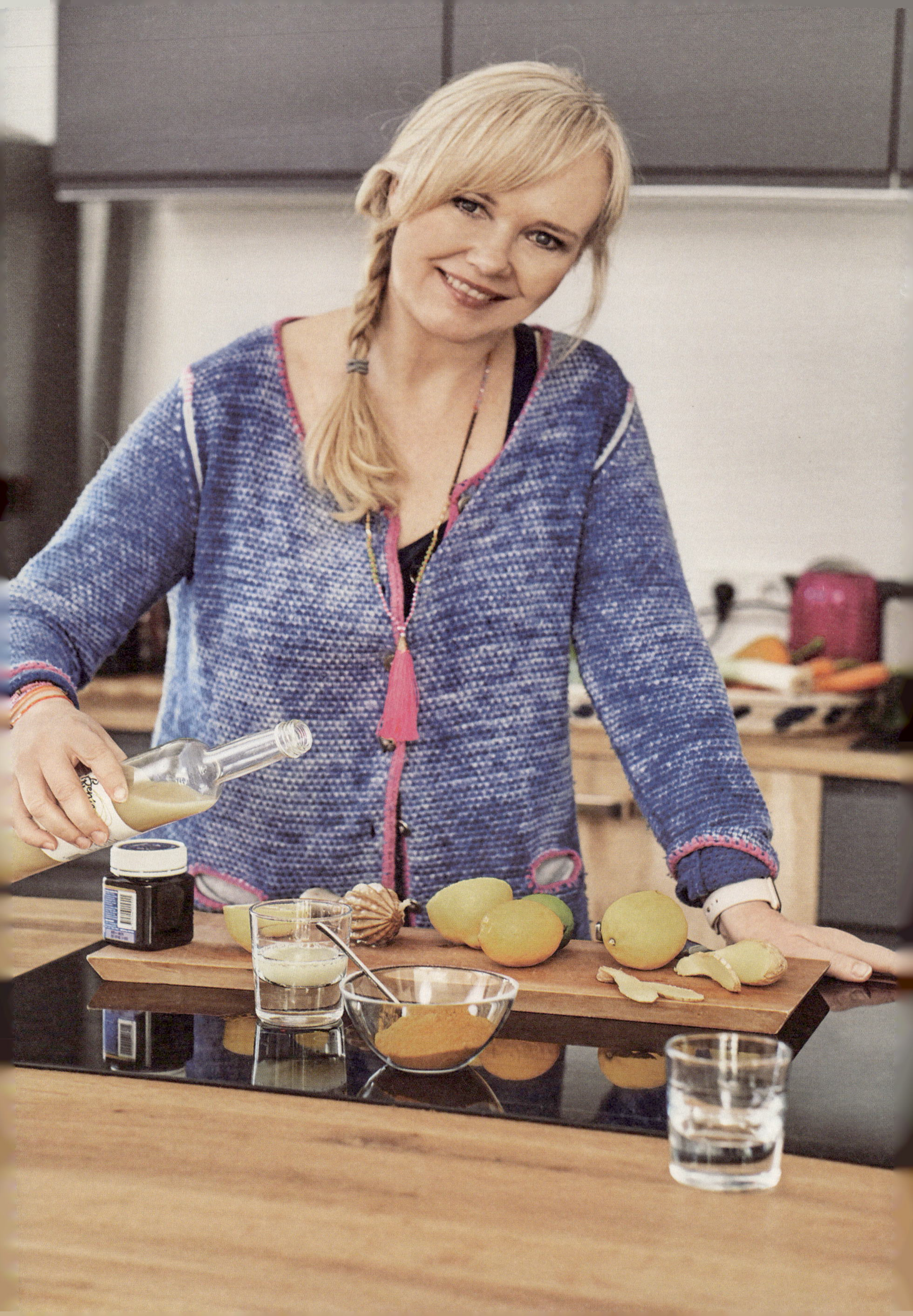

SEMANA

1

Los consejos de siete minutos que te esperan en esta primera semana te permitirán fortalecer el hígado de un modo eficaz (y, además, muy agradable), hacer una pausa para recargar las pilas sobre la marcha, proteger tus vasos sanguíneos mediante una bebida muy especial, ganar en resistencia y agilidad a través de la danza, hacer algo bueno por los demás y mimar a fondo tus manos.

CONSEJO 1

BIEN ENVUELTO

Primeros auxilios para el hígado

PARA QUIENES TIENEN PRISA: si quieres hacer algo bueno por tu hígado —una de las principales centrales de depuración de nuestro organismo, aunque la mayoría de nosotros abusemos un tanto de ella—, invierte los siete minutos de hoy en preparar una envoltura para este órgano y, si es posible, aplícatela antes de echarte una siesta esta tarde o de irte a la cama esta noche. Esta antiquísima técnica de suministro de calor en la zona del hígado sirve para relajarlo y mejorar su riego sanguíneo y, con ello, su funcionamiento.

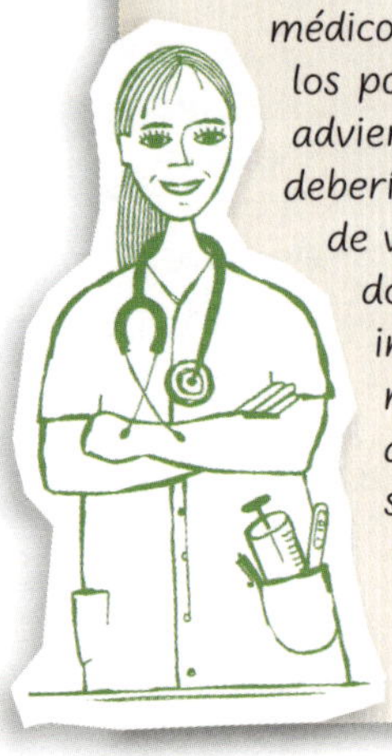

Venga, con la mano en el corazón (o con la lupa en el hígado): después de ciertas fiestas veraniegas o de las semanas de comilonas navideñas, ¿quién de nosotros no piensa en algún momento, con un pelín de mala conciencia, que quizás ha forzado demasiado su hígado? Nuestros médicos de cabecera de confianza y los portales web sobre salud nos advierten de que las mujeres no deberían consumir más de 0,2 litros de vino al día, y los hombres, el doble de esa cantidad (lo sé, es injusto para nosotras). A primera vista, parece una cantidad de alcohol elevada, pero si tienes la costumbre de disfrutar de una copa de vino cada noche sabrás que ese límite se alcanza muy rápidamente. Además, solo se trata de un dato estadístico, es decir, hay hígados que aguantan mejor los golpes y otros que los llevan peor. La única forma de conocer con exactitud el estado en el que se encuentra nuestro hígado es sometiernos de vez en cuando a un análisis de sangre en el que se examinen sus valores. Lo cierto es que a este órgano tampoco le gustan nada el tabaco, las comidas copiosas, algunos medicamentos ni los virus. Pues bien, lo que podemos hacer por él, además de llevar un estilo de vida adecuado, es aplicar algunos métodos muy eficaces de las terapias naturales que están pensados para estimular su funcionamiento. Uno de ellos es particularmente agradable: se trata de la envoltura para el hígado..

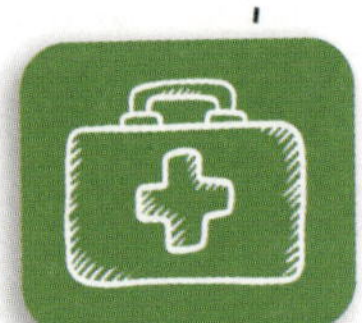

Estos son los efectos:

- Activa el nervio vago, implicado en la relajación
- Reduce el estrés
- Mejora el riego sanguíneo del hígado y de la vesícula biliar
- Estimula la desintoxicación y la digestión de las grasas

++++++++ **¿Solo siete minutos?** ++++++ Dos minutos para llenar la bolsa de agua caliente +++++

Así se hace:

MATERIALES

- Capa interior (toalla de tocador o paño de cocina).
- Capa intermedia (toalla de gran tamaño).
- Capa exterior (manta de lana).
- Bolsa de agua caliente.

INSTRUCCIONES

Lo ideal es que te apliques la envoltura por la noche, antes de irte a dormir. De esa forma, podrás utilizar los siete minutos enteros para lo siguiente:

- Prepara una bolsa de agua caliente (no la llenes por completo) y déjala en un lugar que esté al alcance de tu mano.
- Extiende sobre la cama la manta de lana y, a continuación, coloca sobre ella una toalla grande a la altura a la que vaya a quedar tu abdomen superior una vez que te tumbes, de modo que puedas envolverte con ambas.
- Sumerge en agua caliente la toalla de tocador (o el paño de cocina) y, a continuación, escúrrela bien. Tiéndete y colócate esa capa interior, ya humedecida, sobre el hígado, por debajo de las costillas derechas. Envuélvete rápidamente en la toalla de mayor tamaño (capa intermedia), procurando que quede bien tirante. Debes ajustarla adecuadamente a tu cuerpo, para evitar que el aire circule por ella y que, en consecuencia, se enfríe la envoltura.
- A continuación, enróllate la manta alrededor del vientre. Por último, colócate encima del hígado la bolsa de agua caliente.

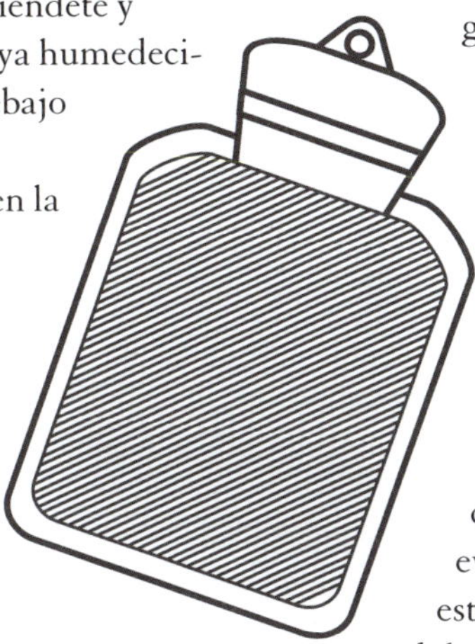

- Duérmete tranquilamente o espera hasta que la envoltura se enfríe y, entonces, retírala. Después, tápate bien y... a echar una agradable cabezadita.

Esto es lo que te aportará:

Con su elevado peso vivo (entre un kilo y medio y dos kilos), el hígado es el principal órgano de depuración de nuestro organismo: filtra la sangre para limpiarla de sustancias nocivas y, además, produce la bilis, que desempeña un importante papel en la digestión de las grasas. Cuando sobrecargamos este órgano, no sentimos dolor, pero sí somnolencia, fatiga y una pérdida de rendimiento.

La envoltura hepática proporciona un calor húmedo que mejora el riego sanguíneo, lo cual tiene efectos positivos en multitud de procesos metabólicos (la síntesis de las proteínas, el almacenamiento de vitaminas o la transformación de los azúcares, entre muchos otros). Además, favorece la desintoxicación, incrementa el flujo biliar y, al mismo tiempo, calma nuestra mente.

En una encuesta que se realizó en una clínica suiza especializada en cuadros graves entre mujeres ingresadas que, durante su hospitalización, se habían sometido al menos una vez al tratamiento con envoltura, el setenta por ciento de ellas aseguró que había experimentado una mejoría importante o muy importante de su estado general. Además, un análisis de catorce estudios sobre la aplicación de compresas y envolturas ha evidenciado los efectos positivos de estas terapias, entre ellos el alivio del dolor y el aumento del bienestar.

CONSEJO 2

UNA PAUSA CREATIVA

Un regalo de energía entre horas

PARA QUIENES TIENEN PRISA: la multitarea ya no se lleva en absoluto, porque resulta letal para la concentración. Hablar por teléfono mientras se consulta el correo electrónico y se anotan en la agenda las próximas reuniones o se prepara la lista de la compra para la cena de hoy es, ante todo, una fuente de estrés y de agotamiento mental. La multitarea no es un signo de inteligencia superior ni una estrategia eficaz para ahorrar tiempo. Todo lo contrario: de hecho, limita la capacidad de atención. Por eso, dedicaremos los siete minutos de hoy a hacer una pausa en la que no realizaremos ninguna tarea. No solo nos servirá para reducir el estrés, sino también para dejar espacio mental para la creatividad.

Durante la crianza de mis hijas, mi deseo recurrente era que me brotaran seis brazos más del cuerpo, al estilo de la antigua divinidad hindú Shiva, para ser capaz de cambiar pañales, enroscarle la tetina al biberón, hacer una llamada telefónica y evitar un accidente doméstico, todo eso de forma simultánea y con una agradable y permanente sonrisa en los labios. Aunque lo que de verdad habría debido desear por aquel entonces es contar con ocho cabezas: de acuerdo con los resultados más recientes de las investigaciones en esta materia, la multitarea no funciona en absoluto. Si creemos lo contrario es solo porque el sistema de recompensa de nuestro cerebro nos juega una mala pasada y nos convence de que estamos consiguiendo sacar todo adelante, aunque por el camino cometamos errores y agotemos nuestra energía interior. Hacer pausas y establecer prioridades: esta es la fórmula mágica para ser verdaderamente eficaces y creativos. Por eso, te invito a leer lo que viene a continuación y a parar hoy durante siete minutos...

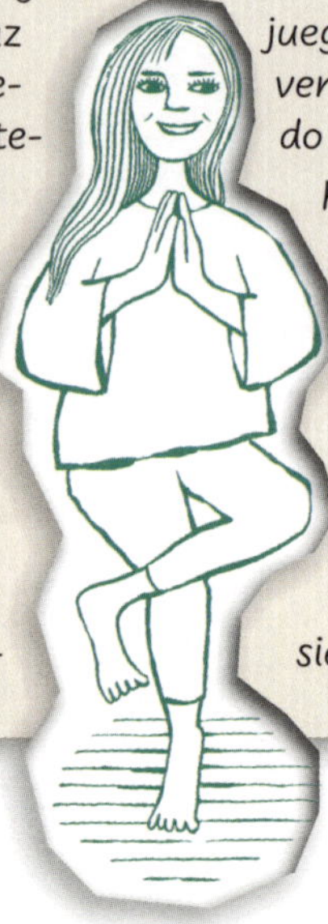

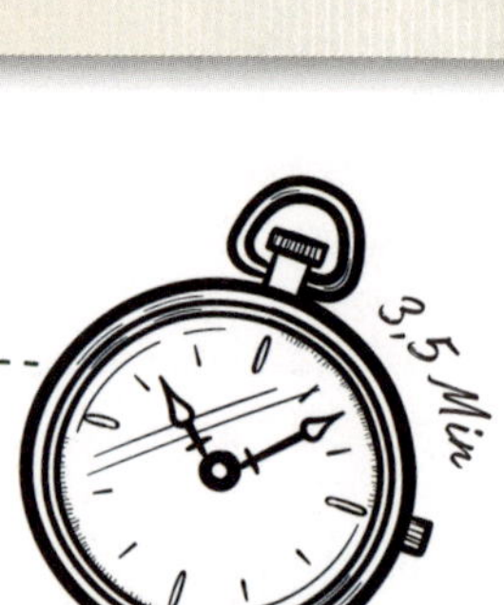

Estos son los efectos:

- Aumenta la calma y mejora la atención.
- Previene enfermedades relacionadas con el estrés.
- Favorece la aparición de momentos creativos.

+++ **¿Solo siete minutos?** ++++++ Dos pequeñas pausas extra de tres minutos y medio cada una ++++

Así se hace:

- Cuando en algún momento notes que tu capacidad de concentración está bajando o tengas la impresión de que estás intentando hacer más de una cosa a la vez porque debes resolver varias tareas pendientes pero no sabes ni por cuál empezar, permítete hacer justo lo último que se te pasa por la cabeza: una pausa. De hecho, esta mañana serán dos pausas, cada una de tres minutos y medio. Ponte una alarma.
- En esta minipausa, sal a tomar aire fresco o camina por tu oficina. Abre de par en par la ventana, estírate o inspira hondo, lo que quieras. Siente de forma consciente el estrés y la presión. Y toma la decisión de volver a calmar tu cuerpo. La respiración profunda y el movimiento te permitirán relajarte y llenarte de energía para seguir.

Esto es lo que te aportará:

El estrés constante provoca enfermedades, sobre todo entre quienes practican la multitarea. A la larga, el hábito de hacer demasiadas cosas a la vez, unido a otros factores como la presión por la falta de tiempo o un entorno negativo de trabajo, se traduce en una escasa concentración, en agotamiento y en somnolencia durante el día, lo cual puede derivar en dolencias ligadas al estrés, como síndrome de *burn-out*, enfermedades cardiovasculares, trastornos gastrointestinales, dolor de espalda, problemas de sueño e, incluso, un ictus.

A pesar de ello, tradicionalmente en los procesos de selección de candidatos para un puesto de trabajo se ha considerado que la multitarea es una característica positiva (en concreto, una *soft skill* o habilidad blanda). Pero no hay que olvidar que la multitarea merma nuestra capacidad de concentración, con lo que ralentiza el ritmo de trabajo, reduce la productividad, roba energía y hace que nos agotemos más deprisa. Y eso es así porque nuestro cerebro solo es capaz de realizar actividades complejas si las lleva a cabo una detrás de otra, y no unas al mismo tiempo que otras. En un estudio científico se sometió a varias pruebas cognitivas a una serie de sujetos a los que previamente se había dividido en dos grupos: el de los poco tendentes a la multitarea y el de los más dados a ella (es decir, el de los acostumbrados a trabajar o jugar con varias pantallas y dispositivos tecnológicos de forma simultánea). Pues bien, se observó que los participantes del primer grupo realizaban mejor las actividades propuestas, se mantenían más atentos y ágiles y podían pasar con mayor facilidad de una tarea a otra. 📖

Esto es así porque, cuando ejercemos la multitarea, en nuestro cerebro ocurre lo siguiente: cada vez que completamos una etapa del trabajo, por diminuta que sea —como responder a un correo electrónico—, se activa el sistema de recompensa de nuestro cerebro y se libera dopamina. Mantener esta respuesta de forma permanente es peligroso, porque nos induce a pensar que hemos conseguido hacer muchísimas cosas, aunque, en realidad, no hayamos completado casi ninguna de ellas como es debido. En paralelo, la multitarea está vinculada a un incremento de cortisol, una de las hormonas del estrés. Esta tensión constante provoca que al final del día nos sintamos exhaustos y mentalmente agotados y nos resulte difícil conciliar el sueño.

Además, de acuerdo con una investigación de la Universidad de Stanford, durante la multitarea perdemos la capacidad de diferenciar lo importante de lo insustancial. Tampoco la creatividad sale especialmente bien parada. Por eso, las pausas son la clave de todo.

Se trata de una especie de pequeño cargador para la conciencia. Donde sí funciona hacer varias cosas al mismo tiempo es en el caso de la combinación de los ejercicios físicos y los mentales, que incluso mejora el rendimiento del cerebro. 📖

CONSEJO 3

UN CHUPITO PARA DESPEJAR NUESTRAS VÍAS

Un cóctel de limón y ajo contra la obstrucción de los vasos sanguíneos

PARA QUIENES TIENEN PRISA: los vasos sanguíneos son como las carreteras de nuestro cuerpo: el aprovisionamiento depende de que se mantengan en buen estado. Por desgracia, a medida que cumplimos años —y sobre todo si nuestros hábitos de alimentación y actividad física son inadecuados—, aparecen congestiones y bloqueos que pueden obstaculizar el avituallamiento y, en último término, incrementar peligrosamente el riesgo de sufrir un ictus o un infarto. Para evitarlo, te propongo que te tomes un vasito de una bebida a base de limón y ajo. Su efecto es como el de una limpieza interna a fondo. Y si sigues tomando este cóctel durante al menos seis semanas, conseguirás una regeneración intensiva de tu organismo. Y no, después de beberlo no te apestará el aliento a ajo, porque el limón neutraliza su olor

En los casi dieciocho años que presenté la emisión Hauptsache Gesund («Lo importante es la salud»), el ajo era un tema recurrente. Salía a colación ya en la sala en la que nos maquillaban a todos, donde, era habitual escuchar aquello de «Ay, ay, ay... ¿Otra vez te has pasado un pelín con el ajo en la comida?». De hecho, algunos de los expertos con los que hablaba evitaban claramente acercarse demasiado a mí... Pero este bulbo también estaba presente entre los contenidos que abordábamos en el programa. En los últimos veinte años se han realizado infinidad de estudios sobre él. Si antes las opiniones al respecto estaban polarizadas —había quien lo consideraba un remedio milagroso y quien lo contemplaba como un alimento inútil y de olor repugnante—, hoy en día existen ya numerosas pruebas de sus beneficios, especialmente en el caso del ajo añejado, que se puede administrar en forma de cápsulas; pero también en el del ajo fresco, que utilizaremos para preparar un excelente tratamiento que podrás tomarte cada día. ¡Salud!

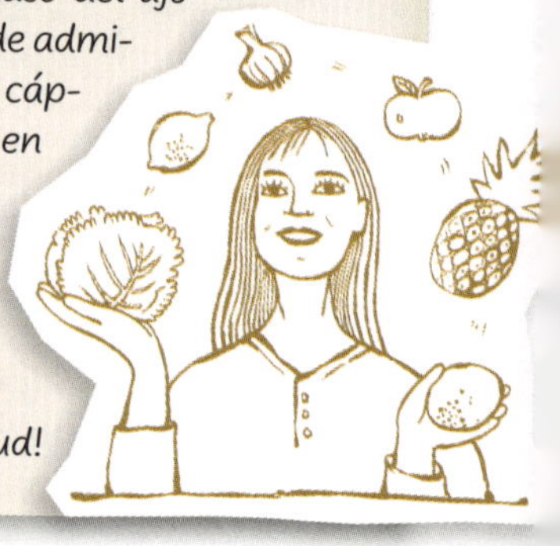

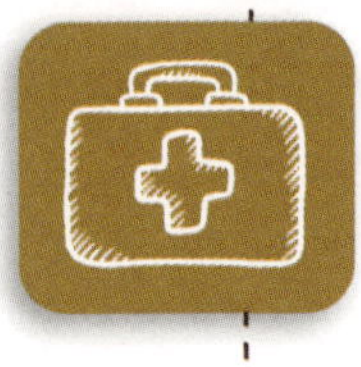

Estos son los efectos:

- Ralentiza la formación de depósitos (placas) en los vasos sanguíneos.
- Reduce el nivel de lípidos en sangre, especialmente de colesterol.
- Baja la tensión arterial.
- Ayuda a adelgazar.
- Tiene una acción antiséptica y antiinflamatoria.
- Protege frente al estrés oxidativo.

+++++ **¿Solo siete minutos?** +++++++++ Algo más de siete minutos para la preparación. ++++++

Así se hace:

INGREDIENTES

- De 3 a 5 limones ecológicos sin pelar.
- 30 dientes de ajo ecológico.
- 1 litro de agua sin gas.
- Opcional: se puede sustituir uno de los limones por una lima, así como añadir un trozo de jengibre o una pizca de pimienta negra recién molida y una o dos cucharaditas de cúrcuma en polvo.

PREPARACIÓN

- Lava los limones con agua caliente, sécalos, córtalos en cuartos e introdúcelos, con piel, en el vaso de la batidora. Quítales la piel a los ajos, échalos también al vaso de la batidora, añade 500 ml de agua y bate todo hasta formar una pasta. Si lo deseas, condiméntala con los ingredientes opcionales.
- Introduce la pasta en una olla, mézclala con el agua restante y caliéntala durante un rato, procurando que no hierva: una temperatura de 70 °C bastará para que la bebida se conserve durante más tiempo. Con este procedimiento se perderá la mitad de la vitamina C de los limones, pero los principios activos fundamentales permanecerán en su piel.
- A continuación, deja que la mezcla se enfríe y pásala por un colador para extraer todo el jugo. Introduce en botellas el líquido resultante y guárdalas en el frigorífico.
- Antes de consumirlo, agita bien la botella. Toma un chupito de 25 ml después de una de las comidas principales del día, preferentemente tras el desayuno o el almuerzo, ya que , debido a su alto contenido en vitamina C, esta bebida puede servir para despejarse. Sigue tomándola durante tres semanas (las cantidades de esta receta están pensadas para un consumo de un vasito diario durante unos veinte días). Después, haz una pausa de una semana y repite el tratamiento otras tres. Lo ideal es aplicar esta cura una vez al año.

Esto es lo que te aportará:

Se sabe desde hace siglos que tanto el ajo como el limón son plantas medicinales muy potentes. En un estudio iraní realizado en 2016 se demostraron específicamente los efectos de ambos alimentos cuando se combinan entre sí: en pacientes con niveles de lípidos un poco elevados que tomaron cada día veinte gramos de ajo y una cucharada de zumo de limón se observó, al cabo de ocho semanas, una reducción del colesterol total, del LDL (o colesterol «malo»), de varios marcadores de inflamación, de la tensión arterial y del IMC (índice de masa corporal). ¡Y se vio que el limón y el ajo son más eficaces cuando se combinan que cuando se toman por separado! Otros estudios han probado que el ajo puede ralentizar la arteriosclerosis coronaria. La ciencia ha investigado especialmente la alicina, principal sustancia activa del ajo. En los limones destaca la vitamina C, que puede proteger frente al estrés oxidativo —tan perjudicial para los vasos sanguíneos— y los procesos inflamatorios.

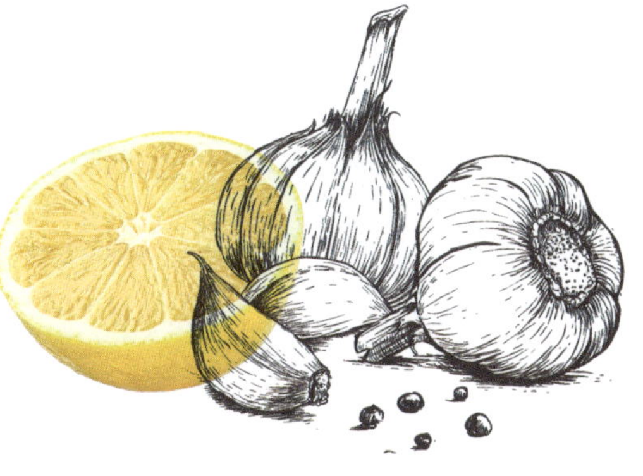

CONSEJO 4

TOMAR DECISIONES INTELIGENTES

Sopesar los pros y los contras

PARA QUIENES TIENEN PRISA: hoy te enseñaré una técnica para que empieces de inmediato a tomar las mejores decisiones posibles. Piensa en una decisión que vayas a adoptar en breve o que, incluso, tengas ahora mismo sobre la mesa. La idea es hacer primero una lista de pros y contras y, a continuación, ponderar: para que tu decisión sea verdaderamente inteligente y se adapte a ti, tu corazón y tu razón deberán dialogar.

Mi diario está repleto de impetuosas tablas. Es evidente que no llevo nada bien lo de tomar decisiones: en qué país nos conviene más a todos los miembros de mi familia vivir, qué casa deberíamos alquilar, hasta qué punto necesitamos otro perro, qué escuela es la más adecuada para nuestras hijas, debo o no debo escribir un nuevo libro... Como conservo todavía todas esas tablas, años después sigo sabiendo por qué opté al final por esto o por aquello. Ahora soy más lista que antes, naturalmente, pero a menudo me doy cuenta de lo útil que fue anotar en su momento todos los factores, valorarlos y tener así una visión de conjunto. Lo bueno es que, con el paso del tiempo, he encontrado un sistema que me va muy bien y que hoy te invito a probar. Se trata de un método rápido. Lo único que necesitarás es pensar sobre qué tema quieres decidir.

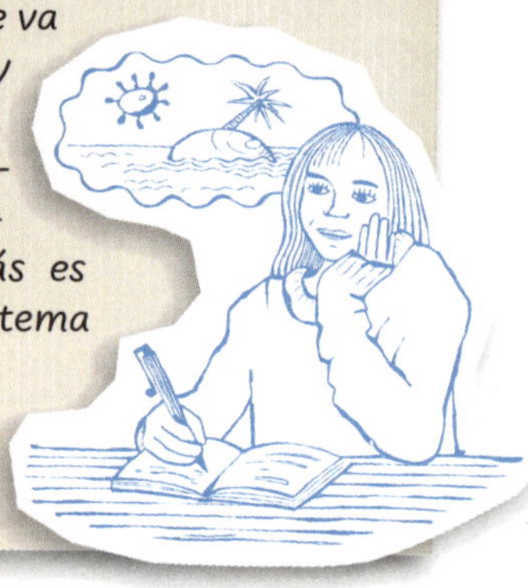

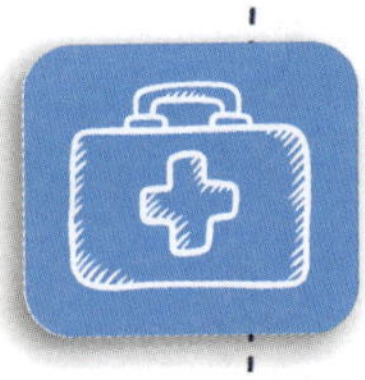

Estos son los efectos:

- Ayuda a la hora de tomar decisiones difíciles.
- Tiene en cuenta tanto el corazón como la razón.
- Permite recordar por qué tomamos esa decisión y no otra.

++++ **¿Solo siete minutos?** ++++++ Se trata simplemente de rellenar la tabla, sin pensárselo demasiado.

Así se hace:

MATERIALES

- La decisión personal que tienes que tomar.
- Un folio
- Un lápiz normal
- Dos lápices de colores diferentes

INSTRUCCIONES

- Dibuja una tabla de tres columnas.
- Escribe en la parte superior de las columnas segunda y tercera las dos opciones que tienes (puedes añadir más columnas si vas a elegir entre más alternativas).
- En la segunda fila de la columna de la izquierda, traza un signo positivo y, en la fila de debajo, dejando bastante espacio, un signo negativo
- Empezamos: anota todas las ventajas y los inconvenientes que se te ocurran sobre cada opción. Las primeras irán en la fila del signo positivo y los segundos, en la del signo negativo.
- A continuación, subraya en un color (por ejemplo, el azul) los aspectos que te resulten particularmente relevantes, con independencia de que sean positivos o negativos. ¿Qué otros, en cambio, te parecen una menudencia?
- Por último, subraya en otro color (por ejemplo, el rojo) los elementos que se corresponden con lo que te dice tu corazón. ¿Qué sientes que es francamente bueno o rematadamente malo?

Esto es lo que te aportará:

A menudo, un vistazo a la tabla te permitirá comprobar qué celdas están más llenas que otras y si en cada opción concreta predomina más lo positivo o lo negativo.

El subrayado azul te ayudará a identificar enseguida los motivos racionales de peso para actuar de una forma u otra. Muchas veces coincidirán con los aspectos subrayados en rojo, pero a veces no será así. En cualquier caso, no debes pasar por alto los elementos marcados con este color, porque en la mayoría de las ocasiones te indicarán cómo es probable que acabes sintiéndote si adoptas tal o cual decisión. En el caso de que todo parezca relativamente equilibrado y sea imposible deducir de entrada qué vía de acción es la mejor, la buena noticia es que da igual lo que decidas, porque tampoco estarás cometiendo un gran error. Solo el tiempo te mostrará si tu decisión fue la más acertada. Pero ten en cuenta que, pase lo que pase, no podemos controlarlo todo.

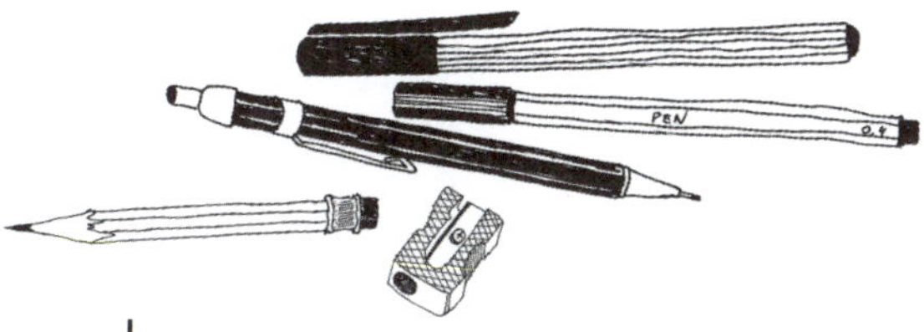

	Teñirse el pelo de rojo	*Raparse el pelo*
+	• *Probaría algo nuevo* • *Sería divertido* • *Sería un gesto muy valiente*	• *Mi pelo necesitaría pocos cuidados* • *Podría pasarme meses sin ir a la peluquería*
–	• *El tono combinaría fatal con mi ropa fucsia* • *Con el tiempo el rojo podría convertirse en rosa* • *Mi marido no me reconocería* • *Me haría parecer más pálida*	• *Tendría frío en la cabeza* • *Me harían muchas preguntas y me mirarían con desconcierto* • *No me sentaría bien porque la forma de mi cabeza es redondeada*

CONSEJO 5

¡A BAILAR!

Mover el esqueleto por la mente y el espíritu

PARA QUIENES TIENEN PRISA: hoy vamos a bailar. Pero no te preocupes, no es necesario que te pongas ahora a pensar a quién deberías llamar para que sea tu pareja de tango en la pista. Lo único que tienes hacer es cerrar la puerta de la habitación, buscar una de las canciones que más te gusten y con la que sientas que los pies se te mueven solos, subir el volumen y ponerte en marcha: siete minutos de danza de estilo libre. Será una verdadera bendición para tu cuerpo y para tu espíritu y, al mismo tiempo, aportarás beneficios a tu mente sin demasiado esfuerzo. Limítate a bailar.

A menudo en nuestro salón corremos peligro de muerte: se ven piernas que vuelan por el aire, seguidas por el resto del cuerpo; hay quien hace el pino o cimbrea las caderas seductoramente (sin saber siquiera lo que significa este adverbio); la mayoría de las veces la música suena a un volumen altísimo y apenas deja oír las discusiones sobre qué canción toca poner a continuación... Mis tres hijas adoran temas con títulos tan particulares como Naked *(«Desnudo») o* Shoot me down *(«Dispárame»). Ya he dejado de sonrojarme al escuchar ciertos versos. En su lugar, lo que hago es taparme los oídos. Cuando mis hijas están en el colegio, llega por fin mi momento y puedo bailar tranquila sin que nadie se ría de mí. La única que me mira con extrañeza, cuando le abro la puerta con la cara roja, es la cartera. Así que ya sabes en qué emplearás hoy los siete minutos, y enseguida descubrirás también por qué: los efectos de la danza son alucinantes*

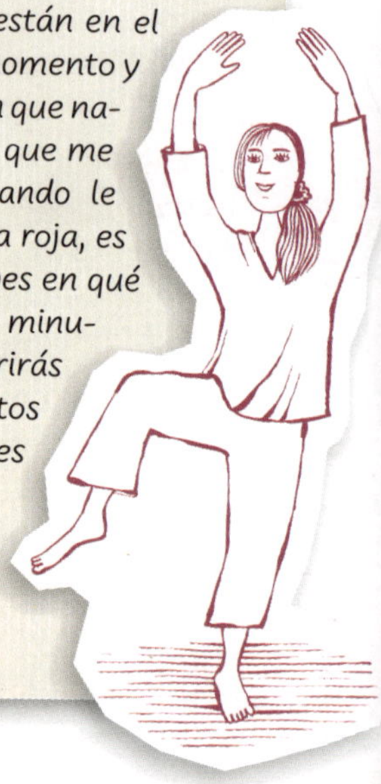

Estos son los efectos:

- Tiene una acción estimulante, pero, al mismo tiempo, reduce el estrés.
- Mejora el estado de ánimo y, cuando se practica con otras personas, fomenta las relaciones sociales.
- Desarrolla la musculatura, la agilidad y, sobre todo, el equilibrio.
- Libera la fascia con problemas de adherencia.
- Tiene efectos positivos sobre las funciones de la memoria.

Así se hace:

Busca en tu lista de reproducción una o dos canciones que te gusten y con las que NO PUEDAS EVITAR que se te vayan los pies. O, simplemente, enciende bien alto la radio o pon algún canal de música en la televisión. Cuando sientas que empiezas a mover la cabeza o los dedos de los pies, ríndete. ¡Manos a la obra!

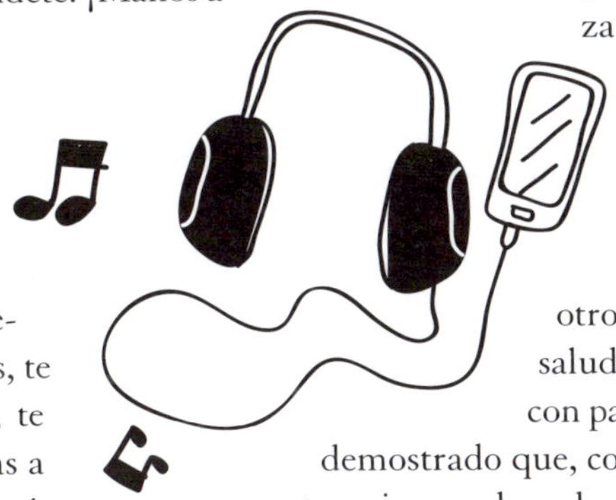

Esto es lo que te aportará:

Este ejercicio no solo es un apetecible plan, sino que, además, te permitirá ponerte en forma, te divertirá muchísimo y, gracias a todo ello, le sentará bien a tu espíritu: bailar es excelente para desarrollar los músculos de todo el cuerpo y los tejidos conjuntivos y de la fascia. Por si fuera poco, los científicos han demostrado que la danza nos hace más felices e inteligentes. Cuando damos brincos al ritmo de la música, nuestro organismo genera grandes cantidades de hormonas de la felicidad, sobre todo de endorfina y dopamina. De ese modo, se estimula el cerebro a varios niveles e incluso se pueden crear nuevas conexiones —denominadas «sinapsis»— entre las neuronas.

Un grupo de científicos de la Universidad Ruhr de Bochum que desde 2008 investigan los efectos del baile sobre nuestra salud han descubierto que quienes lo practican no solo son más felices, sino que también poseen mayor capacidad de reacción, son más ágiles y pueden concentrarse con más facilidad. ¡Y para conseguir estos beneficios basta con una hora de danza a la semana! Parece que el baile —ya sea estilo libre, tango o cualquier otra modalidad— es una actividad muy compleja, dado que ejercita al mismo tiempo nuestra motricidad, nuestra atención y nuestra memoria a corto y a largo plazo. Por eso, algunos expertos, como el especialista en psicología de la música Gunter Kreutz, de la Universidad de Oldemburgo, recetan el baile como terapia.

La buena noticia es que para iniciarte en esta actividad no necesitarás aprender un repertorio de pasos en un curso de danza. Limítate a hacer como los latinoamericanos: mueve las caderas. La clave de todo es el entusiasmo.

Además, el baile tiene otro efecto particularmente saludable: una investigación con pacientes de párkinson ha demostrado que, con la ayuda de la danzaterapia, puede reducirse el temblor característico de esta enfermedad. El baile facilita la aparición de nuevas neuronas, incluso a edades avanzadas, lo que podría reducir aproximadamente en un veinte por ciento el riesgo de desarrollar demencia y hasta detener el avance de este tipo de dolencias. En el caso de los dolores crónicos, la danza ayuda a desbloquear la musculatura y a eliminar las tensiones. También reduce los niveles de cortisol en sangre, lo que genera una profunda sensación de relax.

Por otra parte, el baile aumenta nuestra autoestima, como demostró, de una forma impactante, el célebre director de orquesta Simon Rattle, que en 2004 puso en marcha un proyecto de danza de seis semanas de duración (Rhythm is it! [«¡Esto es ritmo!»]) en el que un grupo de escolares berlineses de entornos sociales desfavorecidos ensayaron y representaron *La consagración de la primavera*, de Stravinski. Para sorpresa de todos, gracias al baile aquellos jóvenes desarrollaron sus competencias sociales, su espíritu de equipo y una nueva imagen de sí mismos.

CONSEJO 6

UNA BUENA OBRA CADA DÍA

Estar ahí para los demás y hacer algo bueno por ellos

PARA QUIENES TIENEN PRISA: no solo nos gusta ofrecer algo bueno a otras personas en el día de su cumpleaños o por Navidad. En realidad, la necesidad de hacer felices a los demás está profundamente arraigada en nuestro interior: de hecho, hay estudios que demuestran que realizar una buena obra o ayudar al prójimo sale a cuenta. Hoy te sentirás un poco más feliz siendo amable con los demás. Emplea tus siete minutos en reflexionar acerca de cómo puedes hacer algo bueno por otras personas.

Un día de hace un par de años, en Australia, justo cuando comenzaba a sentirme como en casa en aquel país al que me había mudado, estaba intentando pagar mi compra en la caja de un supermercado cuando descubrí que mi tarjeta de crédito no funcionaba. En condiciones normales aquello no habría sido nada grave, pero resulta que llevaba un carrito cargado hasta arriba de productos que había que conservar en frío, más tres niñas pequeñas que ya habían abierto los helados que acababa de coger para ellas. La cajera me explicó entonces cómo llegar al banco más cercano (que estaba a diez minutos en coche), pero las pequeñas no querían devolver aquellos helados y la cola detrás de mí se iba haciendo más y más larga. En fin, un numerito. De repente, apareció una mujer y pagó toda mi compra. No me dejó que le devolviera el dinero, pero sí me dijo lo siguiente: «Tal vez algún día podrías hacerle tú un favor a otra persona». Todavía se me pone la piel de gallina cuando pienso en aquello. Lo que había empezado siendo un contratiempo se convirtió en un momento especial. A lo mejor también a ti te surge hoy la ocasión de hacer este mundo un poco mejor...

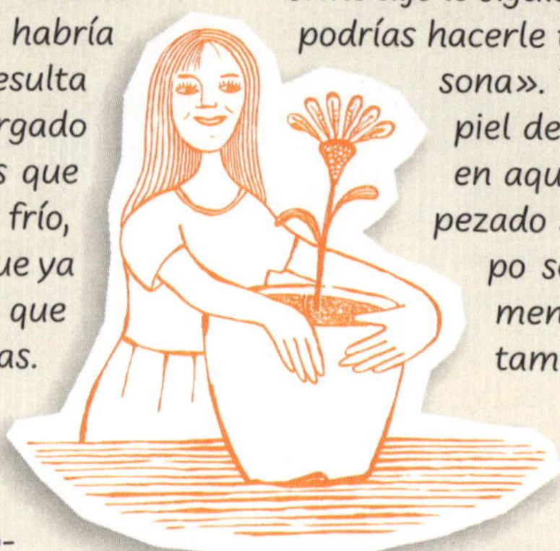

Estos son los efectos:

- Crea vínculos.
- Reduce el estrés.
- Mejora la salud.
- Levanta el ánimo.

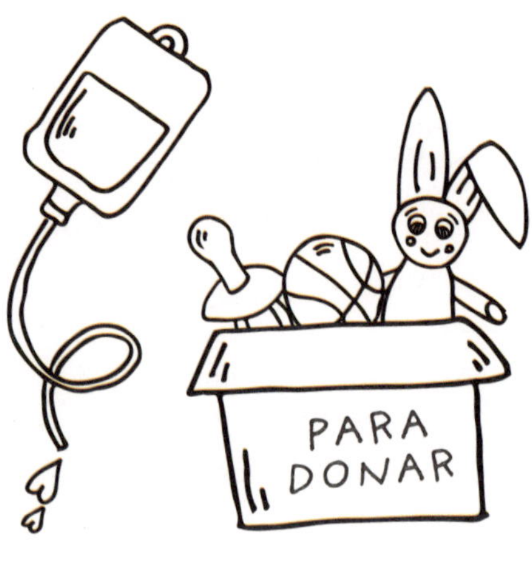

Así se hace:

A continuación, varias ideas de cosas buenas que puedes hacer por los demás.
Si quieres ayudar desde la distancia y dispones de los recursos necesarios:

- Dona dinero a una organización humanitaria (como Oxfam o UNICEF).
- Apadrina a un niño de otro país o colabora con algún programa de becas de estudio para menores vulnerables de tu entorno.
- Dona sangre.

Además, hay infinidad de pequeñas obras y gestos que puedes realizar por los demás. Abre bien los ojos hoy para descubrir quién necesita ayuda y haz un esfuerzo cuando se te presente la ocasión:

- En la cola del supermercado, deja pasar a esa persona de detrás que apenas tiene productos en su carro (eso sí, tampoco es necesario que le pagues la compra 😉).
- Sé amable con los demás.
- Ayuda a una madre a subir el carrito de su bebé al autobús o a distraer a un niño que esté llorando.

Esto es lo que te aportará:

Ayudar y regalar nos brinda felicidad: es una conclusión en la que coinciden tanto los científicos como las personas comprometidas.
Si echar una mano nos hace tanto bien es porque, desde que existimos como especie, somos seres sociales. Las buenas relaciones son de una importancia crucial para vivir una existencia plena y sana, como demuestran los resultados de los célebres estudios Grant y Glueck de la Universidad de Harvard, que han analizado a lo largo de un extenso período —en concreto, casi ochenta años— a más de setecientas personas y que en estos momentos están incorporando también a participantes de la siguiente generación.

Por otra parte, en la escuela de la psicología positiva la «humanidad» —que engloba la generosidad, la inteligencia social y la capacidad de dar y recibir amor— es una de nuestras seis virtudes. Cualquier interacción agradable con los demás refuerza esta virtud y aumenta nuestra felicidad.
Pero también podemos ayudar desde la distancia. No en vano, otro estudio ha puesto de manifiesto que, aunque las personas que más dinero poseen son algo más felices que las que tienen menos, en su sensación de felicidad pesa tanto el dinero con el que cuentan como la forma en la que lo gastan: quienes lo destinan a los demás, en lugar de a sí mismos, experimentan más alegría. De hecho, un estudio psicológico de la Universidad de Loma Linda (California) sobre los factores de predicción de la felicidad determinó que en las personas que hacen regalos se liberan diversas hormonas de la felicidad (dopamina, endorfina, serotonina y oxitocina) y, al mismo tiempo, el nivel de hormonas del estrés disminuye. Lo mejor es que algunos de estos neurotransmisores, como la dopamina, se liberan independientemente de que obtengamos o no algún tipo de respuesta ante nuestra buena acción.
Cuando realizamos una buena obra para alguien de nuestro entorno sentimos alegría, escuchamos un «gracias» y tal vez incluso nos llevamos un abrazo. Pero también el compromiso a distancia nos hace felices: sabemos que hemos hecho algo bueno y que, gracias a ello, el mundo es un poquito mejor. Y eso siempre tiene un efecto positivo en nuestro propio bienestar.

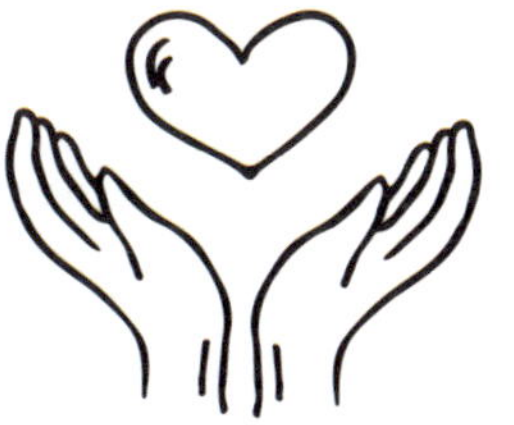

CONSEJO 7

A VER ESAS MANITAS...

Programa antienvejecimiento para diez dedos

PARA QUIENES TIENEN PRISA: las manos se suelen considerar la tarjeta de visita de su dueño o dueña. De hecho, es mucho más fácil adivinar la edad de alguien por sus manos (y de sus pies) que por su rostro. Por eso debes prestar especial atención a esta parte de tu cuerpo y procurar utilizarla para algo más que para teclear, limpiar o hacer bricolaje. Permite a tus manos practicar movimientos que no suelen hacer en su día a día y concédeles un cuidado extra que reforzará su musculatura... ¡y que te hará parecer (y, según dicen, también mantenerte) más joven durante más tiempo!

Por desgracia, soy de esas personas que no se cuidan demasiado las manos. Lo cierto es que me gustan y que hacen la mayoría de las cosas que quiero que hagan, pero, por lo que se ve, también tienen la culpa de que a menudo la gente me crea mayor de lo que en realidad soy. La primera vez que ocurrió fue cuando estaba a punto de cumplir cuarenta años. En mi programa de televisión organizamos una de esas curiosas pruebas con las que se puede determinar la edad biológica de cada persona, o sea, su «verdadera» edad, por decirlo así. Yo estaba prácticamente segura de que el resultado de aquel test, al que me sometí en directo, sería estupendo. Todo iba según lo planeado, pero fueron justo mis manos las que me avejentaron: mis dedos, un tanto regordetes, no tenían suficiente fuerza, y aquello disparó mi edad global. Por si fuera poco, cuando apenas había superado los cuarenta años, algunas amigas —y también ciertos hombres— empezaron a escudriñar mis dedos para tratar de averiguar mi edad y me aconsejaron prudentemente que tomara alguna medida contra la sequedad de mi piel. Si a ti también te pasa esto o quieres evitar que te pase, hoy te daré un consejo un poco sorprendente, pero muy eficaz, para que cuides esas manitas que tienes.

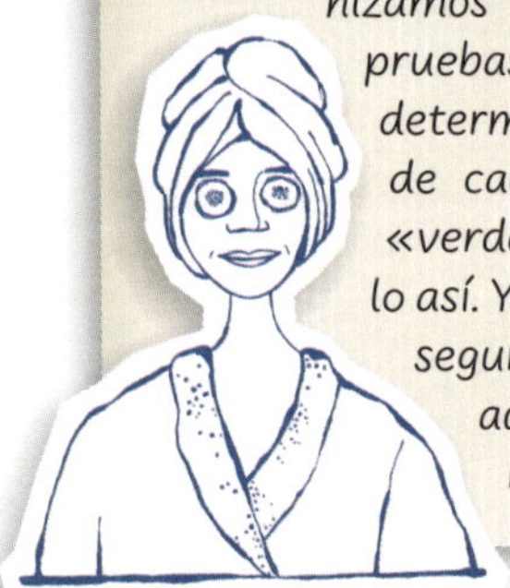

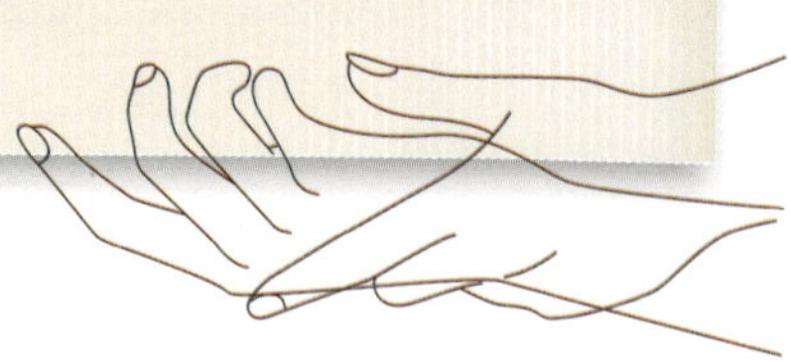

Estos son los efectos:

- Protege la fina piel de las manos.
- Lubrica e hidrata.
- Mejora la movilidad.
- Rejuvenece y fortalece la musculatura de las manos.

Así se hace:

INGREDIENTES Y MATERIALES

- 300 ml de suero de mantequilla.
- 2 cucharadas de aceite de oliva.
- Un cuenco.
- Una toalla pequeña.

INSTRUCCIONES

- **Para la tonificación:** extiende los brazos hacia delante y cierra los puños. A continuación, ábrelos de golpe y extiende bien la mano. Repite este ejercicio durante un minuto.
- **Para el tratamiento:** mezcla 300 ml de suero de mantequilla con 2 cucharadas de aceite de oliva y calienta un poco la crema resultante. A continuación, sumerge en ella las manos. Deja actuar durante cuatro minutos mientras te masajeas las manos. Finalmente, retírate la grasa sobrante con la toalla. Tu piel quedará suave como la seda.

Esto es lo que te aportará:

Una piel cuidada y unas uñas bien formadas se consideran un signo de refinamiento y elegancia. En cambio, una piel seca y cubierta de callos y unas cutículas agrietadas son el reflejo de un día a día cargado de trabajo, pero también revelan que no prestamos la suficiente atención a nuestras manos, a pesar de ser tan importantes y sensibles por la cantidad de tareas que tienen que realizar: se usan para saludar, consolar o sellar vínculos eternos; tocan y acarician; pueden hablar a través de los gestos; protegen, sostienen, agarran, amasan, pellizcan y boxean, y son imprescindibles para cualquier labor artesanal.

A pesar del esfuerzo extremo al que las sometemos a lo largo de nuestra vida, su epidermis sigue siendo fina y apenas cuenta con glándulas sebáceas y tejido adiposo subcutáneo, lo cual significa que estas capas de la piel prácticamente no reciben grasa generada por el cuerpo. Además, las manos están expuestas a infinidad de daños: radiación solar, frío, agua, jabón, utensilios de la limpieza…

Nuestras manos son una obra de arte total: con sus 3 nervios, 27 huesos, 17.000 corpúsculos del tacto, 33 músculos y diversos tendones, constituyen una de las partes del cuerpo más complejas desde el punto de vista de su configuración. Además, después de la lengua, son nuestro instrumento más sensible para el tacto. Por si fuera poco, son, junto con la cara y el cuello, las zonas anatómicas que más mostramos y también las más diferenciadoras. De hecho, en la Antigüedad se pensaba que las manos revelaban el carácter y el futuro de las personas.

Lo cierto es que nuestras manos también son un reflejo de nuestra salud, ya que muchas enfermedades y estados de carencia provocan un cambio en la forma, el color y la estructura de los dedos y las uñas, y hasta en la fuerza con la que agarramos los objetos. Pero si fortalecemos periódicamente esta parte de nuestro cuerpo, no solo estaremos poniendo en marcha un proceso de antienvejecimiento activo, sino que —según algunos estudios sobre los apretones de manos— incluso viviremos más tiempo. De hecho, las investigaciones revelan que las personas que tienen bastante fuerza de agarre sufren menos enfermedades cardiovasculares a edades avanzadas. También el rendimiento intelectual parece estar asociado a la fuerza en las manos.

EL DÍA DEL ANCLA

Ya ha concluido la primera semana y has probado un consejo en cada uno de los siete ámbitos del estilo de vida. ¿Qué ideas te han parecido geniales, cuáles has encontrado simplemente aceptables y cuáles, en cambio, te han resultado estúpidas? Marca el emoji correspondiente:

CONSEJO 1

☺ 😐 ☹

Salud: bien envuelto

Primeros auxilios para el hígado (página 14)

....

CONSEJO 2

☺ 😐 ☹

Medicina mente-cuerpo: una pausa creativa

Un regalo de energía entre horas (página 16)

....

CONSEJO 3

☺ 😐 ☹

Nutrición: un chupito para despejar nuestras vías

Un cóctel de limón y ajo contra la obstrucción de los vasos sanguíneos (página 18)

....

CONSEJO 4

☺ 😐 ☹

Autorreflexión: tomar decisiones inteligentes

Sopesar los pros y los contras (página 20)

....

CONSEJO 5

☺ 😐 ☹

Actividad física: ¡a bailar!

Mover el esqueleto por la mente y el espíritu (página 22)

....

CONSEJO 6

☺ 😐 ☹

Tú y yo: una buena obra cada día

Estar ahí para los demás y hacer algo bueno por ellos (página 24)

....

CONSEJO 7

☺ 😐 ☹

Belleza: a ver esas manitas...

Programa antienvejecimiento para diez dedos (página 26)

....

Si puedes, repite en el día de hoy aquellos consejos que te hayan gustado. Algunos de ellos te resultarán aún más sencillos y tardarás incluso menos tiempo en practicarlos. Si solo dispones de siete minutos, elige tu ejercicio favorito y deja los demás para el próximo «día del ancla». Tal vez merezca la pena darles otra oportunidad a todos los consejos que has marcado con el emoji de indiferencia. Si ninguna de las propuestas te ha gustado, hoy puedes tomarte un respiro y echar un vistazo a la próxima semana.

ECHEMOS LA VISTA ATRÁS

Aquí puedes anotar qué consejos te han gustado más y cuáles te han gustado menos. Describe tus experiencias de esta semana.

Estos consejos me han gustado especialmente o me han sentado muy bien, porque...

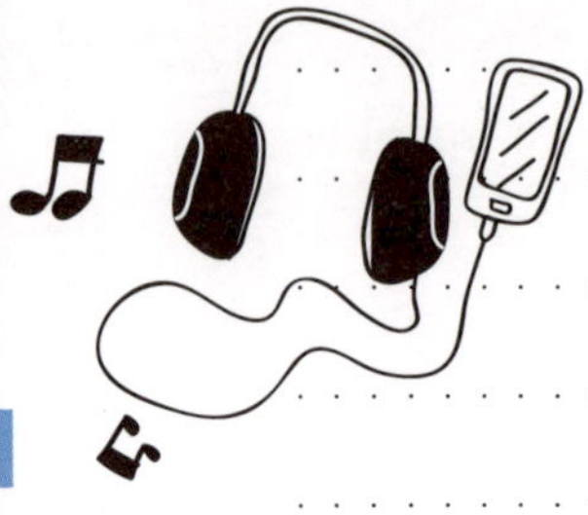

. . . .

. . . .

. . . .

. . . .

. . . .

. . . .

. . . .

. . . .

La semana que viene reservaré tiempo para estos consejos. (Anota aquí una fecha y, ¿por qué no?, también una hora.)

. . . .

. . . .

. . . .

. . . .

. . . .

. . . .

. . . .

Tal vez les dé una nueva oportunidad a estos consejos:

. . . .

. . . .

. . . .

. . . .

. . . .

. . . .

. . . .

. . . .

. . . .

. . . .

. . . .

Estos consejos me han parecido una estupidez, porque...

. . . .

. . . .

. . . .

. . . .

. . . .

. . . .

. . . .

. . . .

. . . .

. . . .

. . . .

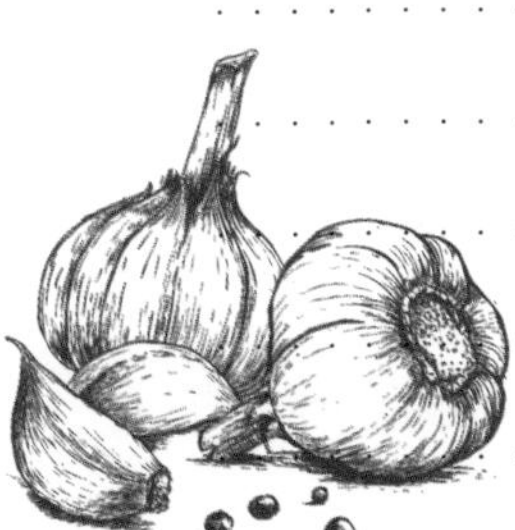

He incorporado lo siguiente a mi día a día:

. . . .

. . . .

. . . .

. . . .

Mis ideas al respecto:

. . . .

. . . .

. . . .

. . . .

. . . .

. . . .

UN CONSEJO EXTRA SOBRE SALUD PARA EL PRÓXIMO TRATAMIENTO HEPÁTICO

Si te apetece repetir la práctica de la envoltura para el hígado, hoy puedes reforzarla mediante una infusión de milenrama, una planta que estimula la actividad de este órgano y previene daños, además de venir de maravilla en caso de agotamiento del sistema nervioso autónomo (es decir, cuando nos sentimos totalmente exhaustos).

Así se prepara una infusión de *Herba millefolii* (milenrama): añade 1 cucharada de esta hierba a 1,5 tazas de agua caliente (pero no hirviendo) y deja reposar la infusión durante 10 minutos. Después, pásala por un colador fino. Bebe una taza de este preparado y, a continuación, prepara una doble capa interna, sumérgela en el resto de la infusión y escúrrela bien. Colócatela directamente sobre la piel, bajo el resto de la envoltura. No recurras a este remedio si tienes alergia a las plantas de la familia Asteraceae o si estás embarazada.

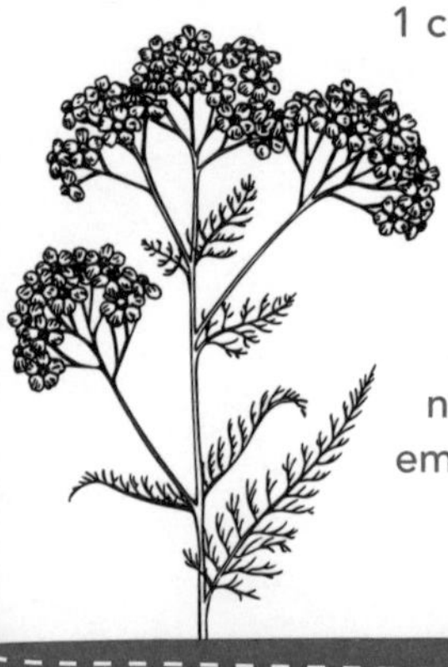

PREPARATIVOS PARA LA SEMANA 2

Para poner en práctica los consejos de esta segunda semana, necesitarás los siguientes ingredientes y materiales:

- Aceite de oliva, sésamo, girasol o lino.
- 300 ml de una bebida vegetal o de leche.
- Cúrcuma en polvo.
- Un trozo de raíz de jengibre (de un tamaño aproximado de 2 cm).
- Pimienta negra recién molida.
- Canela en polvo.
- Nuez moscada molida.
- Sirope de agave o miel.

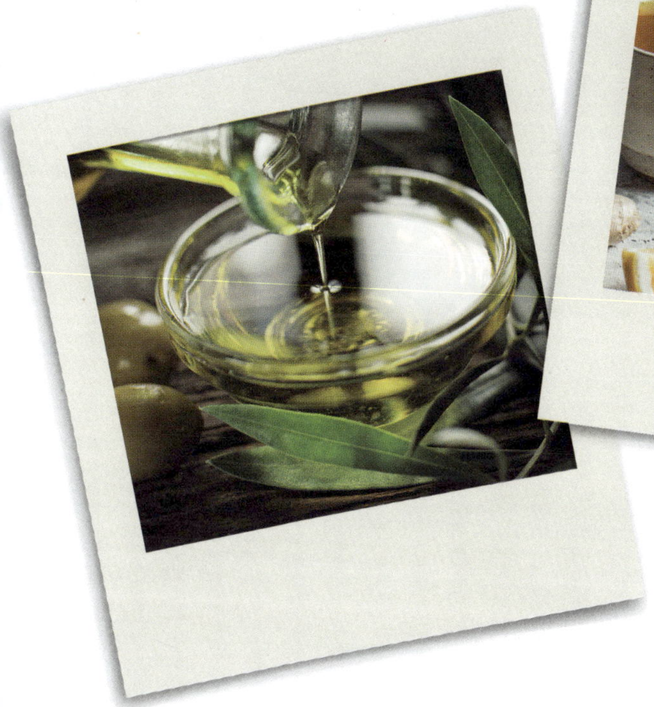

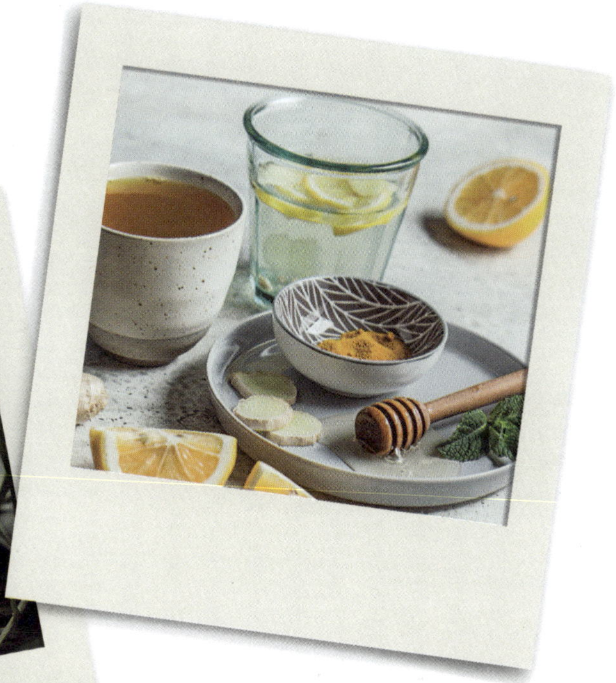

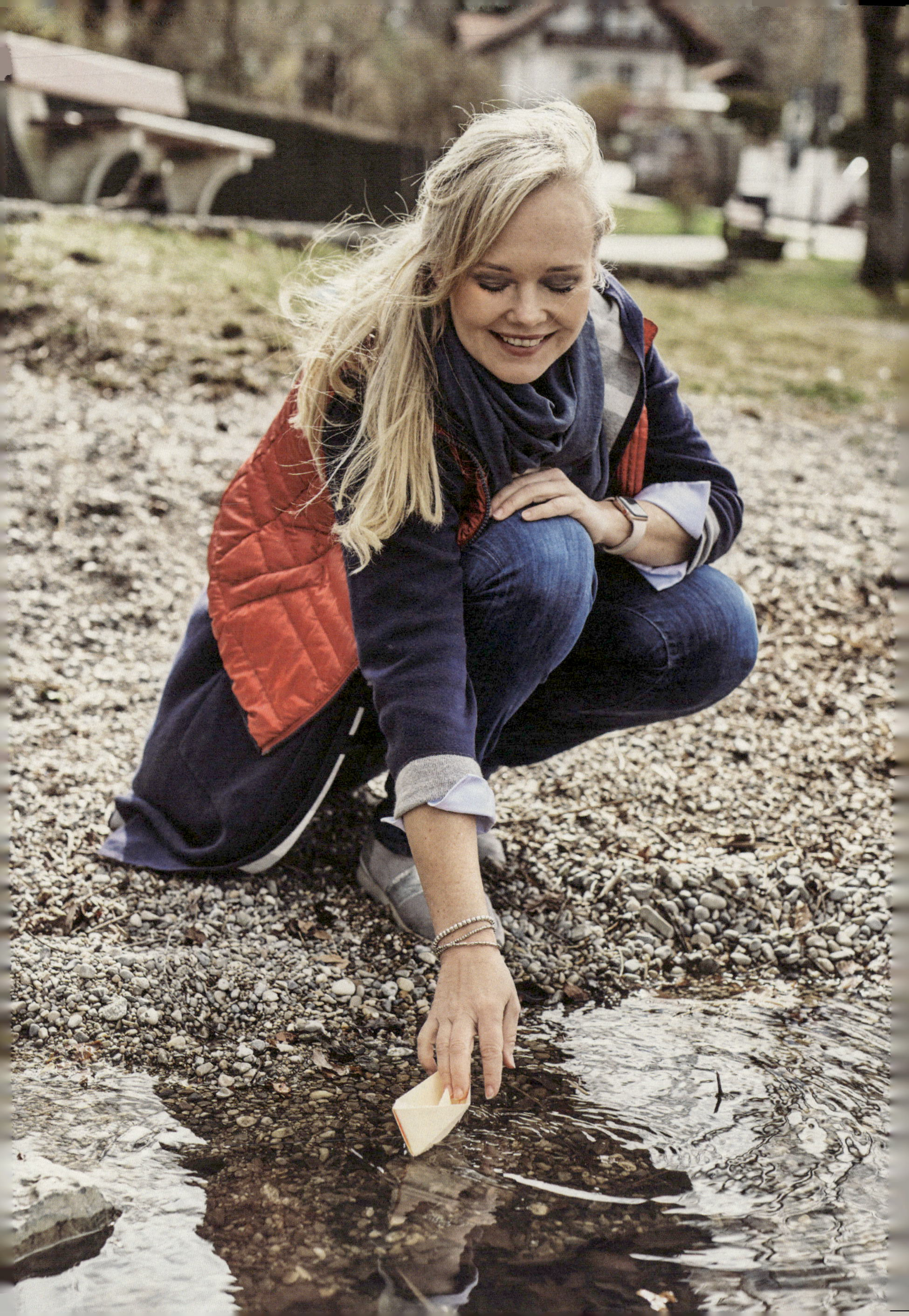

SEMANA

2

En los próximos siete días te esperan un ritual muy sencillo para el cuidado de los dientes que te reportará múltiples beneficios, un método maravilloso para recuperar la calma, una deliciosa bebida *detox*, una serie de iniciativas pequeñas pero eficientes para hacer de este mundo un lugar mejor, una rutina mínima —aunque sumamente eficaz— para desarrollar tu musculatura, una idea para profundizar en tus relaciones sociales mientras paseas y un ejercicio especial para el rostro que te hará parecer varios años más joven.

CONSEJO 1

CAMBIO DE ACEITE

Un ritual para el cuidado de los dientes… y otros beneficios adicionales

PARA QUIENES TIENEN PRISA: en los antiquísimos textos ayurvédicos que han llegado hasta nuestros días se explica que enjuagarse la boca a diario con aceite no solo permite reducir los depósitos presentes en nuestra dentadura y prevenir las enfermedades de las encías, sino que además nos protege frente a las enfermedades cardíacas. Prepara una o dos cucharadas de un aceite vegetal de buena calidad y enjuágate la boca con él durante entre dos y cinco minutos. A continuación, escúpelo, cepíllate los dientes y aclháratelos con agua.

Vale, quizás al principio este hábito requiera de cierto esfuerzo por tu parte, pero enjuagarse la boca con aceite tampoco es tan complicado. Lo importante es que la primera vez evites tomar un trago grande. Con todo, hay que reconocer que esta práctica no es fácil… Confieso que en las primeras ocasiones sentí un poco de repelús, pero me dije: «Tranquila, respira profundamente… ¡Si la mitad de la India consigue hacerlo, tú también puedes!». Otra recomendación importante: evita que los carrillos se te llenen de aire y procura no tragarte el aceite. Cuando tengas controlado esto, todo irá como la seda. Cuando realizo este ejercicio, aprovecho el tiempo para vaciar la lavadora o hacer otras fascinantes tareas domésticas hasta que termino de «borbotear».

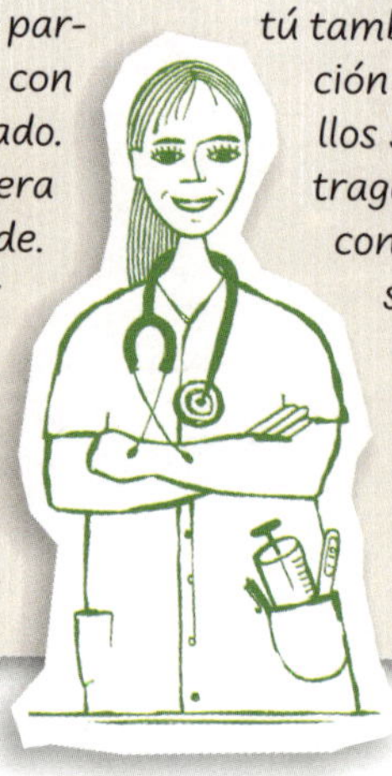

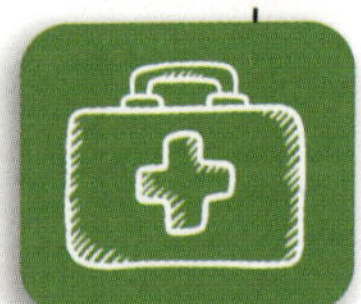

Estos son los efectos:

- Reduce los gérmenes en la boca y la garganta.
- Disminuye la placa dental y las inflamaciones de las encías (gingivitis).
- Alivia el dolor en caso de cuellos de dientes sensibles.
- Limita el riesgo de sufrir enfermedades cardíacas.

Así se hace:

INGREDIENTES

Una o dos cucharadas de aceite de oliva, sésamo, girasol o lino.

INSTRUCCIONES

- Métete una o dos cucharadas de aceite en la boca. Hazlo rápidamente, como si te estuvieses bebiendo un chupito (¡pero no te lo tragues! Por desgracia, no está demasiado rico…).
- Ve moviendo el aceite por tu boca, de un lado a otro, con calma.
- Empuja y arrastra el aceite por tus dientes, de acá para allá, durante entre dos y cinco minutos (o incluso más tiempo). Poco a poco, en contacto con la saliva, el aceite irá modificando su textura y se hará más ligero.
- Por último, escupe el aceite, que a estas alturas habrá adquirido ya un tono blancuzco.
- A continuación, lávate los dientes como haces normalmente y enjuágatelos con agua.

Esta fórmula secreta para unos dientes más blancos y unas encías más sanas procede del ayurveda, la medicina tradicional india, y la mejor forma de ponerla en práctica es mantenerla durante tres o cuatro semanas, como si fuese un tratamiento, o bien aplicarla como remedio de urgencia en caso de inflamación de las encías. Puedes ir cambiando a tu gusto el tipo de aceite (de sésamo, de girasol, de oliva o de lino). Prueba hoy este método para averiguar si podrías integrarlo en tu ritual matutino de higiene dental. No digo para siempre, pero sí al menos de vez en cuando.

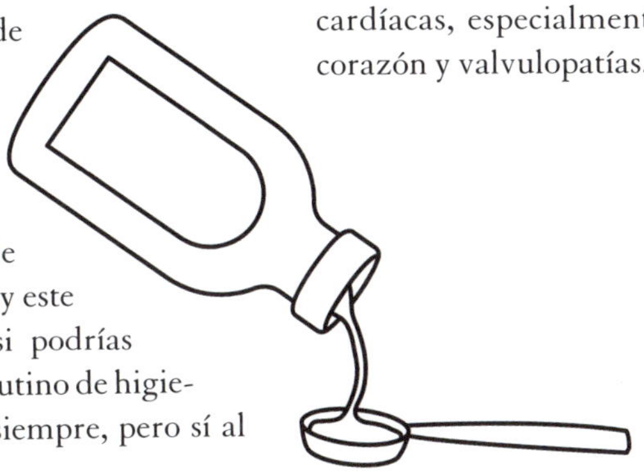

Esto es lo que te aportará:

Los aceites vegetales de alta calidad prensados en frío son fundamentales en la medicina tradicional india. La depuración a través del enjuague bucal con aceite es una técnica centenaria en el ayurveda, que suele emplear el aceite de sésamo. Pero también en la medicina popular rusa el enjuague es un remedio apreciado, aunque en su caso se utiliza el aceite de girasol.

Este método favorece la eliminación de elementos nocivos —particularmente de gérmenes— en la boca y la garganta, porque el vaivén del aceite entre los dientes estimula la actividad de las glándulas salivales. Nuestra saliva, de hecho, contiene determinadas proteínas que son importantes para mantener a raya a los agentes patógenos. Una de ellas es la lisozima, capaz de disolver la envoltura de las bacterias.

El enjuague con aceite permite evacuar de la zona bucal las toxinas y los gérmenes y, de ese modo, ayuda al organismo a cortar las infecciones de raíz. Además, nutre a las encías con sustancias vegetales bioactivas procedentes del aceite, que protegen a las células. Este es un efecto importante, dado que la boca es la principal puerta de entrada a nuestro cuerpo. Sabemos, gracias a una serie de estudios, que evitar las inflamaciones de las encías no solo contribuye al mantenimiento de nuestros dientes, sino que también reduce el riesgo de padecer enfermedades cardíacas, especialmente inflamaciones del corazón y valvulopatías.

Un minuto para la preparación. +++++++++ Entre dos y cinco minutos para el enjuague con aceite. ++++

CONSEJO 2

SUBIR NUESTROS PENSAMIENTOS A UN BARQUITO DE PAPEL

Recuperar al fin la calma

PARA QUIENES TIENEN PRISA: el sueño no es una pérdida de tiempo, sino una estación de servicio en la que repostamos energía. Lo cierto es que las personas que duermen mejor no solo están más despejadas, sino también más serenas y sanas. Sin embargo, a veces no nos resulta tan fácil conciliar el sueño porque arrastramos a la cama todo el estrés del día. Para que hoy dormir te sea más fácil, te enseñaré un ejercicio sencillo pero eficaz que deberás poner en práctica en cuanto apoyes la cabeza en la almohada. Consiste en imaginar durante siete minutos que colocas en barquitos de papel los pensamientos que te perturban y dejas que se los lleve un río. De ese modo, dormirás sin preocupaciones ni tensión.

Por lo general, duermo tan profundamente como un oso, pero, según mi marido, en sueños también hago tanto ruido como este animal. La verdad es que dudo mucho que él haya tenido ocasión alguna vez en su vida de dormir junto a un oso, porque, según parece, estos plantígrados tan solo emiten un suave murmullo durante su sueño. Las que desde luego no murmullaban en absoluto en su infancia eran nuestras hijas gemelas. Lo habitual en este tipo de hermanos es que se despierten entre sí: si uno llora, el otro piensa «¡Alarma!», y se pone a llorar también. Ahí es cuando se necesitan esos brazos extra que tanto eché en falta para poder ocuparme a la vez de dos bebés. Nuestro sueño siguió esta dinámica durante muchos años: al menor ruido, yo estaba en pie, pero durante el día iba arrastrándome de puro cansancio. Dormir mal es un horror, pero, desde luego, se pueden hacer cosas para evitarlo. Cuando no tenemos que ocuparnos de niños pequeños, suelen ser nuestros pensamientos los que nos impiden conciliar el sueño. Pero como es evidente que no vamos a poder resolver por la noche los problemas que nos surgen durante el día, hoy les diremos: «¡Hasta aquí hemos llegado! Mañana, cuando tenga la mente despejada, me ocuparé de vosotros», y pondremos nuestras ideas inmediatamente en un barquito de papel. Y después... ¡a descansar!

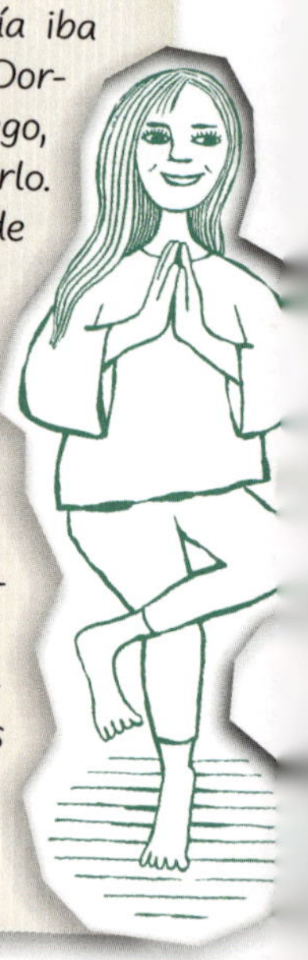

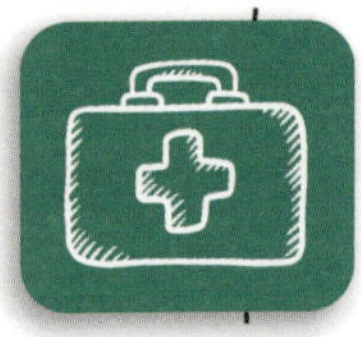

Estos son los efectos :

- La mente descarta lo insustancial y fija lo importante.
- Se completan los procesos de curación y reparación.
- El sistema inmunitario trabaja a pleno rendimiento.
- Las células se regeneran.

Así se hace:

Da igual que se trate de la siesta o del descanso nocturno: hoy vas a intentar conciliar el sueño liberándote del insoportable torbellino de pensamientos. Para ello, tendrás que ponerte cómodo o cómoda, cerrar los ojos, inspirar de forma profunda y serena, llevar el aire hasta el abdomen y, a continuación, dejar que la respiración vaya y venga a su propio ritmo. En cuanto aparezca un pensamiento que te resulte agobiante, contémplalo y anótalo en un trozo de papel imaginario. A continuación, pliega mentalmente ese papel varias veces hasta convertirlo en un barquito. Visualízate entonces colocando ese barquito en un riachuelo y observa cómo la corriente se lo lleva consigo. Cuanto más se aleje el barquito, más distancia tomarás con respecto al pensamiento agobiante. Después, concéntrate en tu respiración y recobra la calma. Si aparece otro pensamiento agobiante, deposítalo también en el agua. Una y otra vez, con total tranquilidad.

Esto es lo que te aportará:

En Alemania, un tercio de la población duerme mal, tiene dificultades para conciliar el sueño o se pasa las noches en vela y cavilando.* A menudo estos problemas se deben a un elevado nivel de hormonas vinculadas al estrés, a un estilo de vida insano o falto de rutinas, a algún tipo de dolor o a un trabajo con turnos horarios cambiantes. La consecuencia es que se pierde esa pausa prolongada que tanto necesita nuestro organismo. Ante la imposibilidad de descansar, se afronta el día con menos capacidad de rendimiento. Pero ¿por qué el sueño es tan importante?

*En 2019, la Sociedad Española de Neurología (SEN) calculaba que, en España, más de 4 millones de personas padecían algún trastorno crónico y grave del sueño y que entre un veinte y un cuarenta y ocho por ciento de la población adulta sufría en alguna etapa de su vida dificultades para dormir. (Fuente: https://www.sen.es/saladeprensa/pdf/Link263.pdf) (*N. de la t.*)

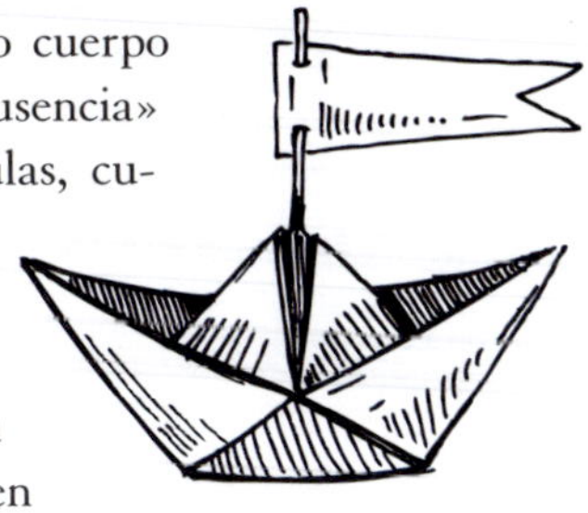

Por la noche, nuestro cuerpo aprovecha nuestra «ausencia» para reparar las células, curar las heridas, depurarse, recargar energía o bien memorizar un idioma, la técnica para montar en bicicleta o una composición para piano. Todo esto ocurre cuando nosotros no estamos realmente ahí. De hecho, ni siquiera somos conscientes del momento en que nos quedamos dormidos. Sin los procesos de regeneración que tienen lugar durante la noche, nuestro cerebro sería incapaz de organizarse y no podríamos sobrevivir mucho tiempo. Todos estos procesos se regulan mediante hormonas y neurotransmisores, como, por ejemplo, la melatonina, una hormona del sueño que es clave para nuestro reloj interno y que está estrechamente relacionada con el ritmo de sueño-vigilia. Es la que le indica al cuerpo que debe poner el metabolismo en modo regeneración y la que activa las funciones inmunitarias.

Los ciclos temporales vienen coordinados por nuestro reloj interno. Por ejemplo, cuando cae la noche el cuerpo segrega una mayor cantidad de hormona del crecimiento, que permite que durante el descanso nocturno los niños crezcan y que se lleven a cabo en el cuerpo los procesos de reparación. Al amanecer, se estimula la producción de cortisol para que nos despertemos y empecemos bien frescos el día. De hecho, la investigación de este mecanismo a lo largo de decenios les valió a sus autores el Premio Nobel de Medicina en 2017. Para completar todas estas tareas, el cuerpo necesita prácticamente la misma energía que durante el día, y la obtiene de las reservas de las células adiposas. Por eso, en el ayuno intermitente (consulta la página 150), la pausa del sueño nocturno se suele aprovechar para descongestionar el metabolismo. De ahí que merezca la pena enviar bien lejos los pensamientos estresantes que nos impiden dormir.

CONSEJO 3

LECHE DORADA

Una deliciosa bebida detox con efecto antiinflamatorio

PARA QUIENES TIENEN PRISA: una saludable y popular receta de la cocina ayurvédica: leche con cúrcuma. Te invito a que le des un empujoncito a tu salud disfrutando de vez en cuando (o, incluso, todos los días) de esta leche dorada. De hecho, la cúrcuma es el remedio universal de nuestros días y, cuando se aplica con regularidad, provoca efectos muy variados y profundos. Pruébala hoy y plantéate si en el futuro podrías incorporarla a tu dieta.

En las terapias naturales, la cúrcuma se utiliza como complemento en diferentes aplicaciones internas y externas. Es algo así como el muérdago de la legendaria pócima mágica de Panorámix. En la actualidad prácticamente no hay ninguna otra planta sobre la que se esté investigando tanto y que demuestre tener beneficios tan diversos en los ámbitos más variados. Funciona al mismo tiempo casi como el agua de la fuente de la eterna juventud y como un supermedicamento. ¡Vaya! ¿Qué más se puede pedir? En mi opinión, merece la pena incorporarla a nuestro día a día y comprobar si también en nosotros obra sus múltiples efectos positivos. Para que sea eficaz, hay que administrarla en dosis de entre 1,5 y 3 gramos (es decir, entre 1 y 3 cucharaditas), ya que, a partir de 4 gramos, el estómago suele tener problemas para tolerarla y pueden aparecer dolores. La cúrcuma fresca mancha fácilmente —deja rastros de color amarillo—, así que te recomiendo que optes mejor por su variante en polvo. Te dejo aquí mi receta de la popularísima leche dorada. Por cierto, en Australia también está muy extendido el tumeric latte, o sea, el café con leche y cúrcuma, una variante en la que la cúrcuma (tumeric) se mezcla con canela y pimienta en polvo y se incorpora al café. Una curiosidad más: por prescripción del veterinario, hasta nuestro anciano caballo toma cada día un poco de tumeric (cúrcuma en polvo, mezclada con su pienso) para combatir el dolor en las articulaciones.

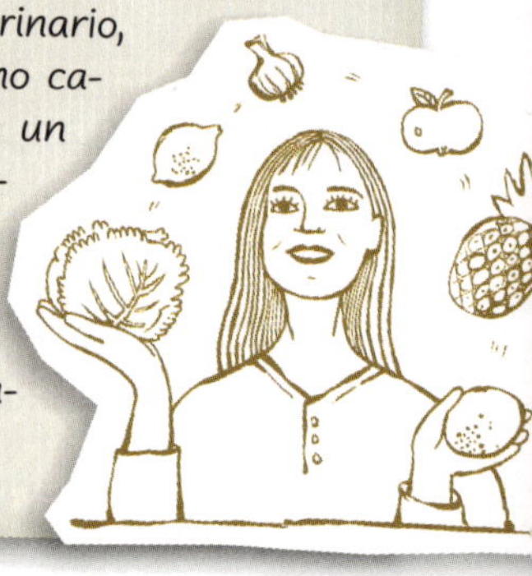

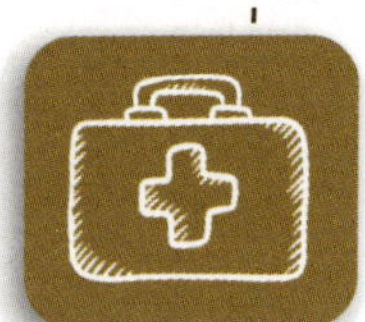

Estos son los efectos:

- Reduce la inflamación y el dolor.
- Previene las molestias estomacales e intestinales.
- Disminuye el colesterol.
- Protege el cerebro.
- Protege los vasos sanguíneos (por su efecto antiinflamatorio).
- Potencia el rendimiento cerebral.
- Fortalece el sistema inmunitario y, gracias a ello, ayuda a prevenir el cáncer.

+++++++++ **¿Solo siete minutos?** +++++++++++ Siete minutos para la preparación. +++++++

Así se hace:

Lo ideal es que utilices ingredientes bío. Puedes emplear tanto leche como una bebida vegetal (por ejemplo, a base de almendras, soja o avena). Desde luego, si toleras bien la leche, esta es una excelente opción. Lo importante para activar los efectos curativos de la cúrcuma es contar siempre con tres cosas: algo de calor, algo de grasa y algo de pimienta.

INGREDIENTES

- 300 ml de leche/bebida vegetal.
- 1–3 cucharaditas de cúrcuma en polvo.
- 1 trozo de raíz de jengibre (de un tamaño aproximado de 1 cm; cuanto mayor sea, más picante resultará la bebida).
- ¼ de cucharadita de pimienta negra recién molida.
- ¼ de cucharadita de canela en polvo.
- Una pizca de nuez moscada molida
- Sirope de agave o miel.

PREPARACIÓN

Introduce los ingredientes en un vaso de batidora o en un recipiente alto y tritúralos hasta que se conviertan en una masa de consistencia ligera. Esta leche está más rica —y tiene más efecto— cuando se toma caliente. La solución más sencilla para calentarla y espumarla es utilizar un espumador eléctrico.

Esto es lo que te aportará:

Desde hace siglos, el ayurveda —la medicina tradicional de la India— utiliza la leche dorada como bebida para la sanación, la estimulación y la purificación. Dado que a los occidentales nos suele resultar difícil incorporar a nuestras comidas dos o tres cucharaditas diarias de esta «superespecia», la leche dorada nos aporta la cantidad cotidiana suficiente para que la cúrcuma haga efecto y, además, está deliciosa. Puedes añadirle miel y especias como el jengibre, la canela y la nuez moscada, según tus preferencias. La parte grasa de la leche ayuda a absorber mejor la curcumina, que es liposoluble. Para que la leche dorada aporte todos sus beneficios, lo ideal es servirla con pimienta y a una temperatura elevada. En Occidente, la cúrcuma es un remedio probado para las molestias estomacales, las náuseas, la pérdida de apetito o la pesadez de estómago, y también para las inflamaciones del aparato digestivo. Además, se han estudiado en profundidad sus propiedades antiinflamatorias y analgésicas. Increíble pero cierto: hay estudios que señalan que, consumida de forma periódica, es tan eficaz contra el dolor como el ibuprofeno, solo que encima protege a las células frente a los procesos de envejecimiento, ya que activa los mecanismos de reparación del ADN. También existen indicios de que su raíz estimula el metabolismo cerebral y mejora el rendimiento de ese centro de control que reside en nuestra cabeza. Asimismo, activa nuestro sistema inmunitario y las proteínas de nuestro organismo para que luchen contra las células tumorales.

Por lo general, tomar leche dorada cada día no provoca efectos secundarios, pero si vas a utilizar regularmente medicamentos que contienen curcumina, lo mejor es que consultes con tu médico.

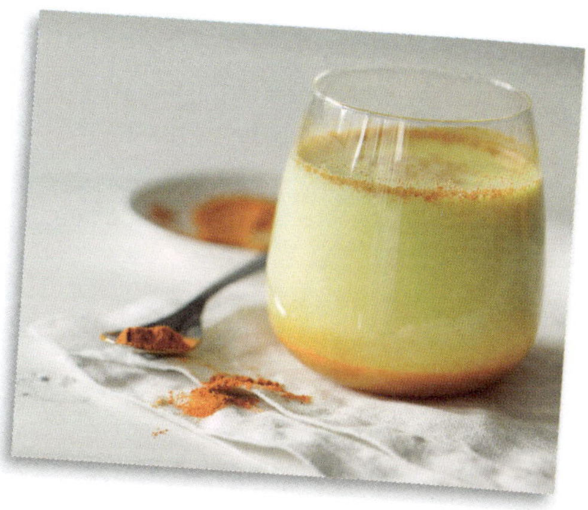

CONSEJO 4

VIVIR DE FORMA SOSTENIBLE

Hacer de este mundo un lugar mejor

PARA QUIENES TIENEN PRISA: hoy hablaremos de sostenibilidad, un gran tema en el que, paradójicamente, nos adentraremos dando pequeños pasos, porque todos nosotros podemos poner cada día nuestro granito de arena con el fin de ahorrar recursos fundamentales para la vida o de evitar que nuestro planeta se siga llenando de basura. Además, nos sentiremos mejor sabiendo que estamos actuando y consumiendo de manera responsable. En los siete minutos de hoy, elige uno de los siete consejos sobre sostenibilidad que te propongo y, después, llévalo a la práctica. ¡El futuro te lo agradecerá!

Mientras preparamos este libro, el coronavirus está marcando profundamente nuestras vidas y transformando infinidad de cosas. Por suerte, no todos los cambios son para peor. Me resulta especialmente interesante el humor que, a través de nuestros móviles, se está extendiendo por todo el planeta en apenas unos segundos. Hay un chiste que me parece un tanto siniestro pero también muy ingenioso: «Dice el mundo [es decir, nosotros, la humanidad]: "Bajo ningún concepto renunciaremos a nuestro actual estilo de vida para reducir las emisiones, frenar el cambio climático y proteger el medio ambiente". ¿Y qué responde la madre naturaleza?: "¿Ah, no? Pues aquí tenéis un virus, enterito para vosotros. ¡Así os entrenaréis para lo que está por venir!"».

Es cierto que las pérdidas están siendo inmensas y el daño para nuestra economía, enorme. Pero también se están consiguiendo éxitos sorprendentes. Sería magnífico que todos nosotros extrajésemos alguna lección de todo esto: que las compras importan menos que los amigos, que es posible teletrabajar, que no es necesario que vayamos a todas partes corriendo... Hoy te propongo utilizar tus siete minutos para reflexionar sobre cómo mantener unos hábitos sostenibles en el día a día. Estoy convencida de que ya haces ciertas cosas por el medio ambiente, ¡pero seguro que puedes añadir algún gesto más!

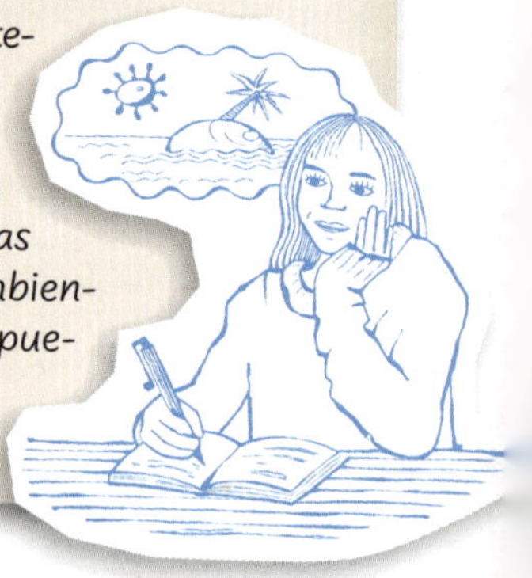

Estos son los efectos:

- Protege el medio ambiente.
- Preserva los recursos.
- Ayuda a ahorrar algo de dinero.
- Permite ganar tiempo.
- Enriquece.
- Genera sentido de la responsabilidad.

Así se hace:

- Durante el día de hoy ¡no compres nada! Y la próxima vez que vayas de compras, plantéate si de verdad necesitas ese nuevo producto. ¡Abstenerse de adquirir algo no solo nos permite ahorrar tiempo y dinero, sino que, además, no consume ningún recurso!
- Cambia de proveedor de energía eléctrica: pásate a una compañía ecológica. De este modo, tanto tú como tu hogar ahorraréis mucho (en términos de CO_2). Además, estarás apoyando la producción de energías limpias y limitarás el impacto de los proveedores contaminantes. Consulta qué compañías ofrecen electricidad de origen renovable en tu zona.
- En el desayuno, el almuerzo o la cena de hoy come menos carne, pescado, huevos o leche y sus productos derivados (o elimínalos por completo). La industria alimentaria es, junto con la textil, la que mayor peso tiene en nuestra huella ecológica. El consumo de carne tiene parte de la culpa del cambio climático, del derroche de recursos y de la extinción de las especies.
- Compra hoy frutas y verduras locales y de temporada, que no requieren largos trayectos de transporte ni deforestación. Acércate al mercado o encarga una cesta ecológica directamente a un productor local.
- Consume agua de grifo. El agua embotellada es cara e innecesaria. Además, contiene residuos plásticos que pueden ser perjudiciales para nuestra salud. En Alemania, el agua de grifo es el alimento más controlado y, por si fuera poco, tiene un precio imbatible: un litro cuesta aproximadamente 0,2 céntimos.*

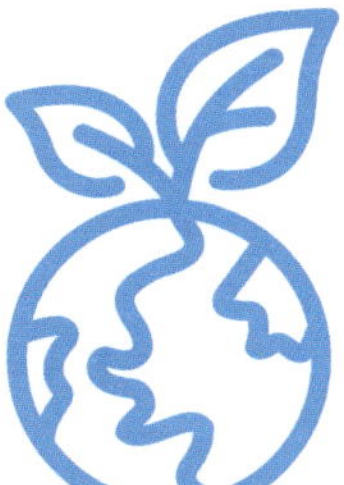

*Según la OCU, en España el precio de un metro cúbico (es decir, mil litros) oscilaba en 2016 entre 0,83 € y 2,92 €. (Fuente: https://www.ocu.org/alimentacion/agua/informe/el-precio-del-agua) (*N. de la t.*)

Esto es lo que te aportará:

La palabra *sostenibilidad* está de moda. Pero ¿qué significa, en realidad? La sostenibilidad tiene que ver con el uso que hacemos de los recursos que se encuentran a disposición de todos nosotros. La idea es cubrir las necesidades básicas, como protegerse frente al frío, tener alimentos en la nevera, comer algo rico o calzarse unos zapatos nuevos, pero garantizando al mismo tiempo la capacidad de nuestro planeta para regenerar las materias primas. Por decirlo de un modo sencillo: se trata de no consumir más de lo que la naturaleza puede volver a producir.

Evidentemente, una persona sola no tiene capacidad por sí misma para salvar el mundo, pero mediante nuestros hábitos de consumo podemos contribuir a que se den las condiciones sociales y políticas adecuadas para generalizar un consumo de recursos adecuado desde el punto de vista medioambiental y climático. Según datos de la Agencia Federal del Medio Ambiente de Alemania, hoy en día cada alemán genera, de media, 11,6 toneladas de emisiones de gases de efecto invernadero al año, distribuidas principalmente entre los siguientes sectores de consumo: calefacción y electricidad (21 %), movilidad (19 %), alimentación (15 %) y otros consumos (39,9 %).** ¡Todos participamos en esta rueda del consumo, aunque no nos demos cuenta!

**Según datos del Banco Mundial, en 2016 cada español generó 5,2 toneladas de CO_2 (fuente: https://datos.bancomundial.org/indicator/EN.ATM.CO2E.PC). En 2018, de acuerdo con el informe *CO2 emissions of all world countries - 2018 Report,* de M. Muntean, *et al.*, se registraron en nuestro país 5,58 toneladas de emisiones de CO_2 per cápita (Fuente: https://datosmacro.expansion.com/energia-y-medio-ambiente/emisiones-co2). (*N. de la t.*)

EL TRÍO DINÁMICO

Unos ejercicios mínimos para desarrollar la musculatura

PARA QUIENES TIENEN PRISA: hoy vas a practicar tres ejercicios para entrenar vientre, piernas, glúteos y brazos y reducir la tensión de los hombros. Y, de paso, harás más cosas: mientras realizas la práctica para fortalecer la zona lumbar y tonificar bien el trasero, aprovecharás para cepillarte los dientes. Después, ejercitarás la espalda, los brazos y los hombros mientras te duchas. Por último, la práctica para el vientre es ideal para realizarla mientras el café borbotea en la cocina. En menos de siete minutos, habrás entrenado unos músculos de sostén fundamentales.

No, para hacer de una vez por todas algo bueno por tu forma física no es necesario que te machaques el cuerpo entrenando con máquinas y cintas de correr entre absolutos desconocidos. Tampoco es preciso que sacrifiques tu valioso tiempo libre. Pero sí debes tener en cuenta que las evidencias sobre este tema parecen bastante concluyentes. De hecho, la Organización Mundial de la Salud recomienda a todos los adultos que dediquen 150 minutos a la semana a practicar ejercicios de intensidad moderada (o bien 75 minutos, si se va a optar por ejercicios vigorosos). ¡Y a eso hay que añadir dos sesiones semanales de entrenamiento muscular específico! En cualquier caso, ¿a qué evidencias me refería arriba? Numerosos estudios observacionales han determinado que el sedentarismo es uno de los principales factores de riesgo de la mortalidad total, como lo son también los sospechosos habituales: la tensión arterial elevada, el tabaquismo, la diabetes y el sobrepeso, entre otros. También sabemos que estas patologías se refuerzan entre sí. Por eso no solo es vital moverse periódicamente, sino que también debemos mantener tonificada la musculatura. Planteemos esta recomendación de una forma positiva: estos gestos nos protegen frente a la angina de pecho (es decir, frente al infarto de miocardio), el ictus, la diabetes tipo 2, la tensión arterial elevada, el cáncer de colon, el cáncer de mama, la depresión, el sobrepeso y la osteoporosis, y nos ayudan a prevenir las caídas. Por lo tanto, ¡moverse merece la pena!

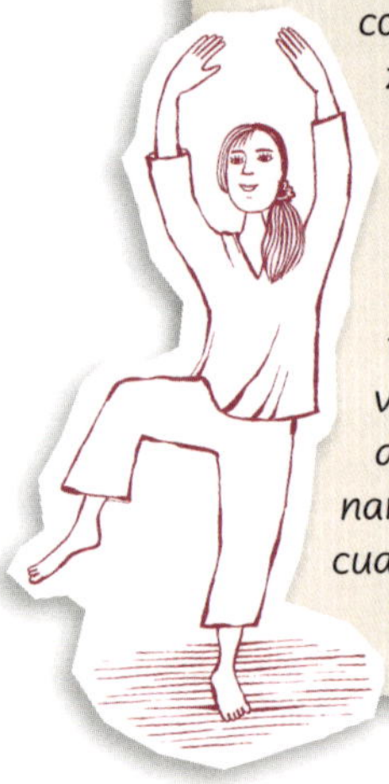

Estos son los efectos:

- Fortalece la musculatura.
- Aumenta la densidad ósea.
- Refuerza el sistema cardiovascular.
- Desarrolla una musculatura que sirve para quemar grasa y sostenernos (¡adiós a los dolores de espalda!).
- Incrementa la agilidad y el equilibrio.

Así se hace:

PASO 1

Relaja los hombros y estira los pectorales en el marco de la puerta del cuarto de baño:

- Colócate en la puerta, adelanta una pierna y flexiónala ligeramente, mientras mantienes estirada la otra pierna. Levanta un brazo, dóblalo en ángulo recto y apoya la palma de la mano en el marco de la puerta. A continuación, presiona ese marco con la mano y presiona también el suelo con los talones mientras relajas los hombros. Mantén esta posición entre veinte y treinta segundos. Realiza esta secuencia dos veces con cada lado.

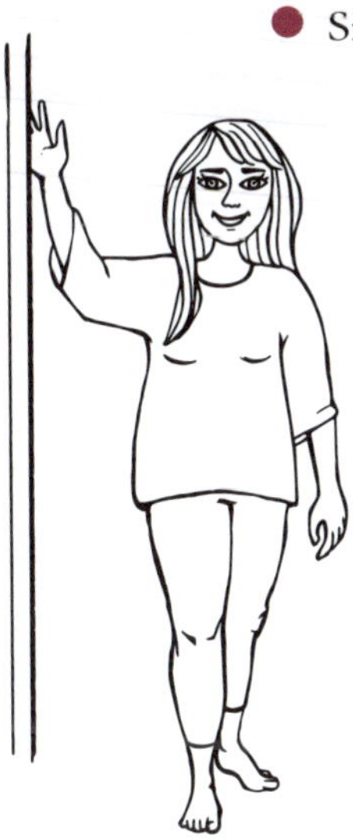

PASO 2

- Separa bien las piernas y coloca los pies de manera que los dedos apunten ligeramente hacia fuera. Flexiona las rodillas hasta que los muslos queden en paralelo con respecto al suelo. Cuidado: las rodillas deben permanecer en todo momento alineadas con respecto a los tobillos.
- Balancéate con suavidad en esta posición. Puedes agarrarte ligeramente al lavabo, pero solo cuando de verdad sea necesario.

Realiza este ejercicio hasta que hayas acabado de lavarte los dientes.

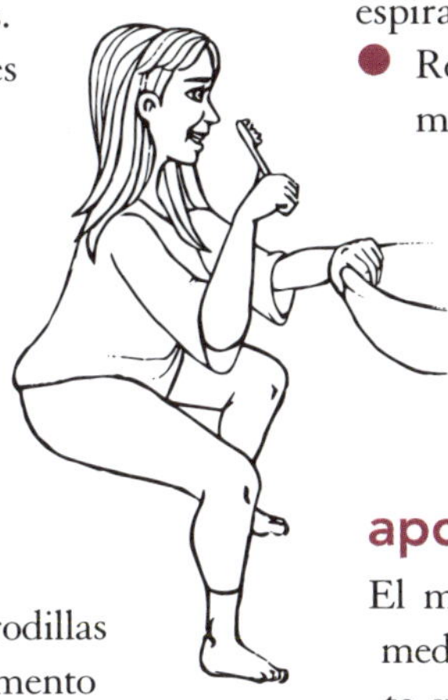

PASO 3

Tonifica el vientre sentado o sentada en la cocina, mientras esperas a que el café esté listo (o mientras te tomas una taza de café):

- Siéntate con la espalda recta. Gira los hombros hacia atrás y hacia abajo para separarlos bien de las orejas. Estira el cuello. Inspira y espira profundamente.
- La próxima vez que espires, expulsa con la máxima velocidad posible todo el aire de tus pulmones, mientras emites, alto y claro, el siguiente sonido: «Shhhhhh». Al mismo tiempo, contrae profunda y rápidamente el ombligo y los abdominales. Contén la respiración y mantén la contracción entre ocho y diez segundos.
- Relaja la musculatura. Inspira y espira profundamente.
- Repite este ejercicio durante tres minutos, teniendo cuidado de respirar bien entre serie y serie, para compensar la contracción y evitar marearte.

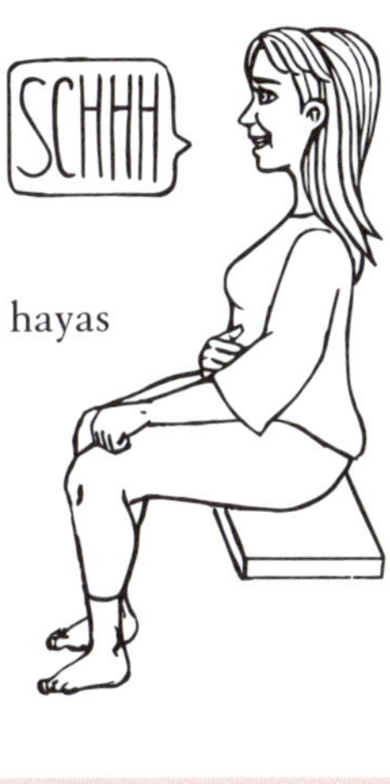

Esto es lo que te aportará:

El movimiento previene muchas enfermedades, incrementa nuestro rendimiento y mejora nuestra forma física. Este entrenamiento nos ayuda a desarrollar sobre todo los grupos musculares que más se lucen bajo la camiseta y los pantalones, pero también estimula el metabolismo óseo. Además, cuanta más masa muscular tengamos, más calorías quemaremos, incluso en estado de reposo. Pero todos estos beneficios dependerán de que seamos constantes.

CONSEJO 6

CAMINAR JUNTOS

Aprovechar los paseos para profundizar nuestras relaciones

PARA QUIENES TIENEN PRISA: pasear, vagar sin rumbo fijo y salir a tomar el aire es sano, como bien saben los especialistas en medicina deportiva. Pero las investigaciones sobre el cerebro han descubierto que estas actividades también son beneficiosas para nuestro intelecto y que, además, nos sirven para estrechar lazos con otras personas. Al andar, el ritmo de nuestros cuerpos y nuestros espíritus se acompasa enseguida. Por eso te propongo que para el ejercicio de hoy te busques a un compañero o compañera de paseo con quien quieras hablar de algo concreto o, sencillamente, charlar de lo que surja. Lo importante es que caminéis juntos durante al menos siete minutos y que observes qué ocurre.

Mis padres siempre nos insistían a mis hermanos y a mí para que saliésemos con ellos a caminar. A nosotros aquella actividad nos parecía aburridísima: los mayores se pasaban todo el camino parloteando y el trayecto se nos hacía eterno, hasta que, por fin, llegábamos a la terraza de un bar. Sin embargo, cuando nos acompañaban otros niños, todo era completamente distinto: el tiempo volaba, descubríamos infinidad de cosas al borde del camino, correteábamos a través de arbustos y bosques y, en la práctica, recorríamos —al parecer sin darnos cuenta— un trayecto tres veces superior al que hacíamos con nuestros padres. Por eso hoy en día mi pareja y yo —que entretanto nos hemos convertido en padres de unas niñas con la misma falta de motivación para esta actividad— casi siempre paseamos junto con otras familias. Con el tiempo, he aprendido a amar las caminatas. Mi cabeza se despeja, el movimiento me sienta bien y todo se recoloca en mi interior. Traslada hoy tu conversación al exterior o búscate a una persona para tu paseo diario y disfruta del camino en compañía

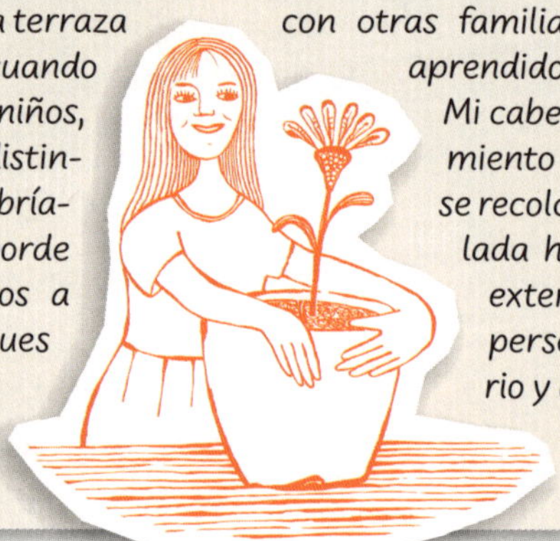

Estos son los efectos:

- Aumenta el sentido de comunidad.
- Estimula la creatividad.
- Mejora la capacidad de retención.
- Hace trabajar al sistema cardiovascular y al cerebro.

Así se hace:

En tu pausa del mediodía de hoy, contacta con un compañero de trabajo, con la becaria, con la vecina o con un amigo y proponle quedar esta tarde para dar un paseo de siete minutos a buen ritmo alrededor de la manzana. Lo importante es que os sintáis cómodos caminando juntos y que charléis mientras practicáis este ejercicio.

Esto es lo que te aportará:

Al caminar, fortalecemos nuestro sistema inmunitario: de hecho, se ha demostrado que andar favorece la generación de nuevas células asesinas naturales. Además, esta actividad es buena para la psique, porque pasear permite reducir las hormonas del estrés hasta situarlas en un nivel sano. Pero andar también es excelente para el centro de control que tenemos en la cabeza: el cerebro se activa en mucha mayor medida que cuando estamos sentados sin hacer nada. Caminar es todo un reto, ya que nuestra mente tiene que ocuparse de que mantengamos el equilibrio, de coordinar el desplazamiento hacia delante y, al mismo tiempo, de procesar los cambiantes estímulos del entorno. A diferencia de lo que ocurre cuando estamos encorvados frente a nuestro ordenador, en el exterior siempre hay relaciones dinámicas. Shane O'Mara, especialista en neurociencia del Trinity College, de la Universidad de Dublín, recomienda caminar a buen rimo durante treinta minutos al menos cuatro o cinco veces por semana.

Con este ejercicio se producen cambios cuantificables en la actividad cerebral. La circulación del cerebro mejora. Los estímulos, como los olores o el ruido, potencian nuestra capacidad de percepción y memorización de nuevos conocimientos. También se producen efectos sobre nuestro estado de ánimo: nos abrimos y nos sentimos de mejor humor. Además, existen indicios de que las personas que suelen caminar sufren muchas menos depresiones. Pasear podría incluso ralentizar el proceso de envejecimiento del cerebro.

De todos modos, lo importante es no vagar solos por ahí, sino convertir el acto de andar en un ejercicio social. De forma inconsciente, iremos adaptando nuestro paso al ritmo del otro y acompasaremos también nuestra respiración. Este proceso de sincronización generará un sentimiento de unión.

Desde hace un tiempo, en las altas esferas de la gestión empresarial se contempla la práctica de caminar en compañía como un ejercicio creativo que genera sentimiento de pertenencia a una comunidad. Las *walking meetings* o reuniones celebradas mientras se pasea al aire libre han cosechado multitud de seguidores entre los directivos de éxito, desde Steve Jobs (fundador de Apple) y Mark Zuckerberg (impulsor de Facebook), hasta Barack Obama (antiguo presidente de Estados Unidos). En una *walking meeting*, en lugar de conversar sentados en un círculo de sillas o alrededor de una mesa, los miembros del equipo se reúnen fuera de la oficina —en una azotea, en el parque de la esquina o alrededor de la manzana— y reflexionan acerca de sus ideas mientras andan a buen ritmo y, de paso, se sienten un poco más cerca desde el punto de vista humano. Además, en un estudio de la Universidad de Stanford se observó que caminar aumenta claramente nuestra predisposición a conversar. De hecho, los coordinadores de aquel ensayo comprobaron que los participantes que paseaban por el campus explicaban sus ideas de una forma más detallada y, de ese modo, profundizaban más en sus ideas.

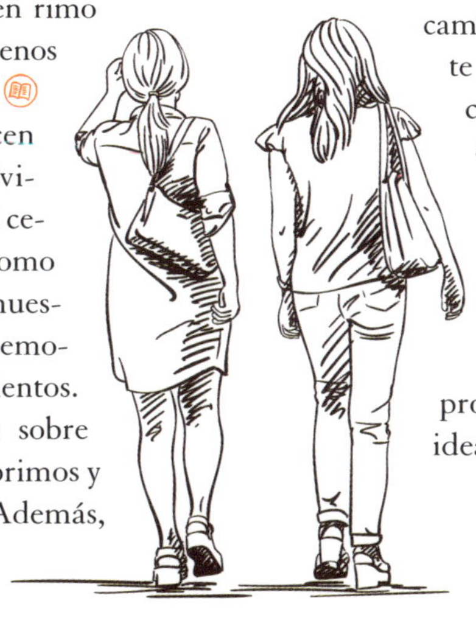

YOGA PARA UN *LIFTING* FACIAL

Gimnasia para el rostro con efecto estiramiento

PARA QUIENES TIENEN PRISA: te propongo algunos sencillos ejercicios de yoga para la cara que no te harán sudar ni te obligarán a buscar una esterilla sobre la que practicarlos. Además, son sumamente eficaces. Tómate algo de tiempo para hacerlos, ya sea en el cuarto de baño por las mañanas, a lo largo del día frente al ordenador o por la noche, mientras ves la tele. ¡Para conseguir un visible efecto antienvejecimiento no necesitarás más que siete minutos diarios!

Con los años, la gravedad pasa factura a la cara, al igual que al resto del cuerpo. A medida que transcurre el tiempo, todo va decayendo paulatinamente y las capas de la piel se van «amontonando», lo que da lugar a arrugas, mejillas flácidas y, en ocasiones —y a nuestro pesar—, incluso una expresión de tristeza. Pues bien, tal vez no te lo creas, ¡pero también en este terreno el todopoderoso yoga puede acudir en nuestro auxilio! Por lo visto la idea de un ejercicio antienvejecimiento específico para conseguir una mirada radiante, unas mejillas tersas y un aspecto juvenil en la boca y zonas colindantes es un hallazgo de Fumiko Takatsu. Esta japonesa, gran aficionada al yoga, se quedó con un rostro asimétrico a raíz de un accidente y decidió empezar a aplicar los principios del hatha yoga a los músculos de la cara. En este método desempeñan un papel crucial el estiramiento y el juego entre tensión y relajación. Basándose en ellos, Takatsu descubrió los efectos de la gimnasia facial y desarrolló una serie de ejercicios específicos para cada parte de la cara.

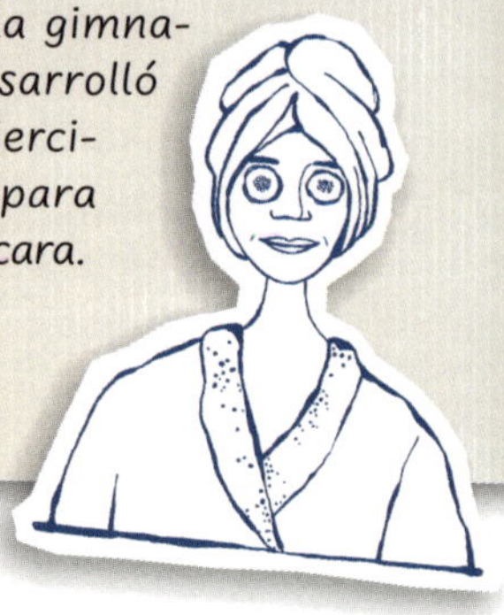

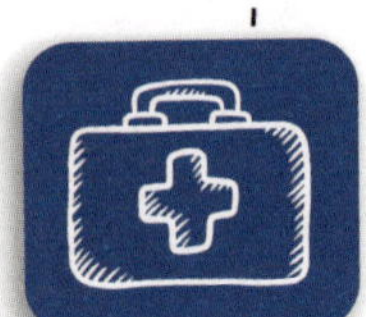

Estos son los efectos:

- Reduce las arrugas de expresión y alisa la piel.
- Mejora el riego sanguíneo.
- Levanta el ánimo.

Así se hace:

INGREDIENTES

Antes de la práctica, aplícate un poco de crema hidratante en la piel, distribuyéndola mediante unos ligeros toquecitos con las yemas de los dedos. ¡Ya puedes empezar!

INSTRUCCIONES

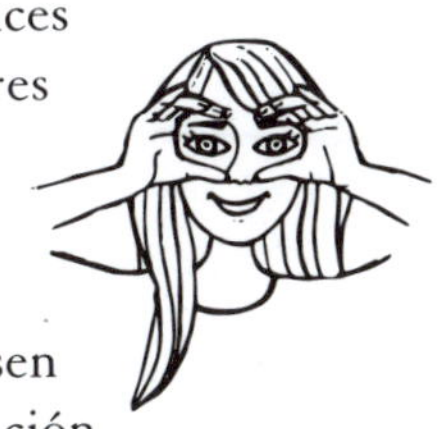

- Colócate los dedos índices en las cejas y los pulgares en los pómulos, con el lado de las uñas apoyado sobre estos, como si tus manos fuesen unas gafas. A continuación, cierra los ojos mientras desplazas muy lentamente los dedos índice y pulgar hacia atrás, en dirección a las orejas. Mantén los ojos bien cerrados durante unos cuarenta segundos y deja que los músculos trabajen por efecto de la presión de los dedos.

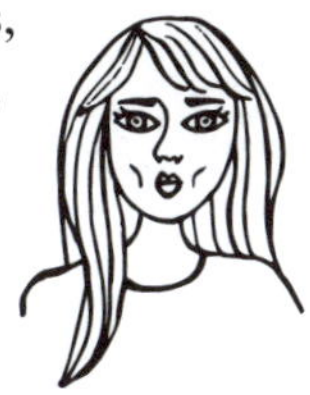

- Relaja la cara y pon morritos, como si fueras a dar un beso, mientras succionas las mejillas. Mantén esta postura durante unos segundos y, a continuación, inspira profundamente y llena las mejillas de aire. Mantente así unos instantes. Después, respira por la nariz y, acto seguido, vuelve a poner morritos.

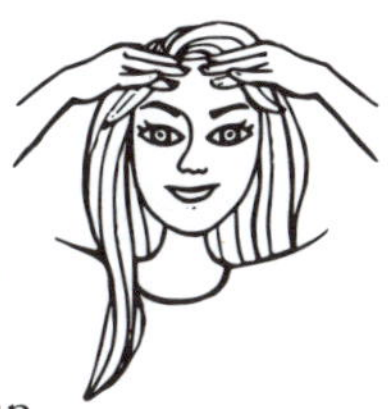

- Extiende la piel de la zona derecha e izquierda de la frente hacia arriba, tirando, con las yemas de los dedos, en dirección a la raíz del pelo. Deja caer los párpados mientras miras un par de segundos hacia abajo. A continuación, vuelve a mirar de frente. Repite esta secuencia seis veces.

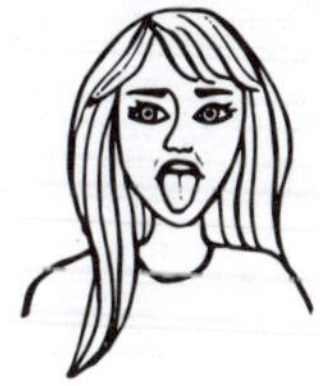

- Abre bien la boca, saca la lengua y extiéndela en dirección a la barbilla. Respira por la boca y, cuando exhales, grita «aaaah».

Esto es lo que te aportará:

Nuestro rostro indica a quienes lo contemplan cómo nos está yendo. La fatiga y el agotamiento pesan en nuestra mirada; los pensamientos obsesivos y las preocupaciones quedan grabados en la frente, en forma de arrugas en el entrecejo, y el estrés tensa la musculatura de la mandíbula. Nuestra cara está formada por una red sumamente compleja de 26 músculos. Todos ellos participan en mayor o menor medida en nuestra mímica y nuestra expresión, y también reflejan lo que está ocurriendo bajo la superficie. El yoga para el rostro tiene exactamente los mismos efectos que las posturas denominadas «asanas» en el caso del cuerpo: a través de los estiramientos, la relajación y el fortalecimiento de la musculatura, mejora el riego sanguíneo de la cara y se estimula la circulación linfática. De ese modo, se reducen las bolsas bajo los ojos y las arrugas del surco nasogeniano (es decir, aquellas que se forman entre la nariz y las comisuras de los labios). Además, se gana masa muscular en la cara, lo que compensa la pérdida de la capa de grasa subcutánea que tiene lugar a medida que cumplimos años. Así, se recupera el volumen en los puntos adecuados: la frente, los pómulos y los labios. La respiración profunda hace el resto, ya que aporta una dosis extra de oxígeno a la piel. En definitiva, el yoga facial, practicado regularmente, tonifica y reafirma, sin necesidad de bótox alguno.

EL DÍA DEL ANCLA

Ha llegado el momento de volver a lanzar el ancla. Ya ha concluido la segunda semana y has probado un consejo en cada uno de los siete ámbitos del estilo de vida. ¿Qué consejos te han parecido excelentes, qué otros han sido tan solo aceptables y cuáles te han resultado absolutamente inútiles? Marca el emoji correspondiente.

CONSEJO 1

☺ 😐 ☹

Salud: cambio de aceite

Un ritual para el cuidado de los dientes… y otros beneficios adicionales (página 36)

....

CONSEJO 2

☺ 😐 ☹

Medicina mente-cuerpo: subir nuestros pensamientos a un barquito de papel

Recuperar al fin la calma (página 38)

....

CONSEJO 3

☺ 😐 ☹

Nutrición: leche dorada

Una deliciosa bebida detox con efecto antiinflamatorio (página 40)

....

CONSEJO 4

☺ 😐 ☹

Autorreflexión: vivir de forma sostenible

Hacer de este mundo un lugar mejor (página 42)

....

CONSEJO 5

☺ 😐 ☹

Movimiento: el trío dinámico

Unos ejercicios mínimos para desarrollar la musculatura (página 44)

....

CONSEJO 6

☺ 😐 ☹

Tú y yo: caminar juntos

Aprovechar los paseos para profundizar nuestras relaciones (página 46)

....

CONSEJO 7

☺ 😐 ☹

Belleza: yoga para un *lifting* facial

Gimnasia para el rostro con efecto estiramiento (página 48)

....

Ya sabes cómo va esto: ahora tienes qué elegir tus consejos favoritos y utilizar tus siete minutos de hoy para repetir la práctica. O también puedes lanzarte a probar de nuevo otro consejo de la primera semana (encontrarás la lista correspondiente en la página 29). Si hay algún ejercicio que te haya gustado especialmente y que incluso hayas practicado varias veces a lo largo de la semana, anótalo en los renglones vacíos que encontrarás más adelante. ¡Y sigue así! ¡Vas de maravilla!

ECHEMOS LA VISTA ATRÁS

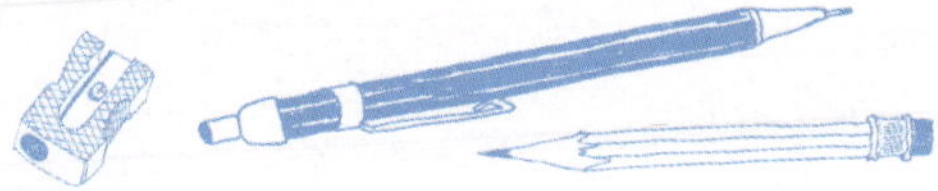

Aquí puedes anotar qué consejos te han gustado más y cuáles te han gustado menos. Describe tus experiencias de esta semana.

Estos consejos me han gustado especialmente o me han sentado muy bien porque…

La semana que viene reservaré tiempo para estos consejos. (Anota aquí una fecha y, ¿por qué no?, también una hora.)

Tal vez le dé una nueva oportunidad a estos consejos:

Estos consejos me han parecido una estupidez porque…

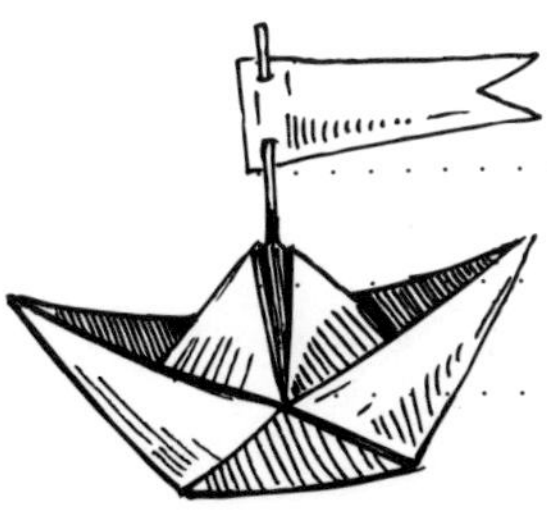

He incorporado lo siguiente a mi día a día:

. . . .

. . . .

. . . .

. . . .

Mis ideas al respecto:

. . . .

. . . .

. . . .

. . . .

. . . .

UN CONSEJO EXTRA SOBRE SALUD PARA TODOS AQUELLOS QUE QUIERAN CAMBIAR DE ACEITE

En la vida pasan cosas increíbles. Por ejemplo, que un alimento capaz de teñirnos en un santiamén las manos de un asqueroso tono amarillo no solo no haga que nuestros dientes amarilleen, sino que incluso los vuelva más blancos. Pues bien, ese es el caso de la cúrcuma. Mediante el siguiente procedimiento no solo disolverás la placa dental que haya podido quedar en tu boca, sino que, precisamente gracias a la cúrcuma, también potenciarás aún más el efecto antiinflamatorio de la aplicación. Ahora que ya te has familiarizado con la técnica del enjuague con aceite, mezcla una pizca de cúrcuma (la punta de un cuchillo) con el aceite vegetal de tu elección y aclárate los dientes con esta preparación durante cinco minutos.
La cúrcuma, tan utilizada en la cocina asiática, reduce las inflamaciones. Además, la curcumina, presente en esta especia, provoca un ligero efecto analgésico, lo cual le será de ayuda a todas aquellas personas que tengan encías sensibles o cuellos de dientes al descubierto.

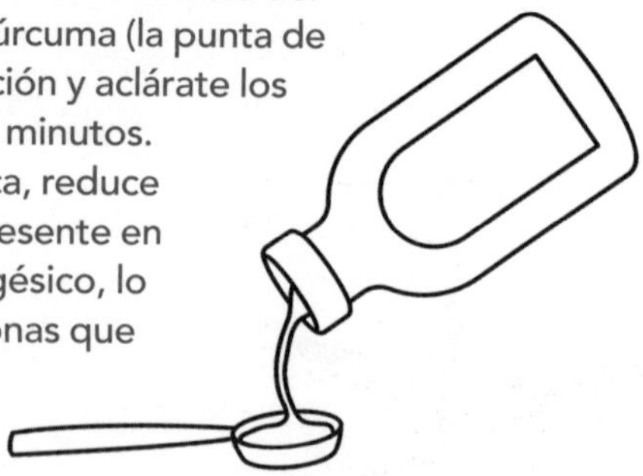

PREPARATIVOS PARA LA SEMANA 3

Para poner en práctica los consejos de esta tercera semana, necesitarás los siguientes ingredientes y materiales:

- Lápiz y papel o cuaderno de notas.
- 400 gramos de sal del mar Muerto (de venta en tiendas de productos cosméticos).
- Miel ecológica o directamente procedente de apicultores.
- 1 litro de leche entera.

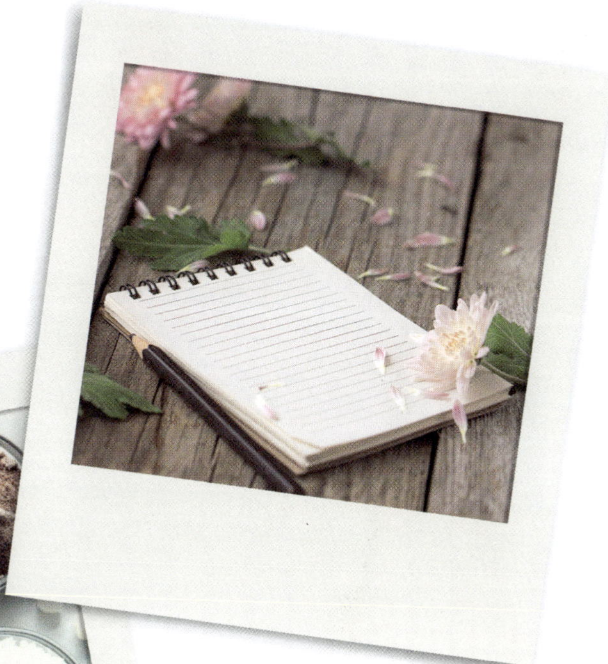

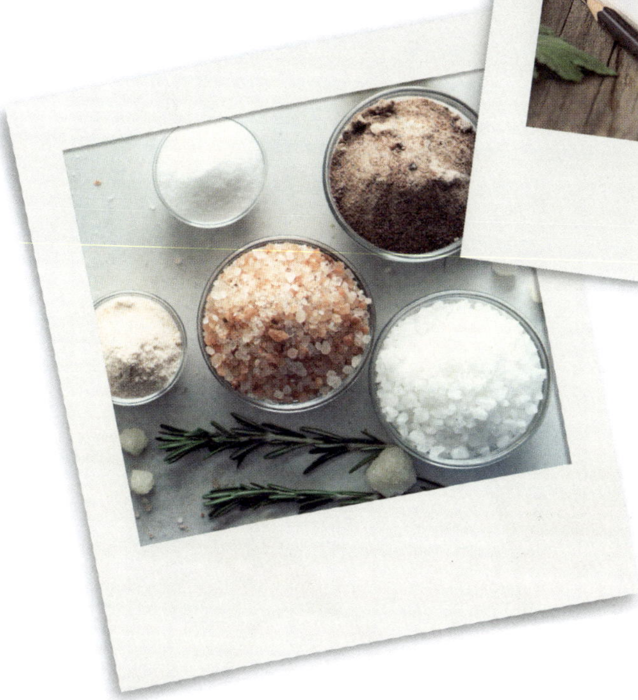

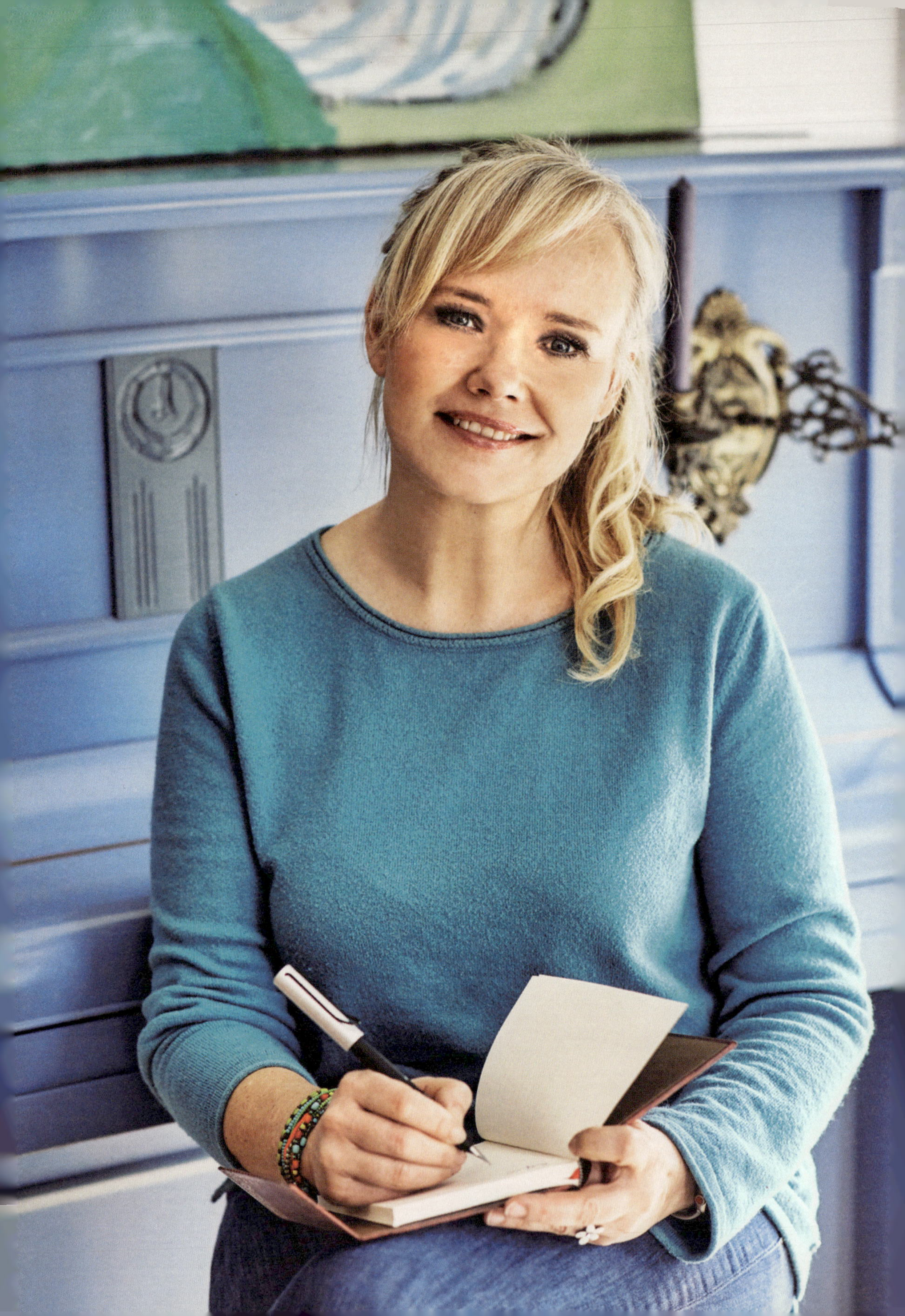

SEMANA 3

En la semana 3 empezaremos caminando descalzos durante siete minutos. Después, comprobaremos cuánta energía podemos recargar gracias a una rápida siesta; también comeremos muuuuy despacio para cuidar nuestro metabolismo, practicaremos la gratitud al final del día, nos libraremos de los amigos de mentira y nos mimaremos como si fuésemos verdaderas reinas de Egipto.

CONSEJO 1

CAMINAR DESCALZOS

Libertad para nuestros pies

PARA QUIENES TIENEN PRISA: ¡fuera zapatos y calcetines! ¡Pies al aire libre! Hoy recorrerás descalzo o descalza un corto trayecto por un suelo natural e irregular. De esta manera estimularás una serie de ligamentos, tendones y músculos que, de forma innata, están diseñados para ser importantes componentes del aparato locomotor, pero que a menudo acaban atrofiados debido al uso de los zapatos. La práctica de caminar sin zapatos, tan apreciada como «medicamento natural» por el padre Sebastian Kneipp —uno de los impulsores de la medicina natural—, fortalece todo el cuerpo, la mente y el espíritu y, al mismo tiempo, los relaja.

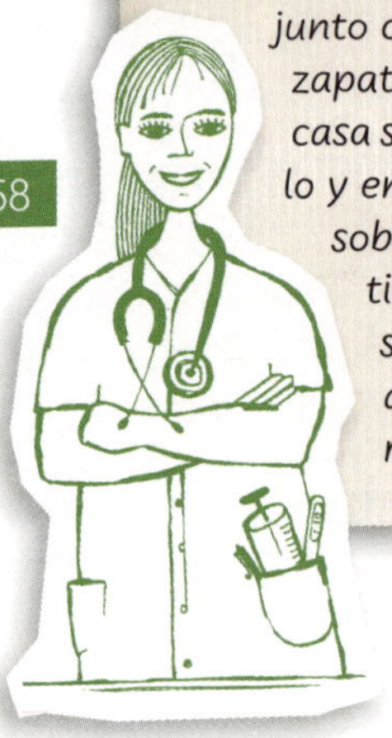

En los cuatro años que viví en Australia junto con mi familia, apenas utilicé zapatos. Allí siempre hace calor, en casa se disfruta del frescor del suelo y en el exterior es posible andar sobre la hierba o los caminos de tierra. Lo único que me impulsaba a calzarme los zapatos, al menos cuando iba a recorrer largos trayectos, era la multitud de animales que pululaban por los prados y los márgenes de los senderos: desde avispas y garrapatas hasta sapos de espalda venenosa o incluso serpientes. De hecho, los niños siempre tenían que llevar zapatos cerrados a la escuela, incluso cuando la temperatura era muy elevada, porque a las serpientes les gusta acudir a los baños públicos cuando sienten sed.

Estos son los efectos:

- Fortalece la musculatura del pie y refuerza tendones y ligamentos.
- Favorece la constitución del arco plantar y evita así la formación de pies planos.
- Previene la aparición de durezas en las almohadillas plantares.
- Favorece el funcionamiento de la bomba muscular de la pantorrilla.
- Mejora el equilibrio y la potencia del salto.
- Alivia el dolor de espalda.
- Reduce el estrés.
- Ayuda a evitar el exceso de sudoración del pie y previene la micosis.
- Refuerza el sistema inmunitario.

++ **¿Solo siete minutos?** +++ Seis minutos para caminar descalzos. +++ Un minuto para calzarse y descal

Así se hace:

Lo ideal es empezar a acostumbrarse a caminar descalzos cuando las temperaturas son suaves. Aprovecha la pausa del almuerzo para acercarte al parque de la esquina y andar unos minutos sin zapatos. Te darás cuenta de que, al desplazarte sin ellos, apoyarás en mayor medida las falanges y las extenderás más al caminar. De esa manera, los músculos de los pies y de las pantorrillas trabajarán de un modo más intenso. Los pasos serán más cortos, pero también más frecuentes.

Por lo general, lo primero que apoyamos es el talón, lo cual supone un fuerte impacto para la espalda. Por eso, muchas de las personas que caminan descalzas padecen menos dolor en esta zona. Para mí, que tengo un juanete *(hallux valgus)* en el pie izquierdo, hay una ventaja de la práctica de andar sin zapatos que me parece muy interesante: permite ralentizar el crecimiento de esta protuberancia. En general, además, se fortalece la musculatura del pie y aumenta el sentido del equilibrio.

Por cierto, también se puede caminar completamente descalzo (o con calcetines) en interiores. Eso sí, es importante que antes de comenzar a andar comprobemos que nuestros pies están bien calientes.

Esto es lo que te aportará:

Hicieron falta cuatro millones de años para que desarrolláramos nuestro pie humano, único en el mundo, y el consecuente bipedismo. Los pies son una auténtica maravilla de la evolución. En sus plantas existen más de setenta mil terminaciones nerviosas. Se trata de una de las partes más importantes de nuestro cuerpo y, al mismo tiempo, probablemente también de una de las más olvidadas, a pesar de que gracias a ella nos mantenemos erguidos, caminamos y corremos: los pies nos transportan por la vida.

Un estudio del ámbito de la medicina deportiva ha demostrado que los pies de los niños que caminan a menudo descalzos se desarrollan mejor y presentan una marcha más adecuada, lo que se traduce en un mayor rendimiento de todo el cuerpo. Además, nuestros pies son capaces de percibir estímulos de todo tipo, favorecen el retorno de la sangre y envían información a nuestro cerebro para que indique al organismo cómo debe moverse o qué postura ha de adoptar.

En su momento, el sacerdote y médico naturista Sebastian Kneipp estudió a fondo el efecto de los estímulos en los pies. Son famosos sus ejercicios de paseo por el agua, sobre la hierba humedecida por el rocío o a través de la nieve. A todos estos beneficios para nuestros pies que aporta la práctica hay que añadir el fortalecimiento de nuestro sistema inmunitario. Kneipp, padre de la medicina natural, lo tenía muy claro hace ya ciento cincuenta años: «Cuando estamos descalzos, redescubrimos mucho de lo que hemos olvidado: el contacto con la naturaleza, una forma natural de andar, la percepción de las pequeñas cosas».

¿Qué vas a necesitar?

- Una toalla, por si acaso.
- Calcetines cálidos para después de la práctica.

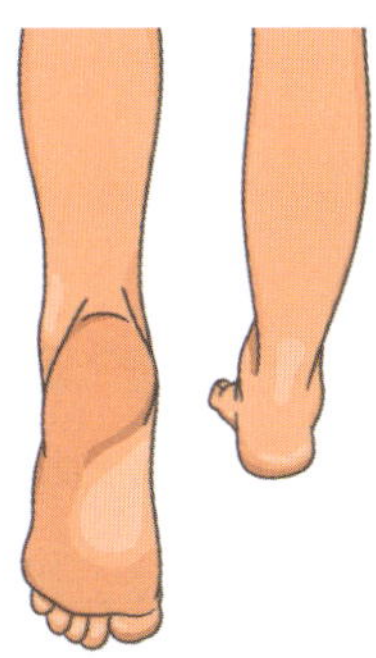

+++++++++++ Si es necesario, después de la práctica sécate y caliéntate bien los pies. ++++++++++

CONSEJO 2

UNA SIESTECITA A NUESTRA SALUD

Dormir un rato para recargar bien las pilas

PARA QUIENES TIENEN PRISA: utilizaremos los siete minutos de hoy para echar una cabezadita. Se ha demostrado que esta práctica potencia nuestra capacidad de atención y percepción en la segunda mitad del día y, por si fuera poco, aumenta nuestra longevidad. Si al principio no logras conciliar el sueño, no desistas: aquí lo importante es el camino, no el destino. Se puede aprender a echar la siesta. Nosotros empezaremos a hacerlo hoy.

Vale, si me preguntas cuáles son mis pasiones, no te diré que la primera de ellas es la siesta porque no quiero que me tomes por una perezosa... pero lo cierto es que desde hace muchos años adoro esta actividad. Todo comenzó de la siguiente manera: cuando estaba a punto de cumplir treinta años trabajaba muchísimo en la televisión. Cada día me tocaba presentar un programa en directo. Cierta noche me pasó algo curioso: me desperté en mi habitación de hotel y descubrí que estaba hablando alto y gesticulando como si me encontrase en un plató. ¡Resulta que había pensado que el piloto rojo del televisor era la luz de una cámara!

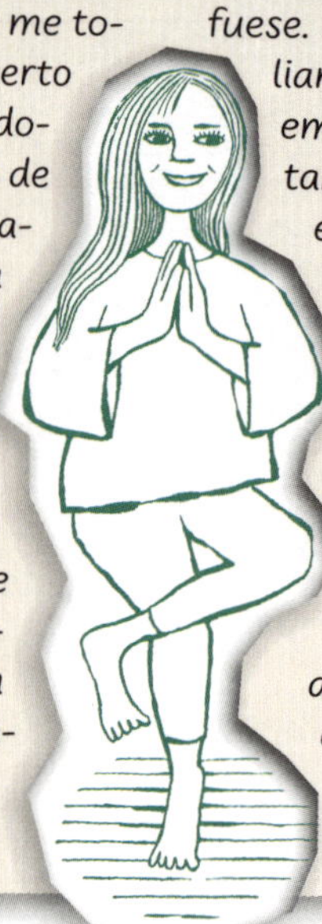

Creía estar en plena emisión y me había puesto a hablar sin parar, del tema que fuese. Después me fue imposible conciliar el sueño. Justo por aquella época empecé a sufrir una tensión constante en la mandíbula por tener que estar siempre sonriendo. Me sentía agotada durante todo el día, me había convertido en una zombi de la televisión. Entonces decidí asistir a un curso sobre entrenamiento autógeno y aprendí una técnica de relajación que aún hoy practico. Cuando sé que me espera una dura tarde, aprovecho la pausa del mediodía para aplicarla y echarme una siestecita.

Estos son los efectos:

- Aumenta la capacidad de atención, percepción y reacción.
- Reduce el riesgo de padecer enfermedades cardiovasculares.
- Despeja y permite afrontar la segunda parte de la jornada con plena energía.
- Detiene el torbellino de pensamientos.

+++++ **¿Solo siete minutos?** +++++++ Al principio, bastarán siete minutos para realizar este ejercicio...

Así se hace:

¿QUÉ VAS A NECESITAR?

Un lugar tranquilo (si no es posible encontrarlo, puedes utilizar tapones para los oídos) que te permita tumbarte o sentarte en una posición cómoda. Ponte una alarma. Al principio, bastarán siete minutos. Si dispones de más tiempo, puedes alargar la siesta, pero nunca sobrepases la media hora. De lo contrario, te levantarás con sensación de cansancio.

Lee todas las instrucciones que aparecen a continuación y, si olvidas alguna de ellas, abre ligeramente los ojos para consultarla. Con el tiempo, todo fluirá de forma espontánea.

INSTRUCCIONES

- Apóyate sobre tu espalda, en la posición más cómoda posible.
- Realiza dos respiraciones tranquilas y profundas.
- Empieza ahora a escanear mentalmente tu cuerpo: recórrelo con el pensamiento, de abajo arriba. ¿Dónde está apoyado? ¿Qué puntos duelen? ¿Qué zonas sientes más pesadas? ¿Qué zonas podrías relajar?
- Limítate a respirar: intenta dejar que tu cuerpo inspire y espire según sus necesidades. No fuerces la respiración. Tu organismo puede ejecutarla sin que tú intervengas. Y, de hecho, así lo hace.
- Si surge algún pensamiento, déjalo ir. No te enfades, ya te ocuparás de él más adelante.
- Cuando suene el despertador, sacude las manos y estírate mientras abres los ojos.

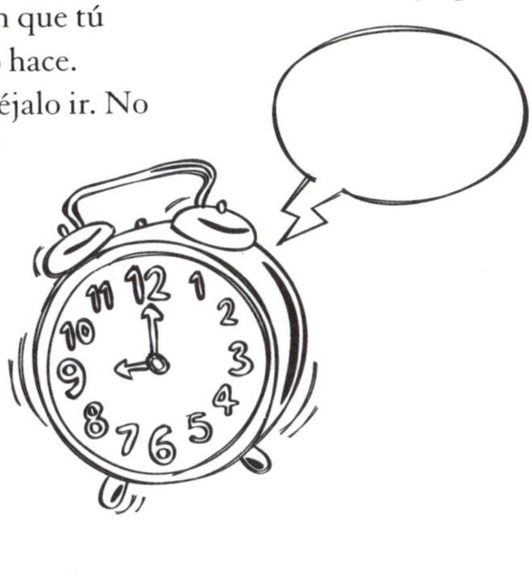

Esto es lo que te aportará:

Evidentemente, es posible que esta práctica no te salga a la primera; que no puedas evitar aferrarte a tus pensamientos; que, al intentar dejar que la respiración fluya por sí sola, la acabes cortando, o que los niños o el perro no paren de hacer ruido. No pasa nada: la próxima vez cerrarás la puerta y, con esta experiencia, tu cuerpo habrá aprendido algo. Poco a poco todo irá mejor.

Al final, serás capaz de entrenar a tu cuerpo para que se relaje rápidamente incluso en situaciones estresantes. Y eso es un verdadero tesoro. La agencia estadounidense NASA ha demostrado en uno de sus estudios que dormir media hora de siesta incrementa la rapidez de reacción en un dieciséis por ciento y reduce las pérdidas de concentración en un treinta y cuatro por ciento. Además, un equipo de científicos de la Harvard School of Public Health ha probado que un descanso de treinta minutos al mediodía puede disminuir en hasta un treinta y siete por ciento el riesgo de morir a causa de una enfermedad cardiovascular. Y este beneficio es especialmente claro en trabajos muy exigentes. En cualquier caso, hay que procurar no dormir más de treinta minutos, ya que de lo contrario se produciría un aumento del nivel de hormonas del sueño que nos llevaría a sentirnos somnolientos y agotados.

CONSEJO 3

COMER DESPACIO

Masticar bien para digerir mejor

PARA QUIENES TIENEN PRISA: hoy vamos a disfrutar de un banquete, pero lo haremos muuuuuy leeeeentamente. Tómate siete minutos más de lo habitual a la hora de comer. Elige en qué momento del día realizarás esta práctica, que consiste en comer de una manera diferente: con más conciencia, con más parsimonia, bebiendo o charlando más, disfrutando de cada bocado. Mastica bien y toma un trozo tras otro, pero haciendo pausas entre ellos. Esto le sentará bien a tu sistema digestivo. Además, extraerás más nutrientes y te sentirás saciado o saciada antes. Porque quien come despacio también come menos.

Para mí, comer es lo mejor del mundo. Me encanta sentarme ante unos platos copiosos y exquisitos. Comer me consuela, me calma, me reconcilia con cualquier dolor de este mundo. Lógicamente, esto significa que tiendo a comer demasiado. Algo que me ayuda a no zamparme hasta la mesa cuando estoy cenando es comer de forma lenta y consciente. Para ello, necesito recordarme a mí misma que debo concentrarme en no engullir a mi ritmo habitual. Y creo que en esos momentos la comida tiene un sabor mucho más intenso, mejor. Saborear cada bocado es beneficioso. Ya verás como, si realizas esta práctica con frecuencia, de repente empezarás a comer más despacio y, muchas veces, también en menor cantidad. No necesitarás repetir. Prueba a hacerlo hoy: multiplicarás el placer y darás a la sensación de saciedad la oportunidad de aparecer antes de que te hayas comido casi hasta la última pata de la mesa.

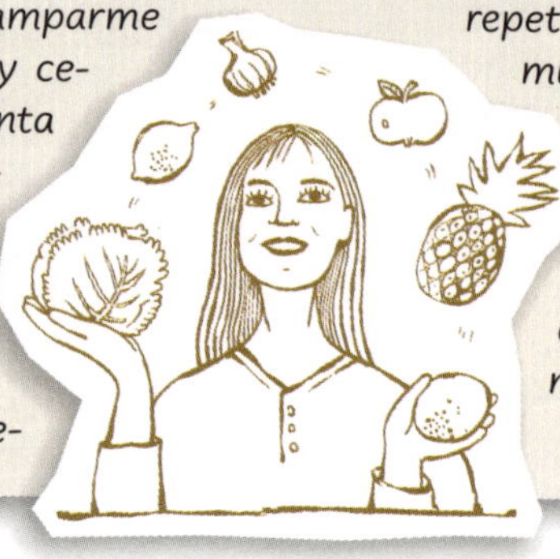

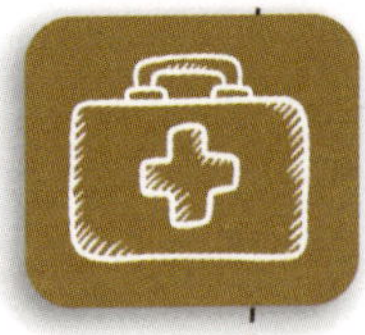

Estos son los efectos:

- Aumenta la sensación de saciedad.
- Limita la ingesta de calorías.
- Proporciona una experiencia más placentera.
- Permite extraer mejor los nutrientes.
- Protege el estómago y los intestinos.

Así se hace:

- Contempla lo que hay en tu plato. Huélelo. Obsérvalo todo bien. Deja que la comida estimule todos tus sentidos.
- Come hoy con conciencia plena y dedicando a esta actividad siete minutos más de lo habitual, porque la realizarás a un ritmo más lento. Sin *smartphones*, periódicos ni libros.
- Antes de tragar cada bocado, mastícalo por lo menos quince veces y espera un poco hasta que la boca esté completamente vacía antes de pasar al siguiente trozo. Ten en cuenta que masticar bien modifica el sabor de algunos alimentos. Por ejemplo, con el tiempo el pan se vuelve más dulce.

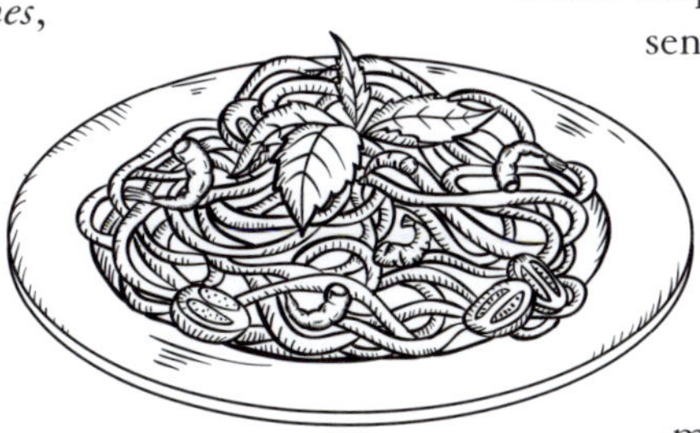

- Deja el cubierto sobre la mesa después de cada bocado. Tómate una pausa. Hazte preguntas. ¿A qué te sabe la comida?
- Da por terminada la comida en cuanto te sientas saciado o saciada.
- ¿Qué tal ha ido? ¿Podrías acostumbrarte a comer así?

Esto es lo que te aportará:

En un ensayo, un equipo de científicos griegos sirvió a diecisiete hombres una ración idéntica de helado en dos días diferentes. En la primera jornada, los participantes tuvieron que comérsela en solo cinco minutos; en la siguiente, dispusieron de media hora. A lo largo de un período de tres horas y media después de la comida, se les extrajo sangre en varias ocasiones para determinar su nivel de hormonas digestivas. Se observó entonces que, cuando se consume despacio un helado, se genera más cantidad de hormonas intestinales que refrenan el apetito (en concreto, de péptido similar al glucagón tipo 1 y de péptido YY) y, además, ese proceso se mantiene durante más tiempo. A lo largo del período analizado, la concentración media de estas hormonas en los comensales lentos era entre un veintisiete y un cuarenta por ciento superior a la de los comensales rápidos. Así pues, comer despacio aumenta y prolonga la sensación de saciedad. Las consecuencias son evidentes: un estudio de la Universidad de Rhode Island, en Kingston (Estados Unidos), demostró que quienes comen deprisa ingieren más calorías. La evaluación de las cantidades tomadas en aquella investigación permitió determinar que los comensales rápidos consumen unos 88 gramos por minuto; los comensales de velocidad media, 71 gramos, y los comensales lentos, tan solo 57 gramos. La ingesta de energía de quien devora su comida en menos de diez minutos es, en promedio, más de un diez por ciento superior a la de quien come más despacio. Por tanto, comer lentamente contribuye a reducir la cantidad de energía tomada y, si se hace de forma regular, puede ayudar a disminuir o mantener el peso.

CONSEJO 4

¡ESTOY BIEN, GRACIAS!

La gratitud como ritual para cerrar el día

PARA QUIENES TIENEN PRISA: esta mañana al levantarte y esta noche antes de irte a dormir, apuntarás tres cosas: por la mañana anotarás tres factores que pueden hacer que el día que tienes por delante sea un éxito y merezca la pena vivirlo; por la noche, escribirás tres cosas que te hayan pasado a lo largo de la jornada y por las que quieras dar las gracias.

Te voy a contar una cosa que es tan dura para ti como para mí: ¡resulta que el mundo no es como es, sino como lo vemos! Qué verdad tan grande... Me duele reconocerlo, pero a menudo me pongo las gafas equivocadas. No sé si a ti te ocurre lo mismo, pero cuando miro fotos mías de hace veinte años me digo: «¡Anda! ¡Si no tenía tan mal tipo!». Y eso que por aquella época siempre pensaba que estaba demasiado gorda. Valiente estupidez: jamás he estado mejor que entonces. Debería haberme sentido muchísimo más satisfecha en mi juventud. Por desgracia, me doy cuenta de que mis hijas se comportan hoy exactamente igual que yo en mis tiempos. Así que, a toro pasado, me he preguntado muchas veces por qué es tan difícil reconocer lo que va bien. ¿Por qué nos tomamos tan en serio? ¿Por qué no podemos ver muchas cosas de una forma más relajada? No solemos emplear el tiempo necesario para respirar profundamente y detenernos un instante a reflexionar. Y eso tiene consecuencias nefastas para nuestra salud, nuestro sueño y nuestra calidad de vida... O no nos permitimos contemplar el mundo con una visión positiva, porque en nuestra familia o en nuestra cultura se tiende a la queja y se ridiculiza a quien considera que algo es bueno o se muestra agradecido por ello. Pero la gratitud es una virtud que puede aprenderse y que, además, sienta bien.

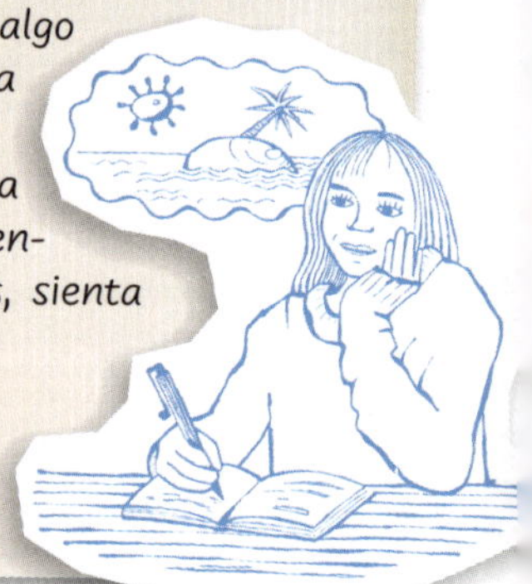

Estos son los efectos:

- Previene depresiones y afecciones cardíacas.
- Reduce el riesgo de desarrollar trastornos del sueño y fatiga y disminuye los niveles de marcadores inflamatorios en sangre.
- Aumenta la capacidad de percibir las cosas positivas.
- Levanta el ánimo y genera sosiego.

Así se hace:

MATERIAL

Lápiz y papel o cuaderno de notas.

INSTRUCCIONES

- Por la mañana, escribe en la parte superior de un folio tres cosas que podrían hacer que la jornada que tienes por delante sea un buen día.
- Anota también una frase motivadora que te infunda seguridad, sensación de protección y valor, como, por ejemplo: «Soy perfecto/a tal y como soy».
- Por la noche, antes de meterte en la cama, escribe tres cosas que hayas vivido y que te hagan sentir gratitud. Sé tan concreto o concreta como te resulte posible. Valora también las cosas pequeñas. Pero, por encima de todo, anota solo lo que sientas de verdad. Puede que agradezcas el instante en el que un desconocido te ha indicado el camino y te ha dedicado una amable sonrisa, o la conversación con una amiga, o los cálidos rayos del sol, o incluso el momento en el que te has comprado unos pantalones vaqueros nuevos.

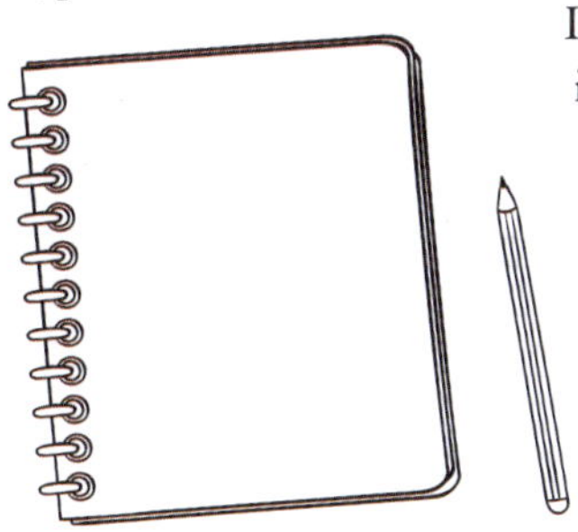

Esto es lo que te aportará:

La gratitud es importante para vivir una vida plena. Pero para experimentarla no es imprescindible seguir una terapia conductual ni poner patas arriba nuestra vida por la mera razón de sentirnos estresados o insatisfechos. Una reflexión diaria de entre cinco y siete minutos puede bastar para cambiar muchas cosas.

Lo ideal, obviamente, es practicar este ejercicio de forma regular, porque los rituales intensifican la percepción y generan una especie de rutina beneficiosa. De hecho, mantener una cierta periodicidad provoca incluso cambios en la estructura del cerebro, que mejora su capacidad para procesar los estímulos. En el plano de las emociones, los rituales nos ayudan a estar más serenos y a resistir mejor el estrés.

Un estudio que se llevó a cabo en Estados Unidos en 2015 reveló los sorprendentes resultados que se pueden alcanzar si se somete la percepción a un entrenamiento periódico orientado hacia la gratitud: los pacientes que practicaban el agradecimiento eran menos propensos a la depresión, los trastornos del sueño, la fatiga y los problemas cardíacos y, además, presentaban un nivel menor de marcadores inflamatorios en sangre. Robert Emmons, de la Universidad de California en Davis, ha realizado una de las investigaciones más amplias en torno a este tema. En ella ha comprobado que quienes registran en un diario las cosas por las que se sienten agradecidos se sienten de mejor humor, contemplan la vida de un modo más optimista, caen enfermos con menos frecuencia, duermen mejor, avanzan en mayor medida hacia sus objetivos y muestran más entusiasmo, determinación y energía. Además, gestionan mejor los conflictos sociales y construyen relaciones más estables.

CONSEJO 5

SALTAR A LA COMBA SIN COMBA

Con la forma física de un boxeador pero sin la nariz achatada

PARA QUIENES TIENEN PRISA: aunque no se suele hablar de los beneficios de saltar a la comba, lo cierto es que se trata de una actividad de fitness increíblemente eficaz, que, cuando se practica con regularidad, aumenta la resistencia, la coordinación y el equilibrio. De hecho, los boxeadores preparan sus combates de entrenamiento y de competición saltando. Lo bueno de no utilizar una cuerda en este caso es que podemos practicar el ejercicio en cualquier lugar y en cualquier momento, sin necesidad de estar pendientes de los muebles que nos rodean ni de las lámparas que penden sobre nosotros. Al principio, siete minutos serán incluso demasiados para esta práctica, como tendrás ocasión de comprobar. Por eso, para empezar bastarán incluso dos o tres minutos.

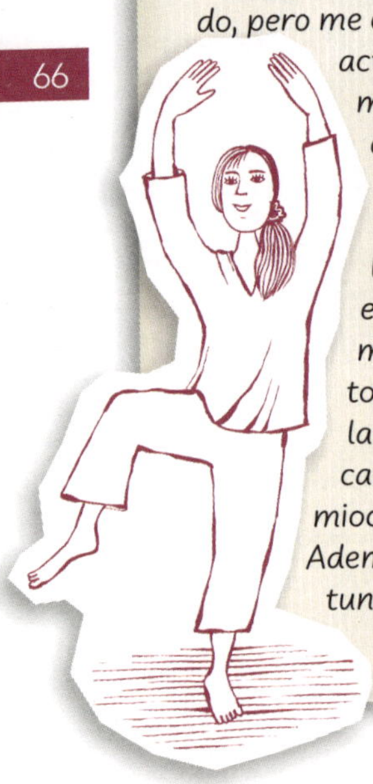

Puedo pasarme horas y horas caminando, pero me cuesta un poco realizar una actividad física intensa que me deje sin aliento. Lo estúpido de esto es que sé que los estudios a gran escala demuestran que, en el caso de las personas de mediana edad y de salud aún relativamente buena, el movimiento alarga la vida, reduciendo la mortalidad por todas las causas, desde el infarto de miocardio hasta el cáncer. Además, se ha probado con rotundidad que el efecto del deporte es mayor cuando el ejercicio es realmente intenso, es decir, cuando nos hace sudar. Lo que voy a dar ahora no son los números ganadores de la lotería, sino las cifras mágicas de la Organización Mundial de la Salud: de los 150 minutos semanales de actividad física que se recomiendan, 75 deben ser exigentes y aumentar nuestra frecuencia cardíaca. Lo ideal es encontrar un deporte que nos divierta tanto que nos despierte las ganas de saltar en busca de una pelota o nos dé alas para ejecutar una buena coreografía. Pero si aún no lo has encontrado, puedes intentarlo con la comba. No hay nada más eficaz. Hoy te presento una versión que no requiere comprar ninguna cuerda.

Estos son los efectos:

- Permite quemar grasas.
- Fortalece el suelo pélvico y la musculatura de piernas y tronco.
- Refuerza el sistema cardiovascular.
- Potencia el equilibrio corporal.
- Mejora la condición física y la densidad ósea.

++++++++ **¿Solo siete minutos?** ++++++ Treinta segundos para calentar en el sitio. ++++++++

Así se hace:

- Para saltar a la comba sin comba solo necesitarás cierta dosis de sentido del equilibrio y potencia de salto.
- Lo ideal es saltar sobre una superficie algo elástica (es decir, evitar el asfalto). Corre en el sitio durante treinta segundos para calentar un poco tu cuerpo. Después, gira tus muñecas, tus hombros y tus brazos de modo que describan círculos. A continuación, puedes comenzar. Recuerda realizar movimientos circulares con tus brazos, como si estuvieses moviendo una comba con las manos. Esto será beneficioso para la articulación del hombro, ya que te permitirá relajarla.
- Ponte de pie, con los codos pegados al cuerpo. El antebrazo y el brazo deberán estar dispuestos de manera que formen entre sí prácticamente un ángulo recto. Una vez que estés en esta posición, ponte a dar pequeños saltos con las piernas cerradas, mientras giras los brazos, que deberás mantener relajados en todo momento. Salta sobre las puntas de los pies, evitando que los talones entren en contacto con el suelo. Al principio, para iniciar el salto, deberás doblar las rodillas para tomar impulso. A medida que te habitúes a este ejercicio, también podrás saltar a la pata coja, ir alternando las piernas o cambiar de cuando en cuando el ritmo.
- Las primeras veces, procura practicar este ejercicio con suavidad para evitar que aparezcan rápidamente agujetas. Es mejor empezar por dos o tres minutos e ir subiendo poco a poco hasta alcanzar los siete minutos. De hecho, lo ideal al principio es realizar esta práctica en tres series de dos minutos cada una.
- Si al día siguiente no tienes agujetas, puedes aumentar la duración un poco más cada jornada.

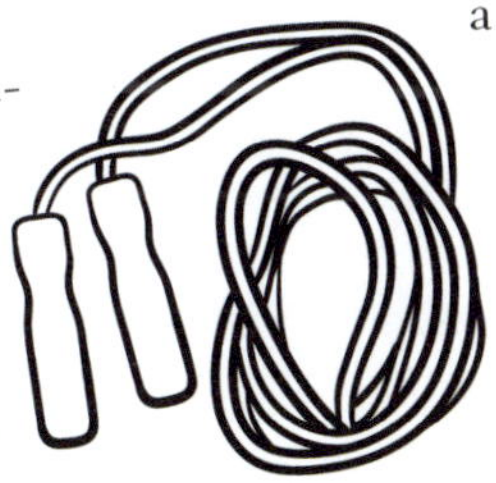

Esto es lo que te aportará:

El *rope skipping*, como se conoce en el argot al salto a la comba, es tres veces más eficaz que el running. Mediante esta práctica puedes ejercitar tu resistencia y, al mismo tiempo, quemar grasas. Y todo ello sin importar el clima. Diez minutos de saltos intensos tienen aproximadamente el mismo efecto que treinta minutos de running: con la comba se eliminan trece kilocalorías, mientras que con la carrera solo se gastan nueve. Al correr utilizamos y fortalecemos sobre todo la musculatura de las piernas, pero al saltar a la comba reforzamos también los músculos del tronco.

Saltar, además, le sienta especialmente bien a nuestra fascia, una especie de telaraña que recorre todo nuestro cuerpo y que, en caso de falta de movimiento (o de que el movimiento se realice solo en un lateral), puede llegar a «enredarse», lo cual se traduce en la aparición de dolores. Al movernos como un resorte de arriba abajo, toda la fascia del cuerpo se estimula de un modo uniforme. También se beneficia el sistema linfático, que, para funcionar adecuadamente, necesita estímulos en forma de movimiento. Además, la compresión que genera el salto oprime de un modo rítmico los vasos sanguíneos y linfáticos situados entre los músculos, lo que provoca que los líquidos que los recorren se desplacen hacia arriba como si los accionara una bomba. Así, se favorece la circulación. El salto a la comba también es perfecto para reducir el estrés. Por otra parte, hay que contar con la ventaja de que, si estamos faltos de voluntad, nos dará menos pereza saltar que correr. Si quieres, mientras practicas este ejercicio puedes ver la tele. Eso sí, existen ciertas contraindicaciones: no se recomienda saltar de manera intensa si se sufren problemas en las articulaciones o en el sistema cardiovascular o un sobrepeso severo.

CONSEJO 6

¡ADIÓS, LADRONES DE ENERGÍA!

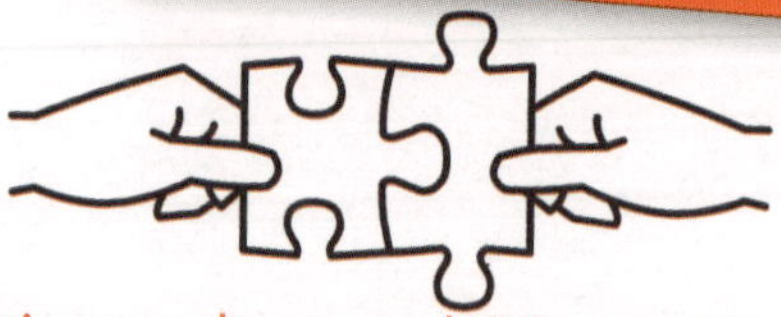

Librarse de los amigos de mentira

PARA QUIENES TIENEN PRISA: ¿te sueles sentir cansado, agotada? Es posible que sea porque has recibido la visita de un vampiro emocional, es decir, de una persona que se caracteriza por su desagradable costumbre de chupar hasta la última gota de energía positiva de los demás y dejarlos sin fuerzas, extenuados e incluso con dolor de cabeza. Para que a partir de hoy esto te suceda con menos frecuencia y dispongas de más energía para las cosas bonitas de la vida, te propongo una idea que te permitirá ponerle freno a ese prójimo tan molesto o, incluso, deshacerte de él.

Los amigos son importantes en nuestra vida. Sin embargo, quizás no somos realmente conscientes de la influencia que ejercen en nuestras decisiones y en nuestros sentimientos, en las cosas que hacemos o compramos, en la persona a la que elegimos como pareja, en lo que comemos y hasta en cuánto pesamos. Y también en nuestro estado de ánimo. ¡Por eso debemos escogerlos con cuidado! Por otra parte, no todas las amistades son iguales, como ha demostrado un estudio realizado en Israel: más de la mitad de las personas que dicen ser nuestros amigos no lo son de verdad, sino que se mueven en nuestro entorno por motivos de lo más prosaico, sin una intención real de estar a nuestro lado o procurar nuestro bien. Hoy emplearás el tiempo en reflexionar acerca de quiénes son tus auténticos amigos, cuáles de ellos te ayudarían o te han ayudado en los momentos difíciles y cuáles solo suponen una pérdida de energía y serenidad o, sencillamente, no tienen un interés real en ti. Y reflexionarás también acerca de si de verdad necesitas esa «amistad»

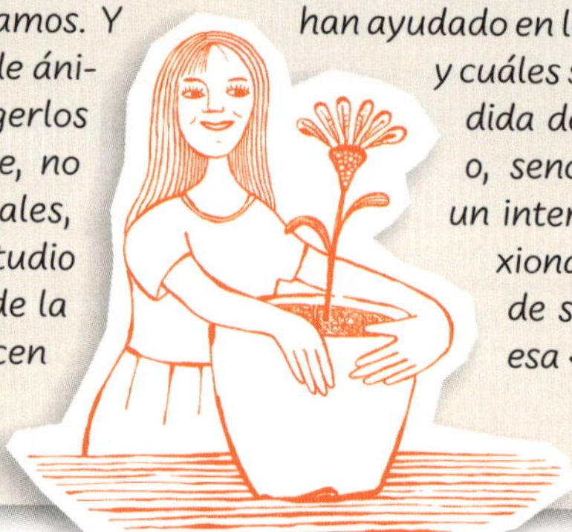

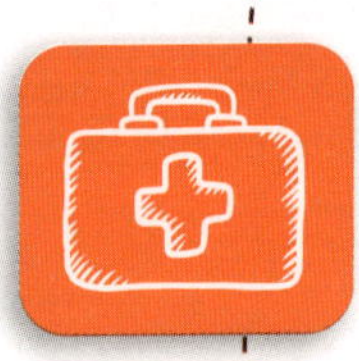

Estos son los efectos:

- Permite ganar tiempo para nosotros mismos.
- Libera tensiones.
- Aporta energía.
- Deja más espacio para los momentos positivos en el día a día.
- Deja más tiempo para aquellos amigos que realmente nos hacen bien y para los que de verdad somos valiosos.
- Deja más espacio para el autocuidado.

Así se hace:

- Piensa qué personas de tu entorno actúan como vampiros emocionales y pregúntate por qué siempre caes en sus redes. En realidad, una relación sana consiste tanto en dar como en recibir. ¿Tu amistad con esas personas se basa en la reciprocidad? ¿Os divertís juntos? ¿O más bien te deprimen? ¿De verdad tienes que mantener la relación con esas personas? ¿Deseas hacerlo?
- Responde a la siguiente pregunta anotando el nombre de la persona que se te viene espontáneamente a la cabeza o bien escribe una lista de «*greatest hits*». ¿Quién o quiénes te consumen más energía?

. . . .

- Ahora tienes dos opciones:
  1. Si aún te importa esa amistad, puedes concertar hoy una cita con la persona en cuestión para un encuentro en el que podáis aclarar qué está ocurriendo. Dile que necesitas explicarle lo que quieres de ella.
  2. Si tienes la impresión de que eso no servirá de nada y de que los momentos buenos que pasáis juntos no son suficientes como para que merezca la pena mantener la relación, es mejor que dejes morir vuestra amistad. No vas a conseguir cambiar a la otra persona, pero eso no significa que tengas que permitir que siga ejerciendo su influencia negativa sobre ti. Puedes esgrimir una buena frase que no resulte demasiado hiriente: «A veces no me siento muy bien cuando estamos juntos, y estoy intentando descubrir por qué me pasa esto. Por eso doy menos señales de vida que antes».

Si el ladrón de energía es tu jefe o tu compañero de trabajo, tendrás que reflexionar seriamente acerca de la posibilidad de cambiar de empleo la próxima vez que se te presente (o, tal vez, fuerces) la ocasión. El tiempo destinado al trabajo es tiempo de vida. ¡Empléalo en algo que sea bueno para ti!

A partir de hoy, rígete por este principio: pasa el mínimo tiempo posible con aquellas personas que te hagan sentir mal.

Esto es lo que te aportará:

Al principio, todo este proceso de dejar ir te parecerá absolutamente desagradable, pero gracias a él puedes aprender mucho acerca de ti. ¿Quizás no te cuidas lo suficiente? Tal vez acabes preguntándote por qué permites con tanta facilidad que los demás te utilicen. O por qué te sientes tan obligado u obligada a satisfacer a la gente que incluso vas más allá de lo que tus propias fuerzas te permiten. Cuando seas capaz de cuidarte mejor atraerás a tu vida a otras personas con las que podrás mantener un intercambio positivo. Un estudio de la Universidad de Tel Aviv concluyó que hay mucha gente a la que le cuesta valorar correctamente la amistad. En concreto, sus autores descubrieron, a través de una pequeña —pero significativa— investigación, que la mitad de las relaciones no se basan en la reciprocidad y que tenemos muchos menos amigos de verdad de los que creemos. De hecho, todos nosotros somos maestros en pasar por alto hechos que pueden herirnos. No nos damos cuenta de que en ocasiones nos rodeamos de personas que no nos hacen bien. Sin embargo, es algo que ocurre y que nos causa daño. Ha llegado el momento de hacer algunos cambios.

CONSEJO 7

EL BAÑO DE CLEOPATRA

Una sesión de mimos para conseguir una piel suave

PARA QUIENTES TIENEN PRISA: es el momento de tomar un baño y de hacerlo, además, con un complemento que, según se dice, permitió a Cleopatra, la última reina del Antiguo Egipto, mantener una piel suave y radiante. Este remedio protege frente a las enfermedades cutáneas y el reumatismo, es baratísimo y favorece los procesos de regeneración de la piel. Tendrás que introducir todos los ingredientes en agua caliente y, eso sí, procurar no permanecer en ella demasiado rato, para evitar que tu futura piel de Cleopatra acabe macerada por pasar tanto tiempo sumergida.

Para mí, tomar un baño es una de las mejores experiencias en solitario que se pueden vivir, sobre todo porque, en mi caso, implica que durante un buen rato leeré al fin mis revistas con tranquilidad (hay que evitar exponer un buen libro o un teléfono móvil al riesgo de caer en el agua). De esa manera, puedo relajarme de verdad. Si es posible, incluso lo hago a la luz de las velas. ¿Te parece muy kitsch? Puede ser, pero en el fondo aplico este método por (propia) prescripción médica: siempre y cuando se acompañe de los complementos adecuados, un baño completo no solo restablece el funcionamiento de nuestro sistema de relajación, sino también el de nuestra piel. Los ingredientes que utilizaremos hoy son muy parecidos a los que, según parece, vertía copiosamente en su bañera Cleopatra. Bueno, en realidad ella utilizaba leche de burra, pero hoy en día no hay quien encuentre este producto en el supermercado. La reina del Nilo conocía el poder purificador de la sal, que por aquel entonces se empleaba fundamentalmente para momificar los cadáveres. No temas, nosotros no llegaremos tan lejos. Si te limitas a utilizar las cantidades que recomiendo aquí, no correrás ningún peligro de acabar embalsamado o embalsamada ☺.

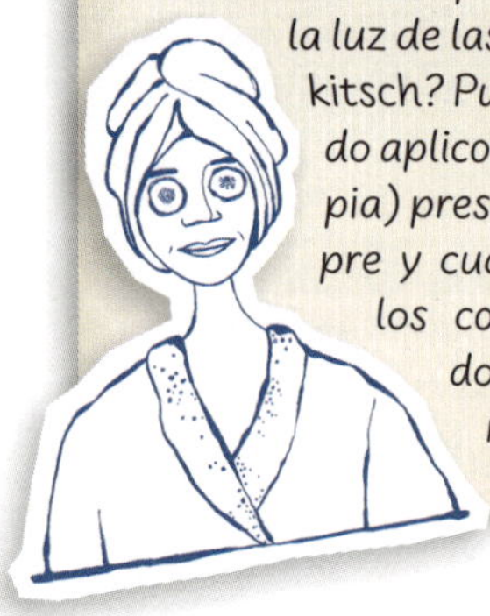

Estos son los efectos:

- Mejora la circulación sanguínea y favorece la regeneración.
- Hidrata y rejuvenece.
- Relaja.

+++++ **¿Solo siete minutos?** +++++++++ Sí, en un día en el que te apetezca tomar un baño. ++++

Así se hace:

INGREDIENTES

- 400 gramos de sal del mar Muerto.
- 4 cucharadas de miel ecológica o directamente procedente de apicultores.
- 1 litro de leche entera.
- 2 cucharadas de aceite de oliva.

INSTRUCCIONES

- Vierte la sal en una bañera con agua agradablemente cálida. Añade la miel, la leche y el aceite, métete en la bañera y... ¡a disfrutar!
- Para lograr un efecto óptimo, la temperatura de este baño de Cleopatra no debe superar los 39 °C y tienes que evitar permanecer en él más de veinte minutos.
- Si tienes la piel seca, cuando salgas del baño retírate un poco el agua con las manos y sécate al aire. Si tu piel tiende a ser grasa, toma una ducha rápida con agua caliente.
- Lo ideal es disfrutar de este baño propio de reinas una vez por semana. Si tienes heridas en la piel, utiliza solo la mitad de la sal recomendada.

Esto es lo que te aportará:

En realidad, nuestra piel solo quiere nuestro bien. Por eso, a diferencia de lo que hacen muchas otras células más holgazanas de nuestro cuerpo, se renueva constantemente. Así, cada veintiocho días tenemos una capa del todo nueva, aunque, por desgracia, está basada en la información de la antigua piel, lo que significa que en la mayoría de los casos las arrugas y las manchas permanecen. Sin embargo, mediante un cuidado adecuado podemos ayudar a nuestra piel a conservar su capa externa de protección y a regenerarse correctamente, de modo que no envejezca tan rápido ni enferme.

Tal vez pienses que en realidad Cleopatra no tenía nada mejor a mano para cuidarse y que, a lo largo de los apenas treinta y nueve años que vivió, tampoco tuvo tiempo de que su piel envejeciera, pero lo cierto es que tanto su legendaria belleza como la ciencia actual le dan más o menos la razón: los componentes fundamentales de la leche y de la miel preservan la hidratación de la piel. Además, la miel ejerce una acción antiséptica. Por su parte, la sal mejora la circulación sanguínea cutánea, favorece la regeneración del manto ácido protector, facilita la evacuación de toxinas a través de la piel, evita que esta se inflame en exceso y tiene un efecto desinfectante.

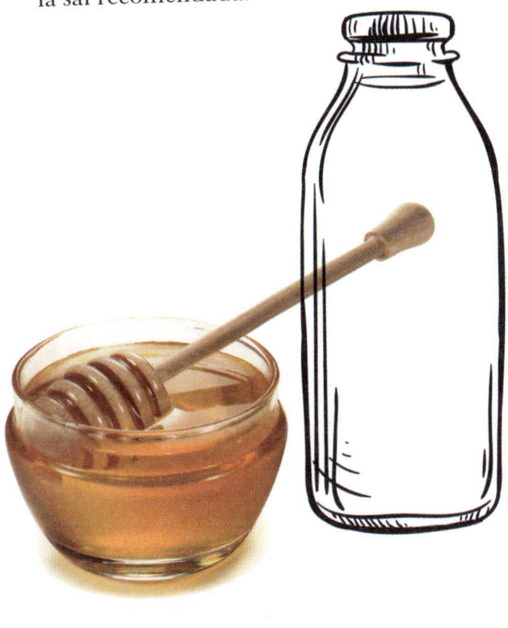

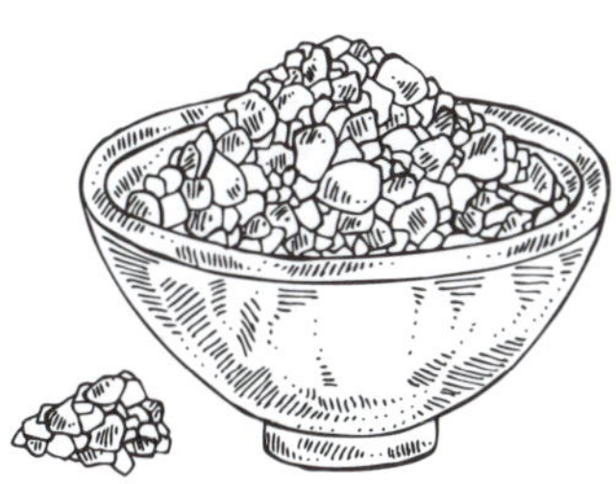

+++ Entre uno y siete minutos para la preparación, y después... ¡a disfrutar todo el tiempo que quieras! ++++

EL DÍA DEL ANCLA

Ya ha concluido la tercera semana y has probado un consejo en cada uno de los siete ámbitos del estilo de vida. ¿Qué ideas te han parecido convincentes, cuáles han sido simplemente aceptables y cuáles, en cambio, te han resultado estúpidas? Marca el emoji correspondiente:

CONSEJO 1

Salud: caminar descalzos

Libertad para nuestros pies (página 58)

CONSEJO 2

Medicina mente-cuerpo: una siestecita a nuestra salud

Dormir un rato para recargar bien las pilas (página 60)

CONSEJO 3

Nutrición: comer despacio

Masticar bien para digerir mejor (página 62)

CONSEJO 4

Autorreflexión: ¡estoy bien, gracias!

La gratitud como ritual para cerrar el día (página 64)

CONSEJO 5

Movimiento: saltar a la comba sin comba

Con la forma física de un boxeador pero sin la nariz achatada (página 66)

CONSEJO 6

Tú y yo: ¡adiós, ladrones de energía!

Librarse de los falsos amigos (página 68)

CONSEJO 7

Belleza: el baño de Cleopatra

Una sesión de mimos para conseguir una piel suave (página 70)

Hoy elegirás un consejo que te haya gustado especialmente y volverás a ponerlo en práctica. O bien revisarás los consejos de la semana 1 (páginas 13 y ss.) y de la semana 2 (páginas 35 y ss.). ¿Cuáles de ellos podrías repetir? ¿Cuáles has incorporado ya incluso de manera fija a tu vida? En el caso de muchas prácticas, bastará con realizarlas una vez por semana, pero otras son más eficaces cuando se aplican cada día.

ECHEMOS LA VISTA ATRÁS

Aquí puedes anotar qué consejos te han gustado más y cuáles te han gustado menos. Describe tus experiencias de esta semana.

Estos consejos me han gustado especialmente o me han sentado muy bien porque...

La semana que viene reservaré tiempo para estos consejos. (Anota aquí una fecha y, ¿por qué no?, también una hora.)

Tal vez los dé una nueva oportunidad a estos consejos:

Estos consejos me han parecido una estupidez porque…

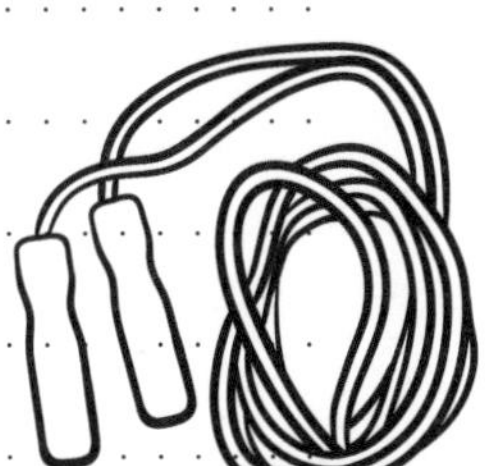

He incorporado lo siguiente a mi día a día:

. . . .

. . . .

. . . .

. . . .

Mis ideas al respecto:

. . . .

. . . .

. . . .

. . . .

UN CONSEJO EXTRA SOBRE NUTRICIÓN: LECHE DORADA HELADA

Si algún día tienes prisa, puedes modificar un poco la receta propuesta y preparar, sencillamente, una *iced tumeric latte* o leche dorada helada. Para ello solo tendrás que verter en un vaso una cucharadita colmada de cúrcuma en polvo, una pizca de pimienta negra y canela en polvo. Añade un poco de agua y mézclalo todo bien con una cuchara. Incorpora hielo picado y rellena el vaso con leche entera fría o con una bebida vegetal a base de avena. Por último, endulza la mezcla. ¡Esta leche resulta especialmente deliciosa en verano!

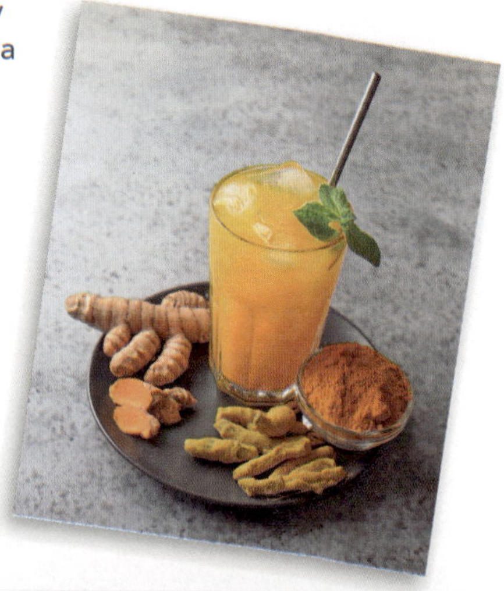

PREPARATIVOS PARA LA SEMANA 4

Para poner en práctica los consejos de esta cuarta semana, necesitarás los siguientes ingredientes y materiales:

- Unos auriculares y un *smartphone* o una radio.
- Lápiz y papel.
- Un sobre y unos sellos (alternativa: un ordenador o un teléfono móvil).
- Un cepillo de buena calidad para el pelo (evita los que tienen cerdas de plástico o alambre); lo ideal es un cepillo con cerdas de bambú o de jabalí o bien un peine de asta natural.
- Un cubito de levadura fresca.
- 400 gramos de harina de espelta y 100 gramos de harina de trigo sarraceno (o, si toleras bien el gluten, 500 gramos de harina de trigo integral).
- 50 gramos de pipas de girasol, 50 gramos de semillas de sésamo y 50 gramos de pipas de calabaza (como alternativa: tomate seco picado, hierbas aromáticas, frutos secos o zanahoria rallada).
- Sal.
- Vinagre de manzana.
- Mantequilla.
- Un molde para pan.

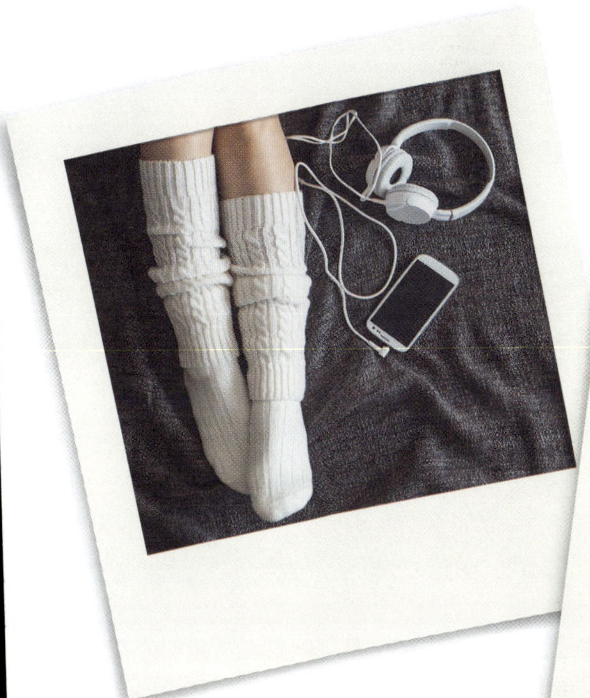

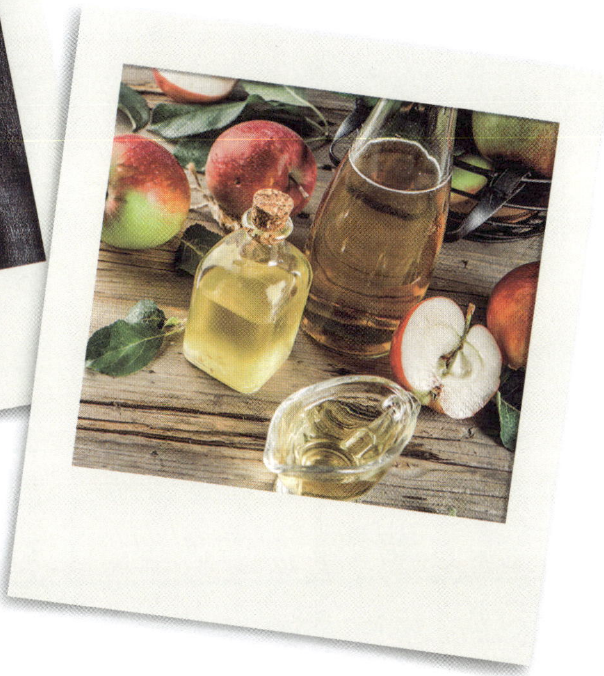

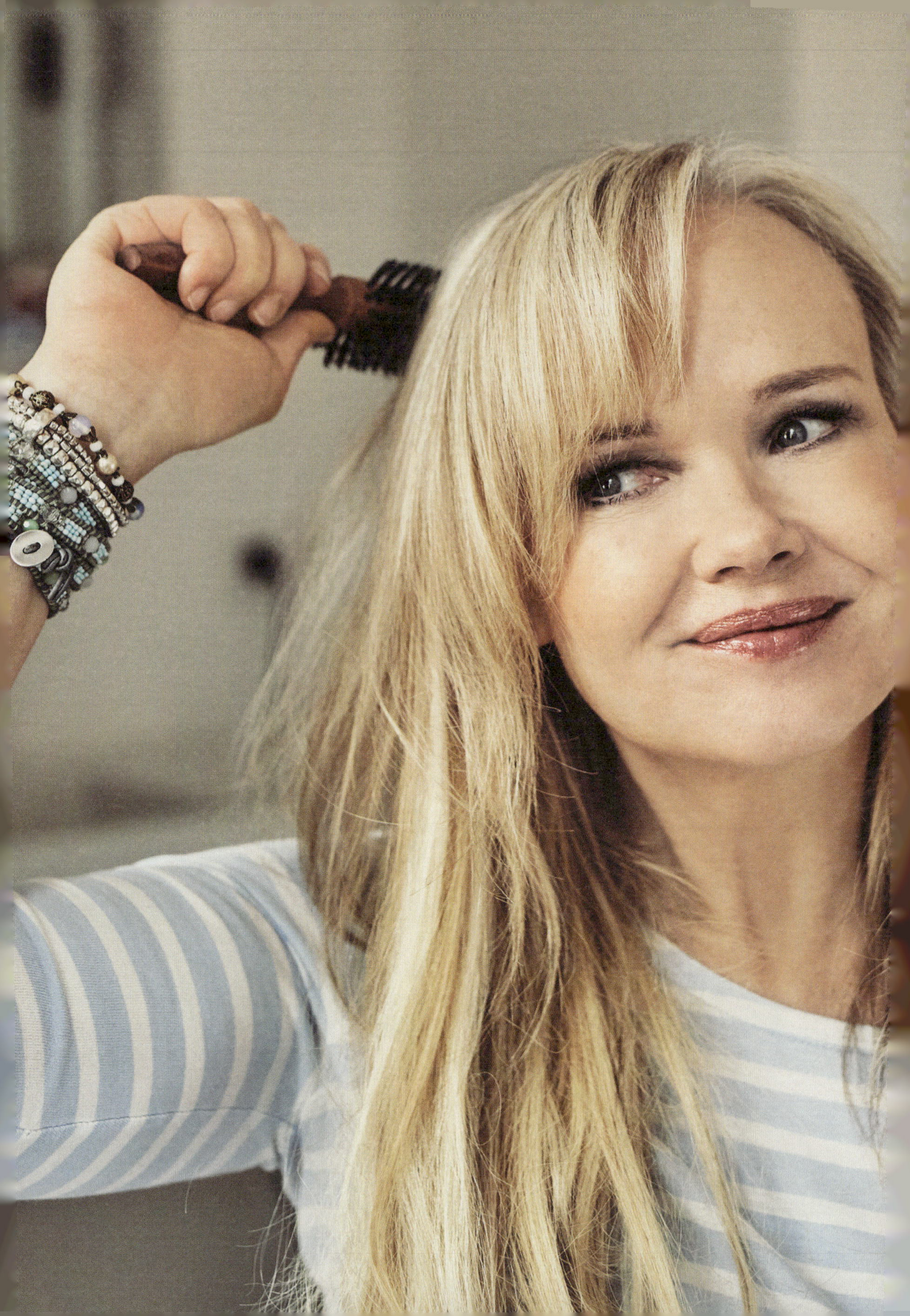

SEMANA 4

Comenzaremos con un tratamiento para reducir la tensión arterial llamado «Mozart»; después, aprenderemos a meditar mientras caminamos, prepararemos el que puede que sea el pan integral más rápido y exquisito del mundo, dejaremos ir definitivamente lo superfluo, ganaremos agilidad en la columna vertebral, localizaremos a antiguas amistades y, finalmente, cuidaremos de nuestro cabello a base de caricias. ¡Y todo esto, como siempre, en siete minutos al día!

CONSEJO 1

RADIO CLÁSICA

Un tratamiento para reducir la tensión arterial llamado «Mozart»

PARA QUIENES TIENEN PRISA: hace siglos que sabemos que la música provoca profundos efectos en el ser humano. Cada uno de nosotros tiene sus propias canciones favoritas, pero la música puede hacer mucho más que gustarnos: de hecho, hay piezas clásicas que consiguen calmar a (casi) cualquier persona, reducen la tensión arterial, alivian el estrés y la ansiedad e incluso mitigan el dolor. Por eso, en el programa de hoy incluiremos siete minutos para disfrutar escuchando la selección que prefieras, desde los autores de la Primera Escuela de Viena hasta Mozart.

¿Te suena la siguiente experiencia? Estás cantando villancicos en una iglesia, o bien te encuentras escuchando o ejecutando ciertas piezas de piano que aprendiste en tu infancia y, de repente, rompes a llorar. Es como si te hubieses encontrado con la memoria de lo perdido, con un saludo desde el pasado. Esta situación me resulta bastante embarazosa, pero en mi caso se repite una y otra vez. Cuando era pequeña tocaba a menudo el piano, sobre todo por las mañanas, antes de ir al colegio, y especialmente piezas de música clásica. Pues bien, justo hace cinco años redescubrí, gracias a mis hijas, mi amor por el canto y por el piano. Lo cierto es que la música levanta el ánimo. A veces, escuchar sin cesar los mismos acordes del teclado nos saca de nuestras casillas, pero he comprobado que cantar juntos puede acabar con cualquier disputa o, al menos, facilitar una tregua temporal, por así decirlo. Hasta ese momento de reencuentro con la música, sencillamente no tenía el tiempo y la calma necesarios para dedicarme a Mozart, Grieg o Beethoven. Y es una pena, porque la música pone a salvo los recuerdos y aporta intensidad a lo vivido. Pero también ejerce una influencia directa en nuestro sistema nervioso y es capaz de serenarnos y de reducir nuestra tensión arterial, algo que a la mayoría de nosotros nos viene de maravilla.

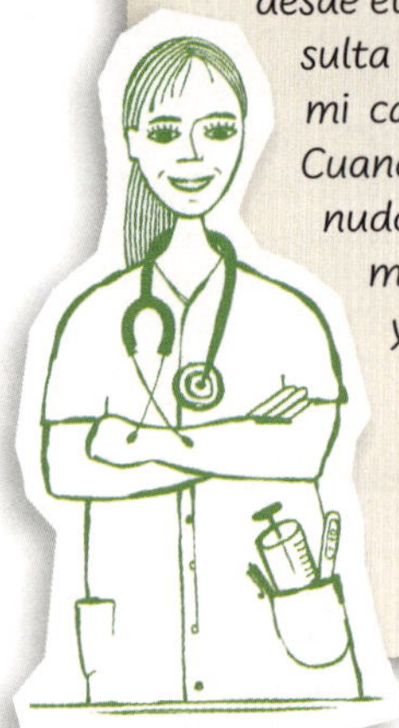

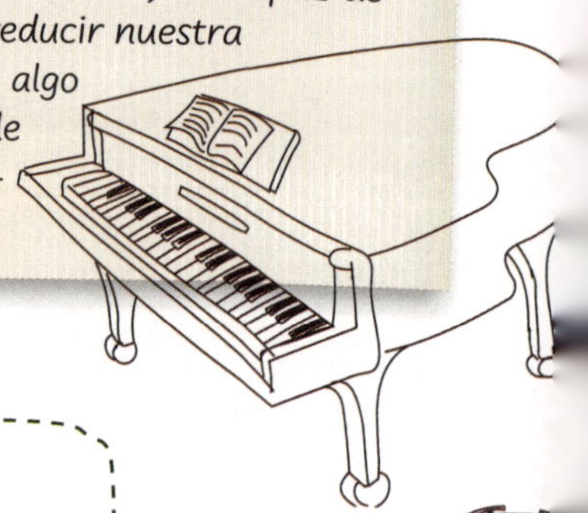

Estos son los efectos:

- Baja la frecuencia cardíaca y la tensión arterial.
- Ralentiza la respiración.
- Reduce las hormonas del estrés.
- Mitiga el dolor y ejerce un efecto tranquilizante antes y después de las intervenciones quirúrgicas.

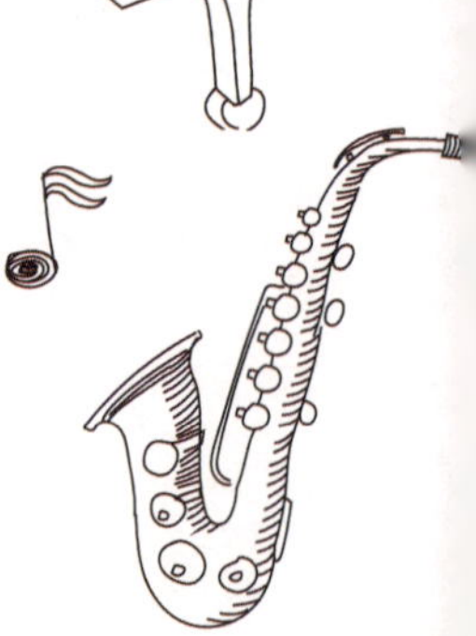

Así se hace:

MATERIAL

Auriculares y un teléfono móvil o una colección de vinilos.

INSTRUCCIONES

Puedes elegir entre las siguientes opciones: las arias de las óperas de Giuseppe Verdi, la Novena Sinfonía de Ludwig van Beethoven o las arias de *Turandot*, de Giacomo Puccini. Según una investigación de la Universidad de Oxford, todas ellas funcionan especialmente bien como tratamientos para reducir la tensión arterial.

También puedes elegir alguna pieza de Johann Sebastian Bach, Wolfgang Amadeus Mozart, Georg Friedrich Händel, Arcangelo Corelli, Tomaso Albinoni o Giuseppe Tartini, que, de acuerdo con un estudio observacional del hospital universitario Marien Hospital Herne dirigido por el profesor Trappe, tienen efectos beneficiosos para el corazón y la circulación. Escucha al menos siete minutos de música, preferiblemente clásica, y observa qué tal te sientan.

Esto es lo que te aportará:

En los Juegos Olímpicos de la Antigüedad ya se recurría al dopaje, pero se optaba por un método que no provocaba efectos secundarios indeseados: para mejorar el rendimiento de los atletas se utilizaba la música. Desde entonces, se han realizado diversos estudios sobre la influencia de la música en varios cuadros clínicos, en intervenciones quirúrgicas, en el tratamiento del dolor o, incluso, en la medicina paliativa. La música también baja la frecuencia cardíaca. Quienes la escuchan logran reducir antes su estrés, limitan su ansiedad y no desarrollan depresiones tan severas. Pese a la enorme diversidad de gustos individuales que existen en el terreno de la música, se ha comprobado que esta siempre va directa al cuerpo y a la mente, y que obra el mismo efecto en niños y en adultos. Cambia nuestro estado de ánimo y, a través de la estimulación de nuestro sistema nervioso autónomo —que controla el corazón y la circulación—, modifica el pulso, la tensión arterial y la frecuencia respiratoria.

De acuerdo con un estudio de Oxford, una música lenta y estructurada en ciclos repetitivos de diez segundos de duración consigue reducir la tensión arterial, precisamente porque sigue el mismo ritmo que el sistema cardiovascular. El cardiólogo Peter Sleight, autor de esta investigación, analizó los efectos en doce voluntarios con formación musical y en otros doce legos, y comprobó que ciertos tipos de música lenta son especialmente adecuados para bajar la presión arterial, mientras que los efectos en el caso del jazz o de las piezas clásicas más rápidas son imperceptibles.

Otro estudio más antiguo, del hospital universitario de Herne, determinó que cada compositor y cada tipo de composición tienen diferentes consecuencias para el sistema cardiovascular. De hecho, en una investigación con 60 participantes se probó que la Suite para orquesta n.º 3 de Bach reducía la tensión arterial en un promedio de 7,5 y 4,9 mmHg (por ejemplo, los voluntarios que tenían entre 140 y 90 mmHg pasaban aproximadamente a unos valores de entre 132 y 85 mmHg). Además, la frecuencia cardíaca bajaba unos siete latidos por minuto. Otra conclusión interesante de esta investigación es que también el heavy metal disminuye la presión arterial, siempre y cuando a la persona que lo escuche le guste, claro. Qué curioso.

CONSEJO 2

CAMINAR DE FORMA ZEN

Moverse prestando plena atención para meditar durante unos minutos

PARA QUIENES TIENEN PRISA: aquí, cada uno de los pasos que des constituirá en sí mismo un ejercicio. Deberás centrarte exclusivamente en las plantas de tus pies. Esta práctica es ideal para incorporar el zen a nuestra vida cotidiana cuando nos sentimos desbordados y queremos tranquilizarnos o recuperar la concentración. Hoy aprenderemos a andar prestando atención. Aprovecha situaciones habituales, como el momento en que caminas hasta el coche, el autobús, el tren, la puerta de tu casa o el comedor de tu empresa, evitando, en la medida de lo posible, que alguien te observe, claro. Aprovecha ese desplazamiento y concéntrate en el camino para vivirlo: al fin y al cabo, él, y no el destino, es lo que importa.

Conocí a la señora Lu cuando acudió al programa de televisión Hauptsache Gesund para asesorar a nuestro equipo con sus infinitos conocimientos acerca de la medicina tradicional china (MTC). Yo fui una de las personas que se sometió entonces a sus agujas de acupuntura. Cuando me pinchó una, solté un alarido, así que desde entonces reservó siempre para mí las «agujas de bebés», como ella misma subrayaba burlonamente. Un día, explicó en nuestro programa en qué consiste caminar de forma zen e hizo hincapié en que los médicos chinos llegan incluso a considerar esta práctica como un importante componente del tratamiento de los enfermos graves de cáncer, ya que estimula su capacidad de autocuración. En aquel momento la idea me pareció un tanto peregrina. Sin embargo, con el paso de los años la meditación se ha convertido en una práctica cada vez más habitual y se han multiplicado los estudios y congresos sobre el tema (incluso el mayor encuentro de cardiólogos de Estados Unidos lo ha abordado), con resultados impresionantes. La meditación, en cualquiera de sus formas, potencia nuestra capacidad de sanación, reduce nuestra tensión arterial y mejora la salud de nuestro corazón y de nuestro cerebro. Pero ¿cómo integrarla en nuestra vida? Prueba hoy a hacerlo a través del pequeño ejercicio que te propongo a continuación.

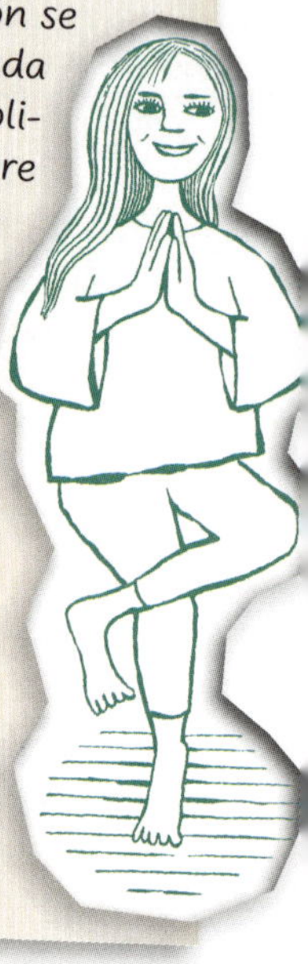

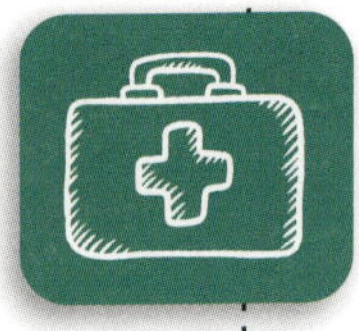

Estos son los efectos:

- Aumenta la capacidad de concentración.
- Reduce la ansiedad y proporciona calma.
- Baja la tensión arterial.
- Mejora la salud del corazón.
- Fortalece el sistema inmunitario.
- Incrementa la sensibilidad y la capacidad de percepción.

Así se hace:

- Coloca tu mano izquierda sobre tu mano derecha, de modo que los pulgares se entrecrucen. A continuación, ponte las manos delante del plexo solar (es decir, debajo del arco costal, en el centro del tronco) y empieza a caminar muy despacio.
- Practica este ejercicio siguiendo el ritmo natural de tu respiración. Cuando inspires, da un paso con la pierna izquierda; cuando espires, avanza con la pierna derecha.
- A medida que te desplaces lentamente, concéntrate en el movimiento de tus pies al ascender, adelantarse y descender.
- Lleva una y otra vez tus pensamientos al suelo que pisas y a las plantas de tus pies.
- Cuando te apetezca acelerar el ritmo, hazlo sin perder conciencia de cada uno de tus pasos.

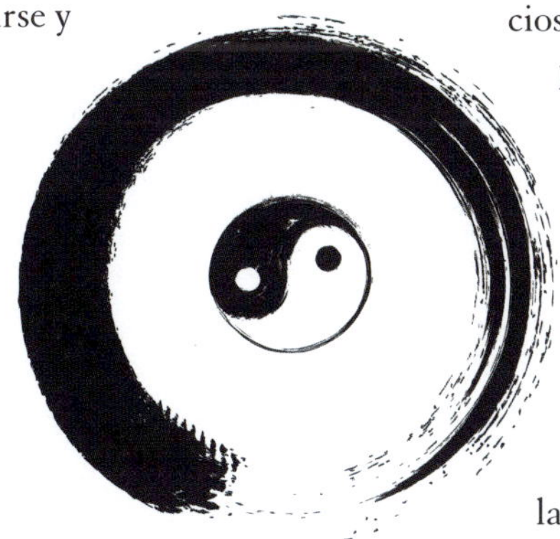

Esto es lo que te aportará:

Este ejercicio se sigue practicando aún hoy en los monasterios zen de Japón. Los monjes zen son famosos por su capacidad para alcanzar un estado de recogimiento interior y permanecer pacientemente sentados durante largo tiempo. Mediante esta práctica, nosotros intentaremos llegar a ese mismo estado y profundizar en él a través del movimiento.

La palabra «zen» hace referencia a una religión que también se suele conocer como «budismo zen», que en su camino desde la India hasta Japón a través de China adquirió un carácter particular. El zen busca la liberación con respecto a las obligaciones, normas y leyes mundanas, empleando para ello la meditación, con la que es posible acceder al gran vacío como estado de libertad. En Estados Unidos y Europa, la meditación zen no solo es una práctica apreciada entre los ejecutivos que trabajan duramente: los talleres zen también han entrado en muchas clínicas que aplican terapias naturales, ya que la forma de concentración que se practica en ellos ha demostrado tener efectos positivos para el corazón, el cerebro y la capacidad de relajarse.

El elemento central del zen es la meditación, es decir, la concentración, que en la mayoría de los casos se practica estando sentados y centrándonos especialmente en la respiración. Pero sentarse de forma zen no es tan sencillo como parece. Por eso, los ejercicios que, como es el caso del que propongo aquí, ponen el acento en obrar con atención plena son un buen comienzo para calmar las mentes agitadas como la nuestra. Caminando de forma zen se genera una profunda relajación en casi todos los sistemas de nuestro organismo: el muscular, el nervioso, el cardiovascular, el respiratorio, el digestivo y el inmunitario. También se calma la percepción del dolor. Recientemente, varios estudios científicos han demostrado que la meditación protege el material genético de las células somáticas y puede tener efectos positivos en las estructuras cerebrales. Pero todo esto solo funcionará si persistimos y la practicamos con regularidad. Dedicando siete minutos diarios a este ejercicio deberíamos de conseguirlo, ¿verdad?

CONSEJO 3

UN PAN PREPARADO EN CERO COMA

(Probablemente) el pan integral más rápido del mundo

PARA QUIENES TIENEN PRISA: Mediante este pan fresco, que se prepara casi sin esfuerzo y en un santiamén —y con la garantía de prescindir de aditivos indeseados—, empezarás o terminarás el día de maravilla. Además de ser una delicia para el paladar, este pan rico en fibra es beneficioso para los intestinos y aporta multitud de elementos fundamentales y de energía para arrancar bien la jornada.

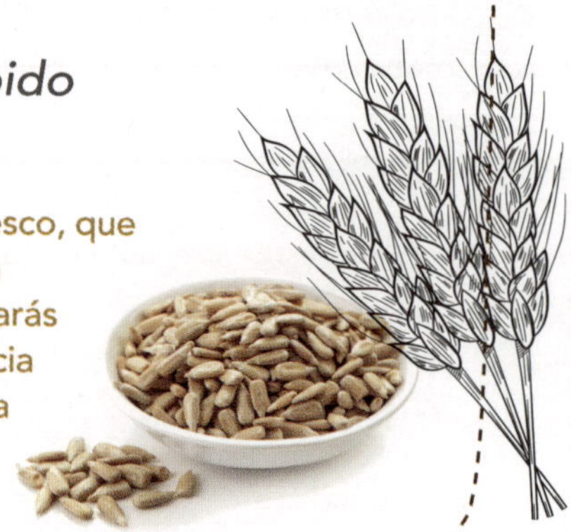

Cuando se pregunta a los australianos y a los habitantes de otros remotos países qué comida asocian a Alemania, inevitablemente salen a colación el chucrut y el codillo de cerdo, seguidos de inmediato del pan integral. ¡Si supieran que en realidad solo el diez por ciento de nuestros compatriotas eligen variantes integrales en la panadería! Una pena, en mi opinión, porque estas variantes tienen mucho más sabor y sustancia. Si para hoy he elegido como tarea la elaboración de esta receta es porque muchas personas toleran muy bien el pan que hornean ellas mismas, ya que pueden decidir qué introducir en él: cuánta sal (en el pan que compramos fuera de casa se esconden cantidades enormes de este ingrediente), qué aditivos (ninguno, incluso), qué harina (importante sobre todo en caso de que se presenten intolerancias), cuánta albúmina o aceites saludables... Y, por supuesto, también se puede decidir de qué tamaño hacerlo. Además, preparar este pan es sorprendentemente sencillo y rápido. Ni siquiera tendrás que precalentar el horno. ¡Manos a la obra!

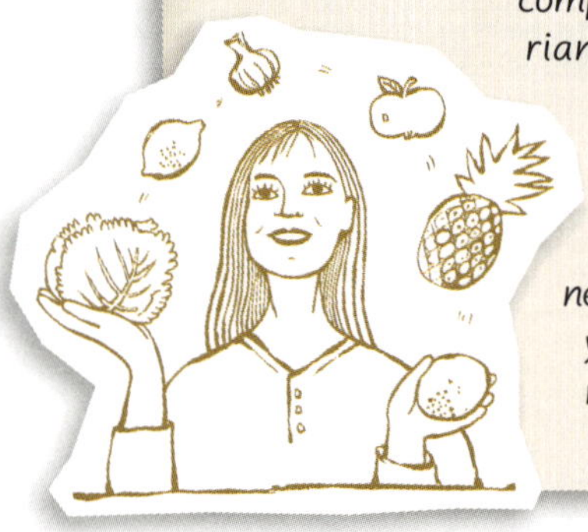

Estos son los efectos:

- Es especialmente adecuado para las personas que presentan intolerancia al gluten.
- Nutre a las bacterias intestinales beneficiosas y refuerza el sistema inmunitario.
- Facilita la digestión gracias a su alto contenido en fibra.
- Protege a las células gracias a sus antioxidantes.
- Reduce la tensión arterial gracias a su bajo contenido en sal.

+++++++++ **¿Solo siete minutos?** ++++++++++++++ Siete minutos para mezclar y amasar. +++

Así se hace:

INGREDIENTES

- Un cubito de levadura fresca.
- 400 gramos de harina de espelta y 100 gramos de harina de trigo sarraceno (o, para aquellos que toleren bien el gluten, 500 gramos de harina de trigo integral).
- 50 gramos de pipas de girasol, 50 gramos de semillas de sésamo y 50 gramos de pipas de calabaza (como alternativa: tomate seco picado, hierbas aromáticas, frutos secos o zanahoria rallada).
- 2 cucharaditas de sal.
- 2 cucharadas de vinagre de manzana.
- Mantequilla para el molde.
- Un molde para pan.

PREPARACIÓN

- Vierte 450 ml de agua tibia en una fuente pequeña y disuelve en ella la levadura. Mezcla el resto de ingredientes en otra fuente de mayor tamaño hasta obtener una pasta. Abre un agujero en el centro de esa pasta y vierte en él el agua en la que previamente hayas disuelto la levadura. Amasa. Unta de mantequilla el molde para pan, introduce en él la masa y mételo inmediatamente en el horno frío (¡no dejes reposar la masa ni precalientes el horno!).
- Pon el horno a una temperatura de 180 °C y hornea el pan durante una hora. Saca el pan del molde, colócalo sobre una rejilla y, si es necesario, déjalo otros diez minutos más en el horno aún caliente.

Esto es lo que te aportará:

El gluten, un conjunto de proteínas aglutinantes presente en algunos cereales (el trigo, el centeno, la cebada y la avena), es perjudicial para algunas personas, a las que provoca dolor de vientre y trastornos digestivos. El problema reside en que su intestino delgado no puede desintegrar como es debido los denominados FODMAP (oligosacáridos, disacáridos, monosacáridos y polioles fermentables), que, consecuentemente, llegan sin digerir al intestino grueso y generan gases. Quienes no pueden tomar pan toleran bien los cereales primitivos, como la espelta, el trigo farro o el trigo duro, y también el mijo, el maíz, el arroz y el teff. A menudo, también la espelta se digiere bien, aun cuando contenga estas proteínas aglutinantes.

Un pan integral de espelta como el que se puede elaborar siguiendo esta receta aporta grandes cantidades de magnesio, zinc, potasio y hierro, y contiene altos niveles de antioxidantes, y de albúmina vegetal, con efecto saciante. Además, tiene cinco veces más fibra que el pan blanco, lo cual es sumamente importante, porque este es un componente imprescindible para el buen funcionamiento de la digestión. La fibra también aporta alimento a nuestra flora intestinal, lo que permite generar energía y productos finales (como el ácido láctico) que refuerzan nuestro sistema inmunitario en los intestinos.

Una rebanada (treinta gramos) de este pan contiene cuatro gramos de fibra. De acuerdo con la Sociedad Alemana de Nutrición, cada día deberíamos ingerir treinta gramos de fibra procedente de productos integrales, legumbres, verduras y hortalizas. Además, las semillas añadidas al pan aportan una dosis extra de ácidos grasos omega 3 y de sustancias vegetales secundarias, con un efecto protector para nuestras células. En el caso de los ácidos grasos omega 3, los numerosos beneficios para nuestra salud están más que probados: reducen las inflamaciones, previenen las arritmias y evitan la formación de depósitos en las arterias coronarias. Para conservar este pan fresco, lo mejor es guardarlo en una panera, envuelto en un paño limpio de algodón.

CONSEJO 4

¡FUERA!

Ordenar y descartar para dejar ir y volver a respirar

PARA QUIENES TIENEN PRISA: ordenar nos ayuda a liberar tensiones y a dejar espacio libre en nuestra mente para cosas más importantes, como, por ejemplo, averiguar a qué necesidades internas queremos atender en estos tiempos en los que tenemos todo lo que hay que tener. Utiliza tus siete minutos de hoy para despejar tu entorno. Para ello, emplearemos el método del «tres, dos, uno, ¡fuera!».

Hay estudios que pueden parecernos ridículos. Por ejemplo, recuerdo uno en el que se analizaba si la actitud de las mujeres hacia la comida depende de si su cocina es un caos con un montón de chismes desparramados por todas partes o bien un entorno perfectamente ordenado. «¿Por qué solo se tiene en cuenta a las mujeres?», me pregunté en cuanto leí aquel planteamiento. Pero unas líneas más adelante encontré al fin la respuesta a una de mis dudas más acuciantes, a saber, por qué estoy siempre peleándome con la báscula. La solución es impactante: resulta que las mujeres que trabajan en una cocina desordenada se lanzan sobre las galletas de chocolate con una frecuencia significativamente superior a la de las mujeres que tienen la cocina organizada; estas últimas tienden más a comer bastoncitos de zanahorias. ¿Cómo no me había dado cuenta antes? ¡Resulta que si estoy como una foca es porque mi marido es un desordenado! ¡Claro que sí! En fin, aparte de este, hay unos cuantos motivos más por los que merece la pena ponerse a organizar la casa de vez en cuando. Empieza a hacerlo hoy mismo y aprovecha para tomarte un par de bastoncitos de zanahoria... ☺

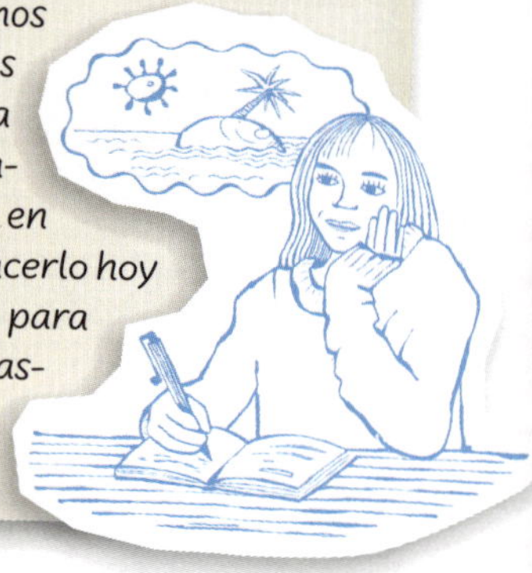

Estos son los efectos:

- Aumenta la concentración, lo que facilita la toma de decisiones.
- Permite ganar tiempo, porque no es necesario perderlo buscando objetos perdidos.
- Hace que nos sintamos «ordenados» por dentro.
- Mejora la creatividad, porque no hay otras cosas que acaparen nuestros pensamientos.
- Incrementa la flexibilidad, porque tenemos menos objetos que arrastrar de aquí allá.
- Hace que nos sintamos más libres.

Así se hace:

Dedica hoy siete minutos a recorrer tu casa o una de sus habitaciones y elegir al menos tres objetos de los que deshacerte: puede tratarse, en la cocina, de un plato o de una taza ligeramente rotos o de un vaso con una pequeña grieta; o, en el salón, de viejas revistas o de un mueble para guardar CD que ya no necesites; o de una serie de cubremacetas que con el tiempo han acabado convirtiéndose en verdaderas piezas de coleccionista (aunque, eso sí, ya nadie los mira). También puedes examinar la decoración de tus paredes, incluidos los cuadros, para comprobar si te sigue pareciendo bonita. Si no es así, ¡fuera! Tira lo que ya no utilices porque esté roto y sea imposible repararlo. Reúne los objetos y las prendas que se encuentren en buen estado y dónalos a organizaciones benéficas o depositalos en contenedores autorizados de recogida de ropa usada. Admito que es más rápido tirarlos directamente a la basura, pero si optas por actuar de manera sostenible te sentirás mejor.

Esto es lo que te aportará:

¿Es verdad eso de que ordenar es una actividad propia de gente estúpida y de que el caos es el reino de los genios? Todos tenemos en mente esa imagen de un personaje brillante que, flanqueado por pilas peligrosamente altas de libros y papeles coronadas por viejos vasos de café, da forma a la teoría de la relatividad. Es posible que, hablando de nosotros mismos y de nuestro propio caos, todos hayamos utilizado alguna vez esa frase que se atribuye a un genio real, Albert Einstein. Y tal vez pertenezcas al reducido grupo de seres humanos de nuestro tiempo que no rinden al máximo si no se encuentran en un entorno caótico. Sin embargo, el caos y la genialidad no van necesariamente de la mano. Lo único que parece haber de cierto en esta idea es que las personas desordenadas están más abiertas a lo nuevo, en concreto a lo creativo. Con todo, el estudio que lo puso en evidencia también demostró que mantener el orden y quedarse solo con los objetos esenciales, ya sea en el lugar de trabajo o en casa, nos permite reconocer con mayor facilidad lo que de verdad es importante y, en consecuencia, tomar decisiones más inteligentes. Los especialistas en neurociencia, los psicólogos y, naturalmente, Marie Kondo —la papisa del orden— coinciden en señalar que un entorno ordenado es beneficioso desde muchos puntos de vista. Así, diferentes investigaciones han demostrado que el caos nos impide establecer qué tareas son prioritarias, porque hace que nos distraigamos. Otro estudio incluso ha apuntado que existe una relación entre los entornos caóticos y sobrecargados de objetos y ciertos problemas de salud, como la ansiedad, la depresión, el estrés o el aumento de peso. De hecho, cuando nos encontramos rodeados de caos, parece que tendemos más a consumir golosinas, estamos menos dispuestos a prestar ayuda a los demás y no nos abrimos tanto a lo nuevo.

Tal vez lo que ocurre en realidad sea que muchos de nosotros sentimos que, en un mundo sobrecargado de información y estímulos, necesitamos contar en casa con un entorno que podamos abarcar con la mirada y que nos permita desconectar adecuadamente. Ya antes de Marie Kondo, recoger y descartar eran la vía ideal para embellecer la casa de la manera más barata posible y conseguir así más serenidad y orden…

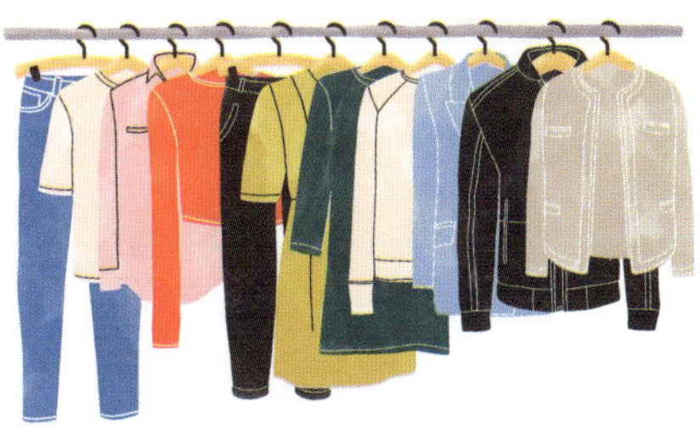

... y deshacerte de al menos tres objetos.

CONSEJO 5

CHI KUNG PARA LA ESPALDA

Movimientos suaves para que nuestra columna vertebral vuelva a respirar

PARA QUIENES TIENEN PRISA: las personas que practican periódicamente el chi kung hacen mucho por su bienestar. En esta disciplina hay tantos ejercicios como «estrellas en el cielo». La secuencia que propongo aquí, con movimientos lentos y conscientes que se realizan mientras se inspira y se espira hondo, es ideal si por las mañanas sueles despertarte con sensación de rigidez o dolor de espalda.

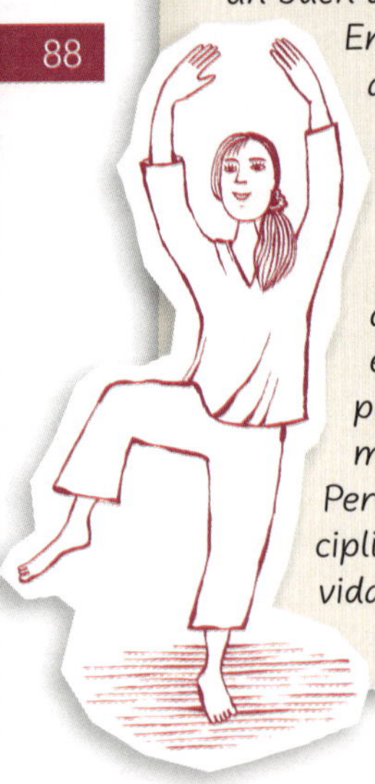

No siempre es divertido envejecer. En mi opinión, a medida que pasan los años cada vez es más complicado mantener un buen aspecto (y conservar la línea). En mi programa para la cadena alemana MDR, siempre encontraba entre el público a mujeres mayores muy delgadas y con un bonito cuerpo, a las que inmediatamente trataba de sonsacarles su receta para estar tan en forma. Su respuesta solía ser: «Hago cada día mis ejercicios». Así de simple. Pero para eso es necesario ser disciplinado. O divertirse con la actividad. En los viajes que he hecho junto con mi marido y mis hijas a países del Lejano Oriente hemos tenido ocasión de contemplar, maravillados, cómo muchas personas, en su mayoría ancianas, practican imperturbablemente en los parques una coreografía de amplios movimientos. El taichí y el chi kung pueden proporcionarnos mucho más que un buen cuerpo: fortalecen nuestro corazón y nuestros pulmones y mejoran nuestro equilibrio, nuestra fuerza y nuestra resistencia. Prueba hoy dos pequeños ejercicios. Realízalos mientras respiras hondo, si es posible al amanecer. Después, un cafecito y... ¡a empezar el día!

- Mejora el metabolismo de las grasas.
- Incrementa la agilidad, la resistencia y el equilibrio.
- Levanta el ánimo.
- Alivia el dolor ligado a los problemas de espalda.
- Aumenta la capacidad de concentración.
- Regula el sistema nervioso y tiene un efecto calmante.

Así se hace:

Realiza todos los movimientos tan lenta y delicadamente como te resulte posible. Concéntrate en inspirar y espirar hondo para potenciar la relajación en la nuca y la espalda.

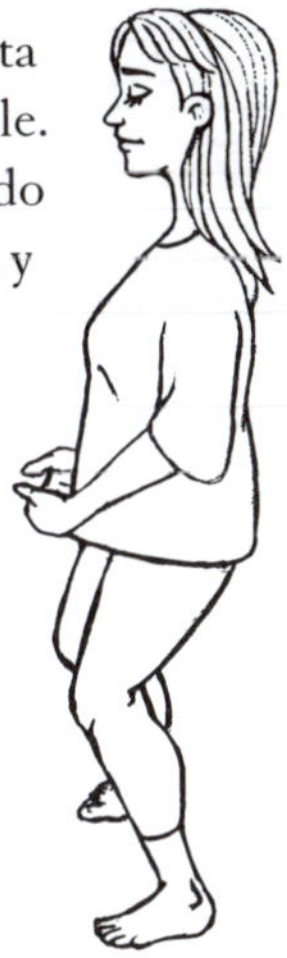

Mover el cielo y tocar la tierra:

- Separa las piernas hasta que los pies queden alineados con las caderas. Flexiona ligeramente las rodillas, expande el tórax y relaja los hombros. Deja los brazos colgando a los lados del tronco, separándolos un poco de este para que quede algo de espacio libre bajo tus axilas. A continuación, coloca las manos por delante del bajo vientre y júntalas, entrelazando los dedos, como si quisieras formar un pequeño cuenco con ellas.

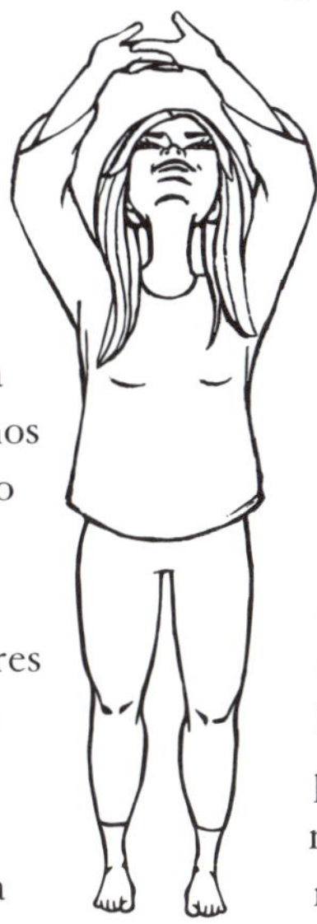

- Inspira mientras llevas los brazos hacia delante y luego levántalos hasta que queden por encima de la cabeza. Gira las palmas de las manos hacia el cielo, manteniendo en todo momento los dedos entrelazados.
- Espira mientras vas inclinando el tronco hacia la derecha. No lo estires en exceso: la idea es que no sientas molestias en esta flexión. Inspira mientras vuelves al centro. Espira mientras inclinas el tronco hacia la izquierda. Inspira mientras recuperas la verticalidad. Espira mientras doblas la espalda hacia atrás, sin apartar en ningún momento la vista de las manos. Inspira mientras te enderezas de nuevo, de modo que la cabeza y la nuca vuelvan a estar una encima de la otra.

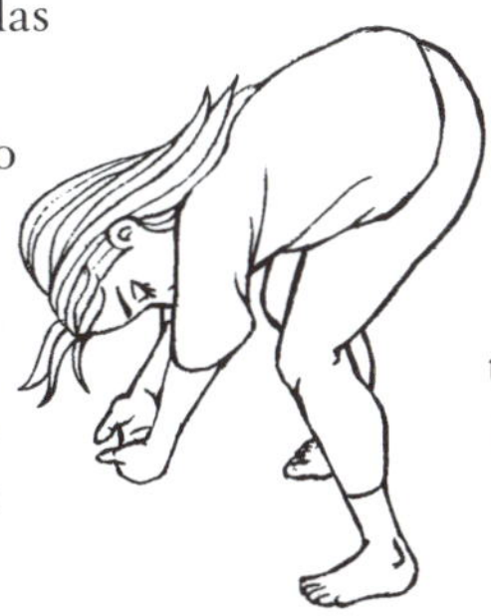

- Dobla la espalda lentamente hacia delante. Las palmas de las manos deberán apuntar hacia el suelo.
- Inspira mientras giras las manos, de forma que las palmas apunten hacia arriba. Vuelve a erguirte despacio, vértebra a vértebra.
- Repite el ejercicio desde el principio, ocho veces más.

Esto es lo que te aportará:

A la mayoría de nosotros nos duele de vez en cuando la columna vertebral porque solemos cargarla de manera inadecuada. Lo único que nos ayuda en este caso es estirarla, alargarla y fortalecerla periódicamente. En el chi kung, al igual que en el taichí, el objetivo es extender la columna vertebral desde dentro, tanto hacia abajo como hacia arriba: la parte inferior desciende, con el coxis, en dirección al suelo, y la parte superior, con las vértebras cervicales, apunta al cielo. De esta forma, se endereza ligeramente y las vértebras se liberan.

Las personas que han integrado en su vida la práctica regular de ejercicios tradicionales chinos como el chi kung —es típico que los adeptos de esta disciplina los realicen por la mañana, en un parque público o en su propio jardín— obtienen muchos más beneficios aún: un amplio metaanálisis ha concluido que este método aporta enormes ventajas a los pacientes con enfermedades del corazón, porque reduce la tensión arterial y el nivel de lípidos en sangre, y además mejora el estado de ánimo.

Una parte importante de los efectos de esta práctica residen en la relajación: por eso debes estar pendiente en todo momento de que la columna vertebral no te duela y de que tu respiración sea sosegada.

CONSEJO 6

OYE, ¿DÓNDE ESTÁS? ¡ESTOY AQUÍ!

La calidez del reencuentro con antiguas amistades

PARA QUIENES TIENEN PRISA: busca en tu sótano los cadáveres de aquellas amistades que te remueven el alma. ¿Cuáles son esas personas cuyo contacto te duele haber perdido? Siéntate un momento y dales señales de vida. Por SMS, por carta, por correo electrónico o, si reúnes el valor suficiente, por teléfono. Después, espera un tiempo. Si no hay respuesta, puedes insistir delicadamente más adelante.

No necesito pensar mucho rato para saber a qué personas, a lo largo de ese camino ya algo extenso que ha sido mi vida hasta ahora, he ido dejando atrás de una forma miserable. Eso sí, si reflexiono con algo más de calma, mi lista se hace aún más larga. ¡Qué bien que solo disponga de siete minutos y que tenga que emplear la mayor parte de ese tiempo en redactar un mensaje! Por otro lado (seamos sinceros), en el fondo sabemos enseguida cuáles son las personas que nos duele de verdad haber perdido: las que nos gustaría que siguieran en nuestras vidas y sobre las que a menudo nos preguntamos qué habrá sido de ellas. Tal vez cuando piensas en ese alguien sientas algo de dolor porque en el pasado las cosas no salieran mejor con él o con ella. ¿Quizás entró en escena el orgullo herido? ¿O simplemente os perdisteis la pista? ¿O incluso has olvidado por qué os separasteis? Es posible que a la otra persona le ocurra lo mismo. Y lo bueno es que, por mucho que haya llovido desde entonces, la antigua cercanía seguirá estando ahí. Es una sensación muy bonita. Si analizo los últimos cincuenta años, lo único que puedo decir a este respecto es que no ha habido demasiadas personas a las que haya sentido realmente cerca y que me hayan llegado al corazón. Es una pena que esas pocas personas ya no formen parte de mi vida, pese a que, en realidad, podrían seguir en ella sin problemas.

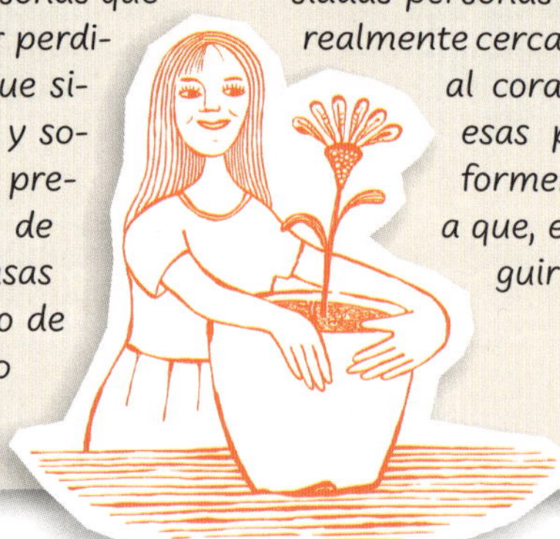

Estos son los efectos:

- Enriquece.
- Hace que nos sintamos más vivos.
- Aporta armonía.

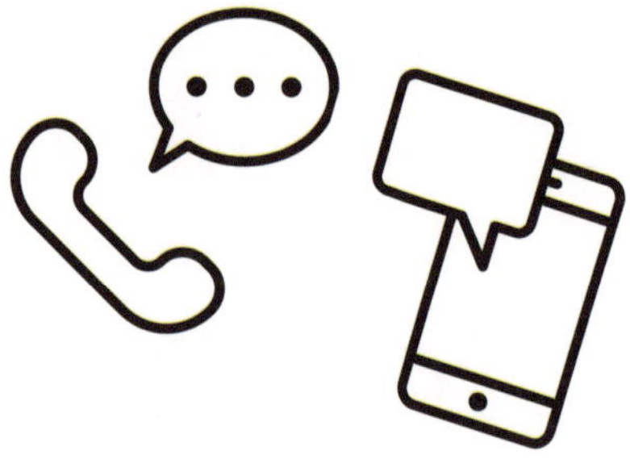

Así se hace:

MATERIAL

- Lápiz.
- Papel.
- Sobre.
- Alternativa: un ordenador o un teléfono móvil.

INSTRUCCIONES

- Piensa durante unos instantes: ¿hay alguien a quien eches de menos y a quien merecería la pena enviar un pequeño mensaje? No me refiero a gente a la que no añores, sino a alguna persona que te haya acompañado durante una etapa de tu vida pero cuyo camino, en un momento dado, se separara del tuyo. Alguien con quien mantenías un fuerte vínculo, que tal vez te hizo daño pero que sigues teniendo en tu mente. Y a quien echas en falta.
- Y ahora viene la parte difícil: escríbele un mensaje para saludarle brevemente, preguntarle qué tal le va y, tal vez, recordarle algo que tuvierais en común u os gustara hacer juntos. Añade un par de líneas sinceras, incluso aderezadas con un poco de humor, para contarle qué ha sido de tu vida. Explica rápidamente qué te ha ocurrido desde entonces.
- Termina tu mensaje formulando el deseo de tener pronto noticias de él o ella y añade un afectuoso saludo. Da igual la vía que utilices. Puedes localizar a casi cualquier persona a través de Internet.

Esto es lo que te aportará:

No es casualidad que en el Reino Unido se haya creado el Ministerio de la Soledad, que desde 2018 se encarga de coordinar las medidas del Gobierno para tratar de sacar a los ciudadanos del anonimato y el aislamiento. Theresa May, antigua primera ministra de este país, intentó declararle así la guerra a «la triste realidad de la vida moderna». Puede que lo único que quisiera fuera anticiparse a las consecuencias del Brexit, aunque, en cualquier caso, ya antes de él había nueve millones de británicos que estaban solos.

Lo cierto es que, en Alemania, de los 41 millones de hogares existentes, 17 millones están formados por personas que viven solas.* Además, las familias son cada vez más pequeñas y sus miembros viven alejados los unos de los otros. Sin embargo, cuando llegan situaciones duras en la vida es importante tener a personas queridas a nuestro lado y también encontrar nuevos amigos. Internet fomenta que nos repleguemos en nuestra zona de confort, desgraciadamente, pero también nos ayuda a localizar a personas con quienes hemos perdido el contacto.

Prevenir el aislamiento tiene, además, otra ventaja importante: gracias a la medicina psicosomática, hoy sabemos que es posible enfermar de soledad. De hecho, quienes viven solos sufren entre 1,5 y 2,5 veces más cuadros de depresión, ansiedad y trastorno obsesivo-compulsivo y llevan un estilo de vida menos saludable, que puede desembocar en infartos de miocardio e ictus. Somos seres sociales, y el contacto con los demás es importante para nosotros. Por lo general, con los antiguos amigos tenemos ya una gran base en común, así que ¡adelante!

*Según el Instituto Nacional de Estadística, en 2020 existían en España 18.754.800 hogares, de los cuales 2.758.500 estaban formados por una persona sola menor de 65 años y 2.131.400 estaban constituidos por una persona sola de 65 años o más. (Fuente: https://www.ine.es/dyngs/INEbase/es/operacion.htm?c=Estadistica_C&cid=1254736176952&menu=ultiDatos&idp=1254735572981#:~:text=El%20n%C3%BAmero%20medio%20de%20hogares,cifra%20que%20el%20a%C3%B1o%20anterior) (*N. de la t.*)

CEPILLARSE EL CABELLO PARA CONSEGUIR UNA MELENA DE ENSUEÑO

Un pelo bonito a base de caricias

PARA QUIENES TIENEN PRISA: un cabello fuerte y sano es símbolo de belleza y vitalidad, tanto para las mujeres como para los hombres. Hoy te recomiendo dedicar siete minutos al clásico método de las cien pasadas de cepillo, que es un consejo que se ha ido transmitiendo de madre a hija durante generaciones. Lo cierto es que el uso del cepillo sienta realmente bien al pelo corto, al pelo largo y al cuero cabelludo. Además, estimula el crecimiento del cabello y mejora su estructura.

CONSEJO 7

¿Tienes hijas adolescentes en casa? Entonces es probable que te ocurra lo mismo que a mí: no te queda ni un solo cepillo en el cajón. Yo me paso el día entero persiguiendo mis cepillos, mendigándolos, implorando que me los devuelvan. Vamos a ver, ¿dónde están los diez que acabo de comprar? Mis hijas adoran su pelo y hacen todo lo imaginable con él. De hecho, en estos momentos una se ha teñido las puntas de color frambuesa y la otra luce una melena de color turquesa. Al mismo tiempo, odian su cabello, porque preferirían tener lo que tienen otras: rizos, un tono diferente etc. Cuando estaba en la veintena, perdí casi todo el pelo por una enfermedad que contraje en Tailandia, y pasaron años hasta que pude volver a dejármelo suelto. Desde entonces, valoro cada uno de mis cabellos y los cepillo como es debido. Igual que harás tú hoy. ¡Empezamos!

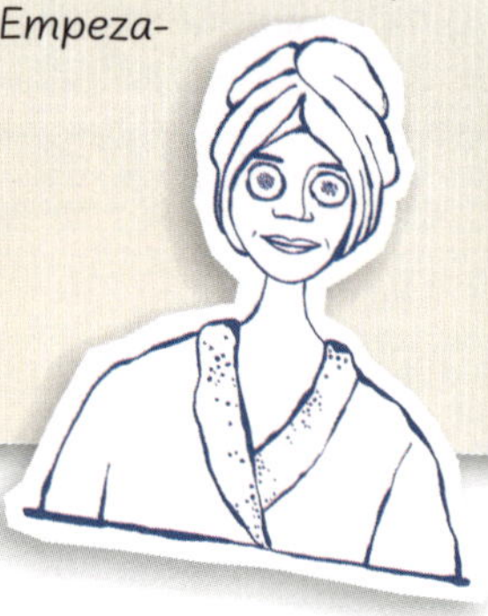

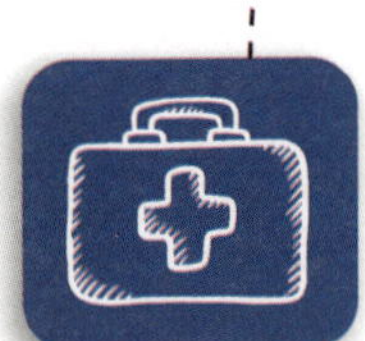

Estos son los efectos:

- Alisa la estructura del cabello.
- Da más brillo al pelo.
- Mejora el riego sanguíneo del cuero cabelludo, lo cual estimula el crecimiento del pelo.

Así se hace:

MATERIAL

- Un cepillo de buena calidad para el pelo (evita los que tienen cerdas de plástico o alambre); lo ideal es un cepillo con cerdas de bambú o de jabalí.
- Alternativa: un peine de asta natural.

INSTRUCCIONES

- Cepíllate el pelo lenta y cuidadosamente. Procura no darte tirones. De lo contrario, podrías arrancarte cabellos o dejarlos con una textura áspera.
- Por la mañana, siéntate y dobla la espalda hacia delante, hasta que tu cabeza quede a la altura de tu cintura. En esa posición, lleva el cepillo hasta el principio de la nuca y arrástralo firmemente por el cuero cabelludo a través del pelo hasta que llegues al centro de la cabeza. Siguiendo esta trayectoria, divide el pelo en tres partes y cepilla cada una de ellas diez veces. A continuación, cepíllate diez veces desde la oreja hasta el centro de la cabeza, primero en el lateral derecho, después en el izquierdo. En cada pasada del cepillo debes recorrer toda la longitud de tu pelo, para que el sebo (la grasa y el sudor) se distribuya con uniformidad a lo largo del cabello y por las puntas. A continuación, vuelve a erguir la cabeza, divide el pelo en tres partes desde la frente hasta el centro de la cabeza y cepilla cada una de ellas tres veces. Realiza las veinte últimas pasadas de cepillo desde el centro de la cabeza hacia abajo. Después de cada pasada de cepillo, recorre el pelo con la mano libre para reducir la carga electrostática. Por último, acomódate el pelo con las manos. Comprobarás que tu cabello no solo adquirirá un hermoso volumen, sino que además parecerá realmente vivo.

Esto es lo que te aportará:

En realidad, este consejo de cepillarse cien veces el pelo a diario se remonta a una época en la que aún no era posible lavarse la cabeza cada pocos días. De hecho, en el siglo XIX ni siquiera los miembros de la nobleza podían lavársela más de una vez cada dos semanas, más o menos. Si algún día su cabello parecía especialmente incontrolable, utilizaban pelucas o se aplicaban polvo de violeta, que absorbía el sebo del cuero cabelludo y evitaba que el pelo se viera grasiento. Justo para que ese polvo, de color blanco, no fuese visible, el cabello se cepillaba a fondo: de ahí nació, en algún momento, la idea de las cien pasadas de cepillo.

Por lo general, cada día se nos caen entre setenta y cien pelos, lo cual no es mucho, si tenemos en cuenta que, de media, llevamos en la cabeza unos cien mil. Solo cuando perdemos más de cien pelos al día durante largos períodos los médicos empiezan a hablar de alopecia.

Si el pelo bien cepillado parece más sano es porque el movimiento del peine alisa la superficie capilar, así que en cuanto le da la luz, las escamas del cabello la reflejan con más intensidad y el pelo resplandece. Además, el cepillado estimula el riego sanguíneo y el sistema linfático en el cuero cabelludo, algo importante para mantener el brillo y el crecimiento del pelo, así como para regular la producción de sebo.

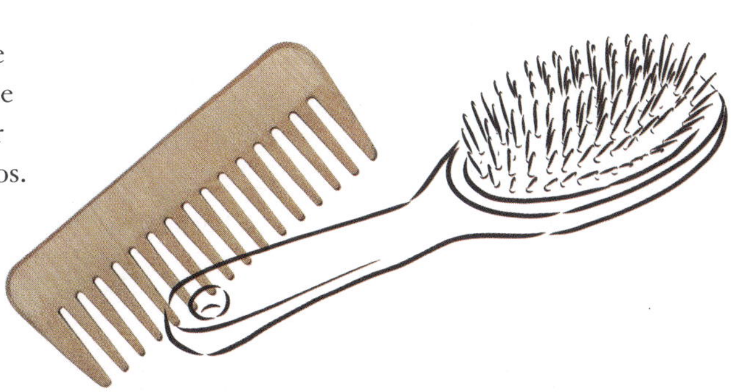

EL DÍA DEL ANCLA

Ya ha concluido la cuarta semana y has probado un consejo en cada uno de los siete ámbitos del estilo de vida. ¿Qué ideas te han parecido geniales, cuáles han sido simplemente aceptables y cuáles, en cambio, te han resultado estúpidas? Marca el emoji correspondiente:

CONSEJO 1

☺ 😐 ☹

Salud: radio clásica

Un tratamiento para reducir la tensión arterial llamado «Mozart» (página 80)

....

CONSEJO 2

☺ 😐 ☹

Medicina mente-cuerpo: caminar de forma zen

Moverse prestando plena atención para meditar durante unos minutos (página 82)

....

CONSEJO 3

☺ 😐 ☹

Nutrición: un pan preparado en cero coma

(Probablemente) el pan integral más rápido del mundo (página 84)

....

CONSEJO 4

☺ 😐 ☹

Autorreflexión: ¡fuera!

Ordenar y descartar para dejar ir y volver a respirar (página 86)

....

CONSEJO 5

☺ 😐 ☹

Movimiento: chi kung para la espalda

Movimientos suaves para que nuestra columna vertebral vuelva a respirar (página 88)

....

CONSEJO 6

☺ 😐 ☹

Tú y yo: oye, ¿dónde estás? ¡Aquí estoy!

La calidez del reencuentro con antiguas amistades (página 90)

....

CONSEJO 7

☺ 😐 ☹

Belleza: cepillarse el cabello para conseguir una melena de ensueño

Un pelo bonito a base de caricias (página 92)

....

Echa un vistazo también a las tres semanas anteriores: la semana 1 (páginas 13 y ss.), la semana 2 (páginas 35 y ss.) y la semana 3 (páginas 57 y ss.). Anota a continuación los consejos que te han parecido especialmente interesantes. ¿Qué ejercicios seguirás practicando?

ECHEMOS LA VISTA ATRÁS

Aquí puedes anotar qué consejos te han gustado más y cuáles te han gustado menos. Describe tus experiencias de esta semana.

Estos consejos me han gustado especialmente o me han sentado muy bien porque...

La semana que viene reservaré tiempo para estos consejos. (Anota aquí una fecha y, ¿por qué no?, también una hora.)

Tal vez les dé una nueva oportunidad a estos consejos:

. . . .

. . . .

. . . .

. . . .

. . . .

. . . .

. . . .

. . . .

. . . .

. . . .

. . . .

Estos consejos me han parecido una estupidez porque…

. . . .

. . . .

. . . .

. . . .

. . . .

. . . .

. . . .

. . . .

. . . .

. . . .

. . . .

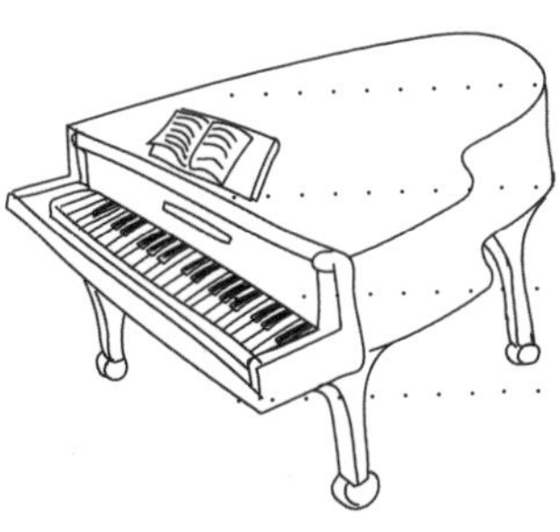

He incorporado lo siguiente a mi día a día:

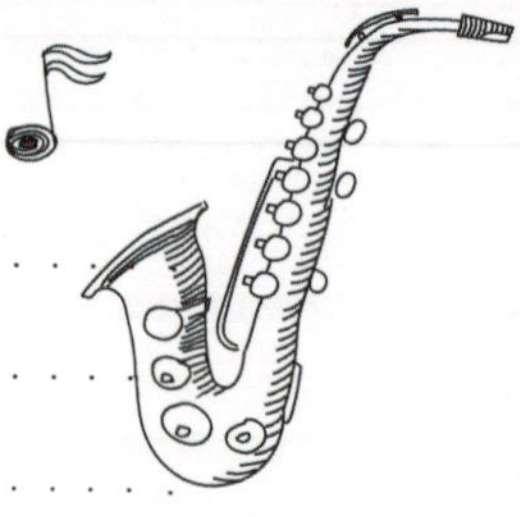

. . . .

. . . .

. . . .

. . . .

Mis ideas al respecto:

. . . .

. . . .

. . . .

. . . .

. . . .

UN CONSEJO EXTRA: CEPILLARSE EL PELO POR LA NOCHE COMO TÉCNICA DE RELAJACIÓN

Cuando te cepillas el pelo concienzuda y cuidadosamente por la mañana, eliminas el polvo y la caspa que se han ido acumulando durante la noche en el cuero cabelludo. Sin embargo, una dosis de cepillado por la noche puede tener un efecto sumamente relajante, ya que permite soltar la fascia con problemas de adherencia en el cuero cabelludo. Si sufres alopecia, puedes, además, masajearte la cabeza con una infusión de ortigas. Para prepararla, tienes que escaldar una cucharadita de hojas secas de esta planta (de venta en herbolarios) en una taza de agua caliente. A continuación, cuela la infusión y deja que se enfríe. Masajéate la cabeza con ese preparado antes de acostarte y deja que actúe durante toda la noche.

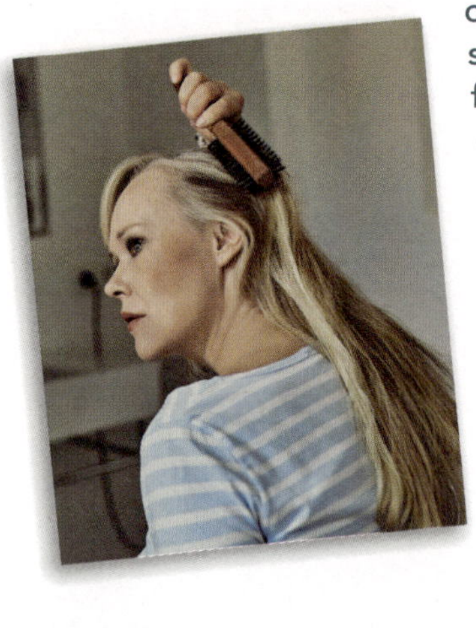

PREPARATIVOS PARA LA SEMANA 5

Para poner en práctica los consejos de esta quinta semana, necesitarás los siguientes ingredientes y materiales:

- Copos de avena.
- Germen de trigo.
- Pasas o arándanos rojos.
- Linaza.
- Frutos secos (los que más te gusten).
- Semillas y pipas (las que más te gusten).
- Una manzana ecológica.
- Ciento cincuenta mililitros de leche, de yogur o de una bebida vegetal (por ejemplo, a base de almendras o de avena).
- Opcional: frutos rojos ultracongelados o *nibs* de cacao.
- Un limón ecológico.
- Salvado de almendras o copos de avena molidos.
- Agua o suero de mantequilla.
- Miel.

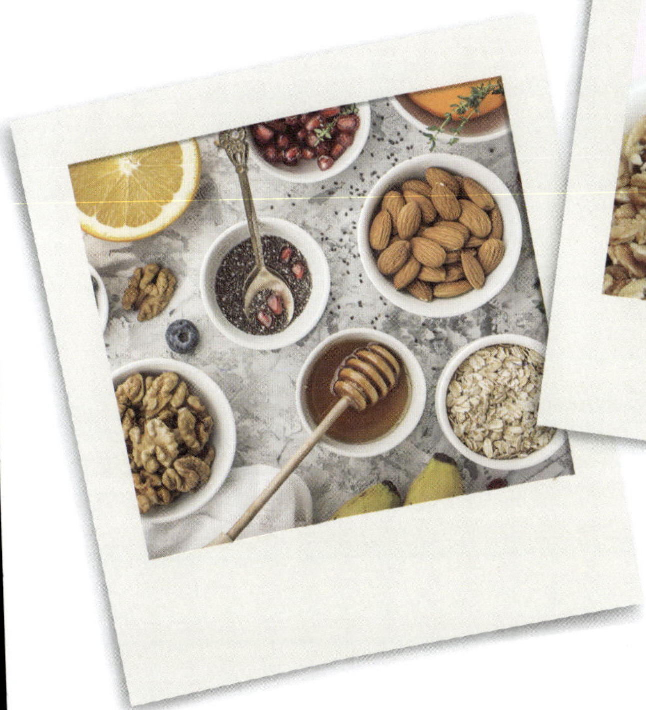

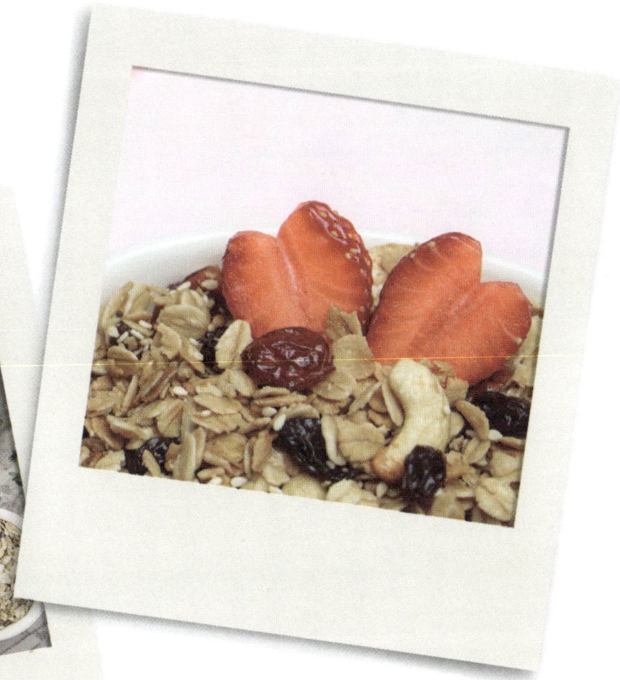

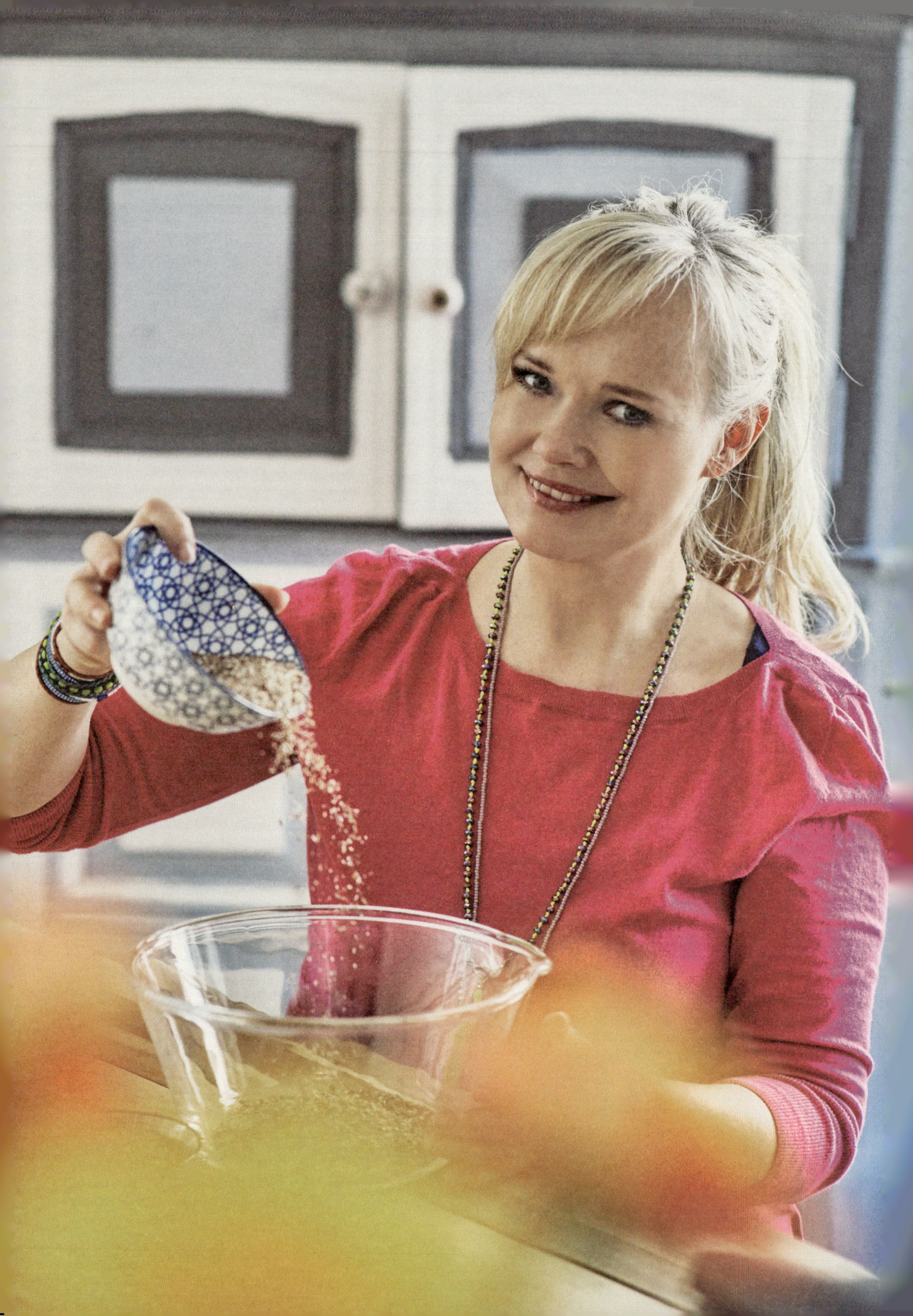

SEMANA 5

Arrancamos ya nuestra quinta semana. Empezaremos por apagar el *smartphone*; a continuación, practicaremos un ejercicio de respiración con efecto antiestrés garantizado, buscaremos (y encontraremos) nuestra brújula interior de valores, realizaremos un minientrenamiento muy beneficioso para nuestra fascia, conoceremos un sistema para resolver cualquier conflicto que pueda surgir en el mundo y, por último, nos aplicaremos un tratamiento para dar a la piel de nuestro rostro toda la frescura del limón.

CONSEJO 1

¡SENCILLAMENTE, APÁGALO!

Minimizar la radiación y las distracciones provocadas por los móviles

PARA QUIENES TIENEN PRISA: hoy en día los científicos están prestando gran atención a los efectos de nuestros teléfonos móviles sobre la salud. En la actualidad preocupa sobre todo la cuestión del 5G, es decir, la próxima generación de móviles y su correspondiente red. Aún no se sabe con certeza si esta tecnología implica peligros para nuestro organismo, pero, por si acaso, sería bueno que minimizásemos sus posibles riesgos. Por eso, analiza tus hábitos de uso ¡y apaga en algún momento del día tu teléfono!

Con mi primer móvil, de alguna manera me las apañaba para que siempre me acompañase. Aquello tuvo consecuencias: el teléfono fue interrumpiendo cada vez más mi vida cotidiana. En cuanto sonaba, me abalanzaba sobre él. En cierto modo, se convirtió en mi prioridad. Y aquello no solo hizo que me comportase de una forma descortés, sino que también se convirtió en un estrés total y absoluto. Por si fuera poco, quienes me llamaban parecían dar por sentado que en ese preciso instante yo también tenía tiempo para ellos. Era curioso. Cuando descubrí (y me permití utilizar) el contestador automático, me sentí liberada: empecé a devolver las llamadas en el momento en que realmente podía. Con el tiempo, todos hemos ido adoptando la costumbre de escribir mensajes breves, pero también esto se ha convertido en una exigencia. Si de repente se oye en cualquier parte un suave zumbido, todos nos volvemos hacia el teléfono móvil, que mantenemos siempre dentro de nuestro campo de visión. Estamos convencidos de que tenemos que estar localizables en todo momento y olvidamos las consecuencias que — más allá de la cuestión de las radiaciones— tiene esta actitud para nosotros. Por eso, te daré unos consejos prácticos para que te protejas un poco mejor:

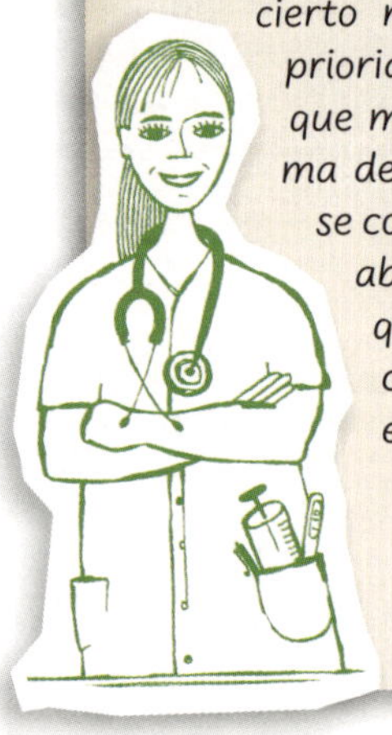

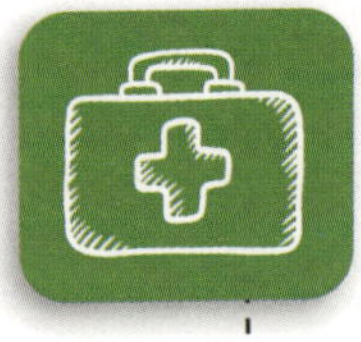

Estos son los efectos:

- Reduce la exposición a la radiación de los móviles.
- Permite ahorrar electricidad y batería.
- Aporta un poco de minimalismo y concentración a nuestra vida.
- Evita que estemos siempre disponibles y, en consecuencia, nos relaja.

Así se hace:

- Apaga el móvil cada vez que te sea posible. Empieza hoy mismo. Por ejemplo, desconecta el teléfono cuando vayas a recargarlo: técnicamente, puedes alimentar la batería mientras el aparato se encuentra apagado, y de ese modo, además, alargarás la vida útil de este preciado objeto.
- Antes de irte a dormir, procura poner el móvil en modo avión o, mejor aún, apagarlo.
- Durante el día, mantén el aparato lo más lejos posible de tu cuerpo y, para tus llamadas, utiliza siempre auriculares o el modo manos libres.

Esto es lo que te aportará:

Si te doy estos consejos es por lo siguiente: hace casi diez años, el Centro Internacional de Investigaciones sobre el Cáncer (CIIC), que forma parte de la Organización Mundial de la Salud, clasificó la radiación generada por los móviles como posible agente carcinógeno, aunque no especificó a qué cantidad de esta radiación estamos expuestos en condiciones normales.

La radiación que emiten los móviles es de tipo electromagnético y, al igual que la que emiten los hornos microondas, pertenece al grupo de campos de frecuencia alta generados por fuentes artificiales. Sin embargo, a diferencia de los rayos radiactivos empleados para realizar las radiografías, no es ionizante, lo cual significa que no daña el material genético presente en cada una de las células de nuestro cuerpo. A pesar de eso, puede tener efectos sobre nuestra salud. Por ejemplo, en estos momentos se está analizando si cabe la posibilidad de que interfiera en los procesos de reparación del material genético, que tienen lugar de forma natural en nuestro organismo.

Bajo el efecto de la radiación de la telefonía móvil, las moléculas de agua vibran, como ocurre también en el caso de la radiación de los microondas. De ese modo se produce calor y la temperatura de los tejidos corporales aumenta, especialmente en aquellas zonas que entran en contacto directo con el teléfono. Como es lógico, esto solo ocurre cuando el aparato está enviando o recibiendo información. La profundidad a la que penetra la radiación y los tejidos que pueden verse afectados por ella dependen de la frecuencia: cuanto menor sea esta, mayor será la profundidad de penetración. Por debajo de un gigahercio se alcanza un nivel de varios centímetros, a partir de diez gigahercios solo se llega a una profundidad de unos cuantos milímetros y a partir de sesenta gigahercios no se detectan efectos. En el caso de la radiación 5G, que emplea frecuencias aún mayores, esto significa que la penetración en los tejidos del cuerpo es algo menor que en el caso de la radiación de la antigua tecnología 2G o 3G.

No obstante, para determinar con seguridad si las radiaciones generadas por los móviles —especialmente en el caso del 5G— provocan daños celulares, tumores o desarrollos anómalos, será necesario seguir haciendo estudios muy pormenorizados y a largo plazo. Pero hasta que se consigan los primeros resultados fiables, puedes optar por minimizar los riesgos. Una cosa es segura: por motivos de salud conviene que evites guardar el móvil en el bolsillo del pantalón. Además, los auriculares y el sistema manos libres también reducen la radiación, ya que esta disminuye en cuanto el aparato se coloca a una pequeña distancia. Por último, hay que tener en cuenta que apagar el móvil nos permite ahorrar electricidad y batería.

CONSEJO 2

EXPULSAR LA IRA A TRAVÉS DE LA RESPIRACIÓN

No hay lugar para el mal humor

PARA QUIENES TIENEN PRISA: hoy aprenderemos a lidiar de una manera diferente con los momentos de enfado y estrés. Nuestra respiración es un barómetro muy preciso de nuestro estado emocional. Lo bueno de esto es que podemos controlarla de forma consciente para gestionar mejor la presión y los sentimientos negativos como la rabia o el miedo. Para nuestros siete minutos de hoy tenemos programado un pequeño —pero eficaz— ejercicio de respiración, que podrás realizar cada vez que sientas que ya no puedes más.

Tal vez te estés preguntando por qué te voy a dar hoy un consejo sobre un proceso que, en realidad, fluye de manera espontánea en tu organismo. Y es posible que tengas razón. Siempre y cuando, claro, ese proceso fluya bien. Lo que me fascina de la respiración es que con ella podemos engañar por completo a nuestro cuerpo. Imaginemos que tienes delante de ti a un vecino que te habla hecho una fiera. O que has perdido el autobús para el trabajo y encima ha sido justo hoy, cuando tienes una reunión importante. Son situaciones feas ante las que tu organismo puede reaccionar con sudoración, palpitaciones, enrojecimiento en la cara y otros síntomas. Pero el principal efecto es que, automáticamente, tu respiración se volverá más rápida y superficial. Tu pobre cuerpo se pondrá en modo estrés. Y ninguna de estas reacciones sirve de nada. Lo que de verdad necesitas es mantener la mente fría, así que tendrás que pasar a la acción: empezarás a obligarte a inspirar y espirar con calma mientras cuentas tus respiraciones. Entonces, tu cabeza agitada pensará: «¡Bueno, si el resto de mi cuerpo respira de una forma tan serena, eso significa que la situación no es tan terrible!». Así que irá bajando revoluciones y calmándose. Tu mente volverá a trabajar y encontrará una solución para apaciguar a ese vecino que sigue gritando o para detener a un taxi que te permita llegar a tiempo a tu reunión.

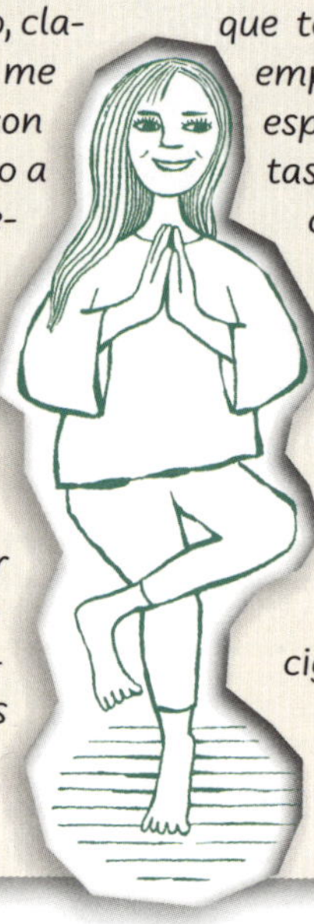

Éstos son los efectos:

- Reduce la ira y el miedo; calma.
- Facilita la digestión.
- Regula la tensión arterial, el corazón y la circulación.
- Mejora la memoria.

++++ **¿Solo siete minutos?** +++++++ Sí, practica hoy durante siete minutos esta respiración antiestrés.

Así se hace:

Te dejo por aquí tres pequeños ejercicios, que podrás realizar juntos o por separado:

- **Practicar la respiración abdominal profunda.** Este ejercicio va de maravilla cuando sientes que necesitas una dosis extra de oxígeno pero estás respirando de manera demasiado superficial. Colócate de pie o túmbate, como prefieras. Ponte las manos en la barriga, inspira y siente en las palmas cómo se elevan tu diafragma y tu pared abdominal. Al espirar, imagina que tus manos son muy pesadas y percibe cómo tu vientre se contrae por la acción del movimiento del diafragma.

- **Expulsar el estrés a través de la espiración.** Para recobrar la calma rápidamente es útil alargar un poco la exhalación. Cuando inspires, cuenta hasta cuatro en tu cabeza; cuando espires, cuenta hasta seis. Después, haz una pausa en tu respiración y no vuelvas a tomar aire hasta que no sientas el impulso de hacerlo. También puedes practicar este ejercicio mientras caminas. Te permitirá desconectar interiormente, porque estarás pensando en contar y no te ocuparás de preocupaciones, cavilaciones o enfados.

- **Respirar en movimiento.** Ponte de pie, en una posición en la que te sientas muy estable. Inspira mientras levantas los brazos a los lados, rectos, hasta que lleguen a la altura de los hombros. A continuación, espira mientras bajas los brazos despacio y emites un sonido fricativo (por ejemplo, «f», «sh» o «s»), de forma bien perceptible. Con cada repetición del ejercicio, la exhalación debe ser un poco más larga.

Solo respira

Esto es lo que te aportará:

Cuando sentimos ansiedad, respiramos de modo superficial. Cuando algo nos asusta, contenemos la respiración. Cuando nos enfadamos o nos estresamos, respiramos de manera agitada, lo cual nos lleva a tomar poco aire y a tensarnos aún más. La respiración —un acto que realizamos de forma automática cada minuto de nuestra vida— es mucho más que un mecanismo corporal que nos permite obtener oxígeno y expulsar dióxido de carbono: nuestra manera de respirar dice mucho de cuál es nuestra situación emocional y de cómo nos va en ese momento.

La respiración forma parte de esas acciones del sistema nervioso somático que, a diferencia de lo que ocurre con la tensión arterial o el ritmo cardíaco, es posible regular de manera voluntaria. Esto supone que a través de ella podemos calmarnos activamente y serenar ciertas partes de nuestro cuerpo (como, por ejemplo, el corazón) que de otro modo no escucharían nuestra llamada en situaciones de estrés.

Está científicamente demostrado que la respiración puede estimular nuestro cerebro, aunque todo depende de cómo la practiquemos. En un estudio realizado en Estados Unidos se comprobó que, cuando los participantes inhalaban por la nariz, recordaban mucho mejor ciertos objetos que se les habían mostrado e incluso reconocían con mayor rapidez las emociones en el rostro de otras personas. En cambio, cuando respiraban por la boca no se observaba un aumento del rendimiento de la memoria. Increíble pero cierto. En cualquier caso, lo principal es respirar tranquilos y, sobre todo, ¡no dejar de hacerlo!

CONSEJO 3

EL MUESLI DE LA ETERNA JUVENTUD

Una forma ideal de empezar el día

PARA QUIENES TIENEN PRISA: más jóvenes, más sanos, más esbeltos. ¿A quién no le seduce este plan? Pues bien, según las investigaciones más recientes, es posible hacerlo realidad gracias a una sustancia de la eterna juventud que responde al curioso nombre de «espermidina». En la actualidad, los biólogos moleculares la están analizando y solo tienen elogios para ella. Parece que este remedio mágico provoca en el cuerpo efectos parecidos a los del ayuno pero con la maravillosa ventaja de que no es necesario dejar de comer. Hay alimentos especialmente ricos en espermidina. Entre ellos destaca el germen de trigo. Con él, prepararemos hoy un muesli que, además de rejuvenecernos, nos aportará otros beneficios.

Cuando estaba documentándome para mi libro Heilen mit Lebensmitteln *(«Curar con los alimentos», aún no traducido al castellano), a menudo me quedaba sorprendidísima al descubrir lo mucho que puede hacer por nosotros la comida. Tomar alimentos de uno u otro tipo es algo así como repostar nuestro coche con una gasolina de primera calidad o bien con una mezcla barata antes de lanzarnos a una carrera. Por desgracia, nuestro cuerpo es sumamente complejo y para mantenerse sano no solo necesita multitud de nutrientes, minerales y oligoelementos, sino también sustancias protectoras de origen vegetal. Por otra parte, hay ciertos alimentos que aportan beneficios adicionales: resultan tan eficaces como los medicamentos y son capaces de cortar de raíz cualquier inflamación y de reforzar nuestro sistema inmunitario. En los últimos tiempos se han puesto enormes esperanzas en la espermidina ☺. Personalmente, no creo en los remedios milagrosos aislados, sino más bien en la combinación de varios de ellos, como, por ejemplo, el muesli vigorizante que propongo a continuación.*

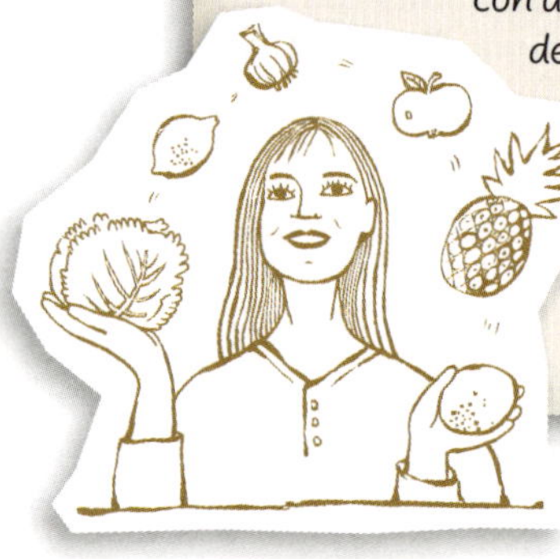

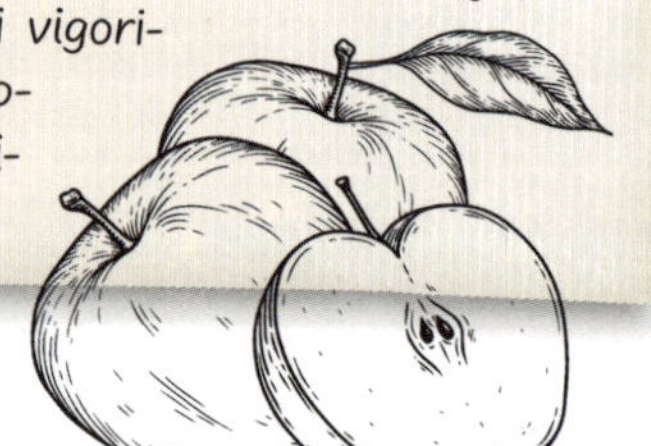

Estos son los efectos:

- Puede alargar la vida, ya que protege las células.
- Contribuye a mejorar la memoria.
- Protege el sistema cardiovascular (gracias a los frutos secos).
- Reduce los niveles de colesterol y glucosa en sangre (gracias a la avena).

Así se hace:

INGREDIENTES

- 2 cucharadas de copos de avena.
- 1 cucharada de germen de trigo.
- 1 cucharadita de pasas o arándanos rojos
- 1 cucharada de linaza
- 1 cucharada de frutos secos (los que más te gusten).
- 1 cucharada de semillas y pipas (las que más te gusten).
- 1 manzana ecológica.
- 150 ml de leche, de yogur o de una bebida vegetal (por ejemplo, a base de almendras o de avena).

PREPARACIÓN

Mezcla todos los ingredientes en un bol. Puedes añadir algunos frutos rojos ultracongelados o *nibs* de cacao (es decir, habas de cacao cortadas en pequeños trozos), si es que te apetece y tienes a mano.

Esto es lo que te aportará:

El análisis científico de la espermidina la vincula estrechamente con el fenómeno denominado «autofagia», que es como se conoce a la eliminación de los residuos de las células del organismo y que consiste más o menos en lo siguiente: a diferencia de nosotros, las células hacen constantemente una limpieza a fondo de su casa para evacuar sus componentes defectuosos o mal montados. Estos desechos no se desperdician: como nuestro cuerpo es un sistema basado en el ahorro, siempre se reciclan. Este programa de eliminación de residuos permite a todo el organismo mantenerse sano y fresco. El descubrimiento del mecanismo exacto por el que se produce dicha eliminación le valió en 2016 al japonés Yoshinori Osumi el Premio Nobel de Medicina.

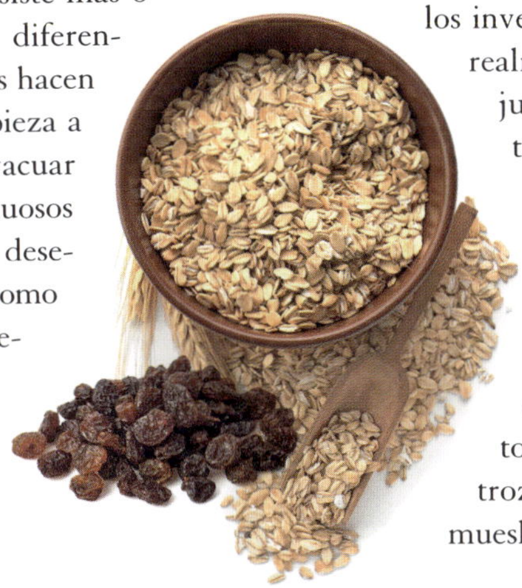

La espermidina, una poliamina que también está presente en el esperma, favorece la autofagia, ralentiza los procesos de envejecimiento de las células y las mantiene sanas. De hecho, la espermidina, que podemos encontrar en diversos alimentos naturales —desde la hierba de trigo hasta las manzanas, pasando por las setas, el mango, el queso curado o los ingredientes fermentados, como, por ejemplo, el chucrut o el vino tinto—, es capaz de activar a nivel corporal y celular los mismos mecanismos que el ayuno, como ha demostrado un equipo de biólogos moleculares de Graz a través de una investigación con moscas de la fruta y gusanos. Otro estudio realizado con ratones y ratas ha evidenciado los efectos positivos de esta molécula sobre la tensión arterial y la salud del corazón. Además, un pequeño ensayo con humanos realizado en el hospital Charité, de Berlín, ha probado los beneficios de la espermidina en el cerebro de los participantes. Y otra investigación europea, realizada con 829 voluntarios a lo largo de veinte años, ha demostrado incluso que, de media, aquellos que tomaban menos espermidina a través de su alimentación morían antes. ¿Cabe la posibilidad de que los investigadores hayan encontrado realmente la «llave de la eterna juventud»? En estos momentos, más de cien entidades universitarias están investigando esta poliamina, que entretanto se comercializa ya en forma de cápsulas. Una manera más sencilla y adecuada de ingerir la dosis necesaria es tomar en el desayuno un buen trozo de queso parmesano o un muesli como el que te propongo hoy.

CONSEJO 4

LA BRÚJULA INTERIOR

Encontrar nuestros valores internos

PARA QUIENES TIENEN PRISA: cuando estamos sometidos a mucho estrés o no vivimos conforme a nuestros propios planes, sino que, por ejemplo, nos dedicamos a perseguir los objetivos que los demás nos han impuesto, puede ocurrir que, sin darnos cuenta, nos encontremos en contradicción con nuestros propios valores internos, lo cual puede provocarnos un sentimiento —callado pero constante— de frustración. Lo estúpido de todo esto es que en ese caso ni siquiera sabremos por qué nos sentimos insatisfechos o incluso infelices. Por eso, hoy dedicaremos siete minutos a tratar de averiguar cuáles son nuestros valores personales.

¿Alguna vez te has parado a pensar qué valores son importantes en tu vida? No es una pregunta sencilla. Mis hijas responderían de inmediato: «El dinero, los macarrones con salsa de tomate y los caballos». Mi marido diría: «La tranquilidad». Y yo, como buena chica, probablemente elegiría la sinceridad (esa virtud alemana que, por desgracia, en Australia no es muy apreciada) o la capacidad de realizar cosas que tengan verdadero sentido para uno mismo. Pero ¿qué cosas tienen de verdad sentido para ti? ¿Qué se te viene a la cabeza de forma espontánea? Tal vez se te ocurran virtudes que son muy valoradas en tu familia, en tu cultura o en tu sociedad. Lo cierto es que todas ellas son importantes, pero en la mayoría de los casos tendrán poco que ver con los valores que te importan a ti, al ser humano especial que eres. Nuestros valores internos nos sostienen y nos guían; son los cimientos de nuestra vida. Quien conoce sus valores y vive conforme a ellos, cuenta con una brújula interior y tiene más posibilidades de encontrar su camino en medio de las violentas turbulencias de la vida.

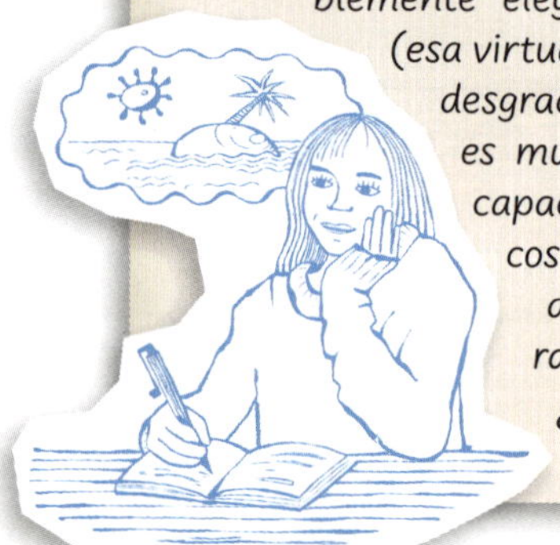

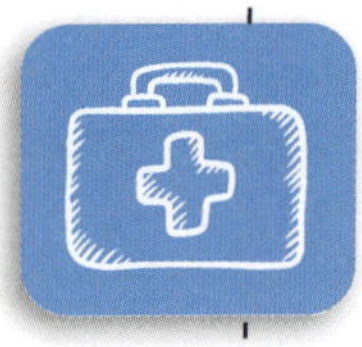

Estos son los efectos:

- Nos libera de las imposiciones externas.
- Nos proporciona una guía con la que orientarnos.
- Nos ayuda a atender a nuestras propias necesidades.

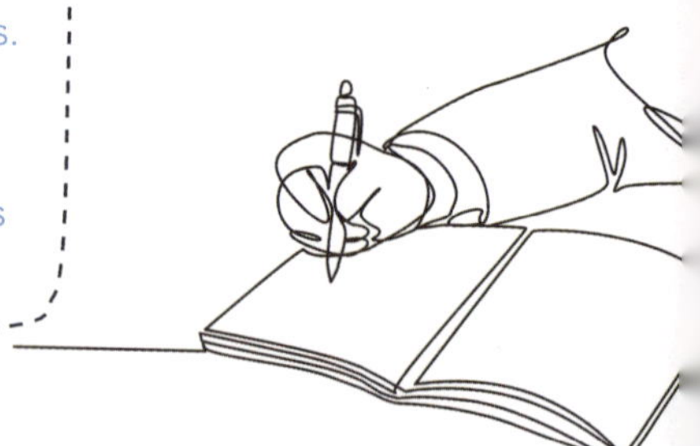

++++++++++ **¿Solo siete minutos?** +++++++++++ Necesitarás siete minutos para reflexionar... +

Así se hace:

MATERIAL

Lápiz y papel.

INSTRUCCIONES

- Siéntate, toma lápiz y papel y responde de forma totalmente espontánea a las preguntas que aparecen a continuación. Utiliza palabras clave para contestar.
- ¿A qué proyecto te podrías dedicar con toda tu pasión? ¿Qué es lo que te entusiasma? (Ejemplos de respuestas: practicar un deporte específico, realizar un trabajo determinado, jugar al fútbol, ver series en Netflix...)
- ¿Qué cosas esperas con más ilusión para hoy, para esta semana o para este año? (Ejemplo de respuesta: cenar con mi pareja.)
- ¿Qué situaciones te despiertan emociones muy intensas? ¿Qué te lleva a reír, a llorar o a poner el grito en el cielo? (Ejemplos de respuestas: mis hijos, mi perro.)
- ¿Qué cosas te irritan especialmente? (Ejemplos de respuestas: las faltas de respeto de ciertos conductores en la carretera, el vecino que poda tan mal los setos de su jardín que los deja siempre torcidos, ese jefe que es incapaz de hacer lo que en cambio exige a los demás...)

1. Piensa cuáles son los valores que están detrás de tus respuestas: se trata de tus virtudes personales, que son importantes para ti. Asigna a las palabras clave anotadas los conceptos globales correspondientes, como, por ejemplo, los siguientes:
   - Jugar al fútbol = sentido de pertenencia a una comunidad, juego
   - Ver series en Netflix = seguridad del hogar, entretenimiento (escuchar/contemplar)
   - Cena en compañía = intimidad, disfrute
   - En el terreno de las emociones: niños = amor, calidez, franqueza, espontaneidad
   - Perros = espíritu comunitario, naturaleza, fidelidad
   - En el caso de la falta de respeto: serenidad, consideración hacia los demás

2. Elige, entre todos los conceptos globales que has señalado, los tres que son más importantes para ti. Esos conceptos serán tus «gafas de valores personales». Si, por ejemplo, has seleccionado «espíritu comunitario», «disfrute» y «calidez», contempla ahora tu vida a través de esas gafas: ¿tu pareja, tus amigos, tu trabajo y las actividades que practicas en tu tiempo libre están en consonancia con esos valores? ¿En qué ámbitos vives conforme a tus valores y en cuáles no? ¿En qué aspectos estás siguiendo el camino marcado por otros y no por ti? Analiza detenidamente tus respuestas. ¿Qué conclusiones extraes de ellas? Este ejercicio puede ayudarte a cambiar las cosas y a tomar decisiones con las que sentirte satisfecho, realizada.

Esto es lo que te aportará:

Nuestra brújula interna nos indica cómo actuar en la vida. Nos ayuda a orientarnos en medio de un amplio abanico de exigencias y ofertas. Esta brújula también desempeña un importante papel en cada una de las decisiones que adoptemos. Sin embargo, no puede ser rígida, porque nuestros valores y objetivos cambian constantemente. Por eso, es importante que de vez en cuando examines la dirección que marca tu brújula interna para comprobar si sigue coincidiendo con lo que tú quieres o si, en cambio, es necesario reajustarla.

CONSEJO 5

BALANCEARSE Y ESTIRARSE

Un minientrenamiento para la fascia

PARA QUIENES TIENEN PRISA: hoy descubrirás la importancia que tiene la fascia para tu agilidad, tu fuerza y tu salud. Practica este ejercicio de siete minutos y sorpréndete de sus resultados: rápidamente te generará una increíble sensación de relax y volverás a disfrutar de tu movilidad. Porque no solo es importante movernos, sino también cómo lo hacemos. Hoy te balancearás y te estirarás durante siete minutos y te sentirás flexible como un gato. A tu fascia le encantará.

En aquellos maravillosos días en los que tenía la suerte de que alguien me diese un masaje tailandés, a ser posible en una playa de Tailandia (a pesar de que, como solían venir acompañados de una exfoliación gratuita con arena, siempre acababa pensando que me vería obligada a buscarme una piel nueva), escuchaba sistemáticamente el mismo comentario: «¡Uy uy uuuyyyy! ¡Qué tensa tienes la nuca!». «¡Pues claro! —respondía yo— ¡Me paso el día llevando a cuestas a tres niñas pequeñas!» Con el tiempo he tenido que buscarme otra explicación, así que ahora contesto: «Sí, sí, es que dedico mucho tiempo a escribir libros». Sin embargo, lo cierto es que buena parte de esa tensión se debe a que, como uchas otras personas, me preocupo de moverme y de entrenar mi musculatura constantemente pero suelo pasar por alto los estiramientos y la relajación. Por eso, hoy haremos algo muy sencillo aunque muy eficaz. Se trata de destensarte de verdad, de sacudirte, de extenderte y de estirarte. Según mi experiencia, lo mejor es hacerlo bajo una ducha de agua caliente. Así que ponte el gorro de ducha y... ¡adelante! ¡Todo sea por nuestra fascia!

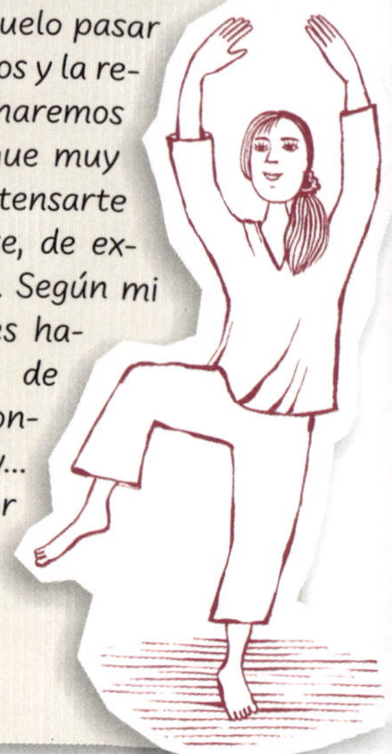

Estos son los efectos:

- Libera los músculos y la fascia.
- Ayuda a practicar una respiración pulmonar profunda.
- Mejora la postura.
- Proporciona una sensación de relajación corporal.
- Alivia los dolores y las limitaciones de movilidad.

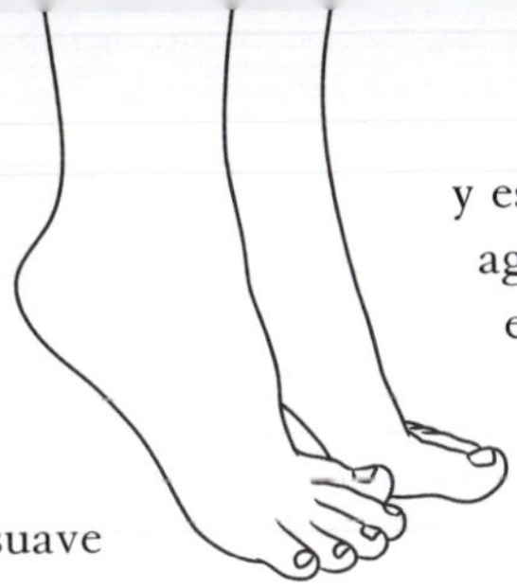

Así se hace:

- Observa cómo caminas. A continuación, intenta andar durante un minuto como si fueras un gato, apoyando tus pies de forma suave y ligera sobre el suelo.
- Después, balancéate sobre ambos pies, variando tu punto de apoyo: empieza por sostenerte sobre los talones y después ve adelantando el apoyo hacia la parte delantera, hasta llegar a los dedos, para volver más tarde a los talones. Realiza este balanceo durante un minuto.
- A continuación, levanta los brazos por los lados y estíralos bien en dirección al cielo. Puedes realizar este ejercicio en cualquier otro momento del día, cuando pases de estar sentado o sentada a ponerte de pie.
- Ahora introduciremos una ligera variación: con los brazos aún levantados, gira despacio el tronco hacia la derecha y hacia la izquierda. Mientras tanto, respira tan profundamente como te sea posible, expandiendo la caja torácica. Repite este movimiento, espirando mientras te giras e inspirando cuando ya estés a la derecha, a la izquierda o en el centro.
- Por último, encorva la espalda hacia delante y, poco a poco, baja la cabeza hacia el suelo. Deja los brazos colgando. Después, vuelve a subir, vértebra a vértebra, y sacude bien las extremidades.

Esto es lo que te aportará:

La fascia recorre todo nuestro cuerpo. Durante decenios, esta madeja de tejido conjuntivo se consideró un mero envoltorio de nervios, músculos y órganos, pero hoy sabemos que nos aporta mucho más que eso. La fascia (que en latín significa «faja», «venda») tiene forma de banda, con un grosor que en la mayoría de los casos es de tan solo un milímetro, y está compuesta por fibras de colágeno, agua y sustancia adhesiva, entre otros elementos. Sus fibras tienen diferentes funciones, formas y capacidades, y constituyen una densa red que mantiene nuestros órganos, vasos sanguíneos, tendones, cápsulas articulares, nervios y huesos en su lugar. Además, tiende un puente entre nuestros sentimientos y nuestra corporeidad.

Como la fascia participa en todos y cada uno de nuestros movimientos, cuando, por ejemplo, se adhiere o pierde elasticidad —como si fuera un jersey que se ha lavado con agua demasiado caliente—, puede provocar problemas. Además, contiene millones y millones de receptores del dolor. Por eso es muy habitual que esté implicada en las dolorosas tensiones de la nuca o los hombros o en las molestias de las vértebras lumbares.

Ejercitar la fascia es útil en muchos sentidos: un entrenamiento específico puede reducir el dolor y la tensión, mejorar la movilidad y prevenir las lesiones. Hoy en día prácticamente no hay deportista de alto rendimiento que no ejercite esta parte de su cuerpo. De todas formas, hay que saber que el sistema de la fascia responde mejor a unos estímulos motores que a otros. Funcionan particularmente bien los ejercicios con rodillos y pelotas, algunos movimientos concretos para la rodilla, la espalda y los hombros y también actividades suaves como el yoga, el taichí, el pilates o la danza. A la fascia le gustan sobre todo el balanceo y los estiramientos. A lo largo de la vida se va regenerando, y para este proceso son especialmente eficaces los ejercicios. También es conveniente estirarse bien por las mañanas, recién levantados, igual que hacen los gatos.

CONSEJO 6

ROSENBERG PARA TODOS

Solucionar conflictos mediante la diplomacia

PARA QUIENES TIENEN PRISA: los conflictos nos acompañan en nuestro día a día. Muchos de ellos estallan debido a una «mala» comunicación. Por eso es útil saber cómo expresar opiniones o deseos opuestos a los de nuestro interlocutor de tal manera que este no solo nos comprenda, sino que incluso colabore con nosotros para construir juntos una buena solución. Hoy aplicarás al conflicto que prefieras el método de cuatro etapas para la comunicación no violenta propuesto por Rosenberg. Este sistema, una vez interiorizado, puede proporcionarte una vida mucho más armoniosa.

Me encantan los refranes y los dichos porque, en muchos casos, reflejan situaciones que sería imposible describir con otras palabras. En la época en la que estuve viviendo en Australia aprendí uno que me encantó: «Los ingleses son demasiado corteses como para ser sinceros; los alemanes, en cambio, son demasiado sinceros como para ser corteses». ¿Sabes en qué se traduce esto en la vida real? En que los ingleses (y los australianos) no dicen lo que piensan de verdad. De hecho, a veces dicen más bien lo que su interlocutor espera oír, y evitan cualquier enfrentamiento. ¿La ventaja? Se genera un ambiente maravilloso. ¿El inconveniente? En realidad, nunca sabes a qué atenerte con ellos. Los alemanes en cambio suelen considerar que es adecuado decir lo que realmente piensan. ¿La ventaja? Todos saben qué se está cociendo. ¿El inconveniente? Pueden herir los sentimientos de los demás. La solución es la diplomacia o, dicho de una bonita forma, quedarse con lo mejor de los dos mundos, o sea, decir lo que se piensa, se siente y se quiere pero de tal manera que el interlocutor pueda aceptarlo y, a ser posible, incluso contribuir a encontrar una buena solución. En mi opinión, es todo un arte, pero merece la pena dominarlo. En el fondo no es tan difícil, y nos facilita enormemente la vida. Dedica tus siete minutos de hoy a aprender cómo discutir con diplomacia.

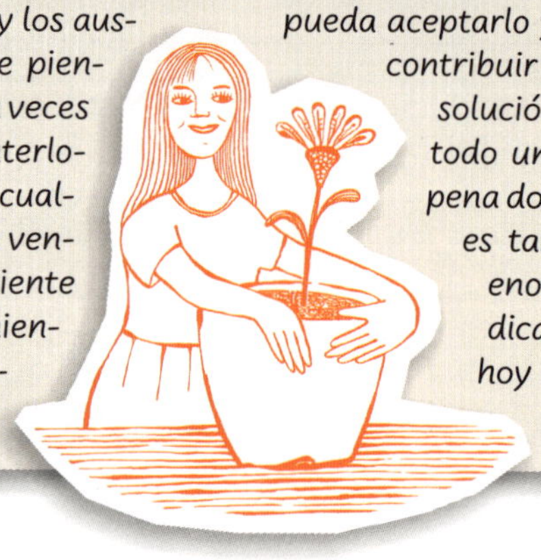

Estos son los efectos:

- Permite resolver mejor los conflictos.
- Aporta más satisfacción.
- Genera más serenidad.
- Estrecha lazos porque favorece el entendimiento mutuo.

+++++++++ **¿Solo siete minutos?** ++++++++++++ Sí, para estudiar los cuatro pasos... ++++++

Así se hace:

MATERIAL

Lápiz y papel.

INSTRUCCIONES

- Describe un conflicto personal que te gustaría resolver y anota el nombre de la persona con la que deberías hablar para conseguirlo.
- Escribe lo que se pide en cada uno de los cuatro pasos indicados a continuación. ¿Cómo se aplicarían a tu caso?
- Pon en práctica los cuatro pasos en el orden en el que aparecen, hasta que hayas interiorizado bien el sistema. Comunica tus necesidades según este método, ya sea en el conflicto que has elegido o en el próximo que te surja. El resultado es impactante.

Paso 1: Describe lo que ha sucedido.

. . . .

Paso 2: Explica qué emoción ha suscitado en ti lo ocurrido, es decir, qué sientes al respecto. Hazlo con sinceridad.

. . . .

Paso 3: Formula qué esperas que pase ahora o qué te habría gustado que pasara.

. . . .

Paso 4: Expón tu petición: ¿cómo podría tu interlocutor contribuir a la resolución del conflicto?.

. . . .

Esto es lo que te aportará:

Los enfrentamientos son una situación de lo más normal. En último término, lo único que indican es que cada persona tiene necesidades diferentes y que no siempre es sencillo conciliarlas. Sin embargo, cuando en ese contexto herimos sentimientos, es como si estuviésemos echando leña al fuego. Si sabemos gestionar la disputa de forma rápida y constructiva, todos los implicados podrán aprender algo. Pero cuanto esto no funciona todo se complica: es fácil que unas circunstancias inicialmente inofensivas y unos pequeños malentendidos acaben dando lugar en menos de lo que canta un gallo a graves enfrentamientos.

En los años setenta, el psicólogo estadounidense Marshall Rosenberg (1934-2015) estudió este problema, buscó el modo de potenciar la unión y el entendimiento y analizó por qué las personas se sienten heridas y solas. A partir de ahí, desarrolló el modelo de la comunicación no violenta, una especie de idioma de la conexión cuyo objetivo es, en todo momento, permitir que las personas se expresen con franqueza y escuchen de verdad a los demás. Si bien es cierto que una sencilla frase puede dañar una relación e incluso terminar con ella, también lo es que otra frase «correcta» puede servir para tender la mano al prójimo: «Te entiendo. Te veo». De esta manera pacífica y empática, las dos partes tienen la opción de resolver su conflicto sin que haya vencedores ni vencidos. El método de la comunicación no violenta es especialmente adecuado para resolver disputas y tiene efectos en todas las personas y en todos los ámbitos: el trabajo, las relaciones con nuestros padres, amigos y conocidos...

CONSEJO 7

UNA EXFOLIACIÓN PARA UNA PIEL RADIANTE

Un suave cutis gracias a los ácidos frutales

PARA QUIENES TIENEN PRISA: hoy vamos a hacer que la piel de tu rostro, tu cuello y tu escote luzca resplandeciente, tonificada y suave. La exfoliación con limones obra auténticos milagros gracias a los ácidos naturales de estas frutas: elimina las escamas de la capa superior y limpia y reafirma mejor (y por mucho menos dinero) que cualquier producto cosmético a base de alfa hidroxiácidos (AHA) o ácidos frutales. Este preparado para la piel de rápida elaboración ofrece una gran ventaja: lo más seguro es que ya tengas en casa los ingredientes necesarios para esta sesión de bienestar de siete minutos.

Si he de ser sincera, cuando era adolescente los chicos con marcas de acné me parecían incluso atractivos. Probablemente veía en ellos signos evidentes de la pubertad, es decir, pruebas de que esos chicos se estaban convirtiendo en hombres. Hoy en día examino sin cesar cualquier imperfección que aparezca en mi cara. La verdad, me parece increíble que, pese a tener cada vez más arrugas, me sigan saliendo granos. ¿No es injusto? ¿No sería posible que las primeras sustituyesen a los segundos o, aún mejor, que los dos desapareciesen? Descubrir los ácidos frutales, como los que se emplean en esta exfoliación con limones, fue para mí toda una alegría. Hay que reconocer que a veces provocan que, durante un tiempo, aparezcan más impurezas en la piel, pero a medio plazo este tratamiento las elimina y también atenúa las manchas causadas por problemas de pigmentación. Si no sufres de ninguna de estas imperfecciones y no sabes ni de qué estoy hablando, hoy puedes, sencillamente, ser feliz y limitarte a comerte los limones.

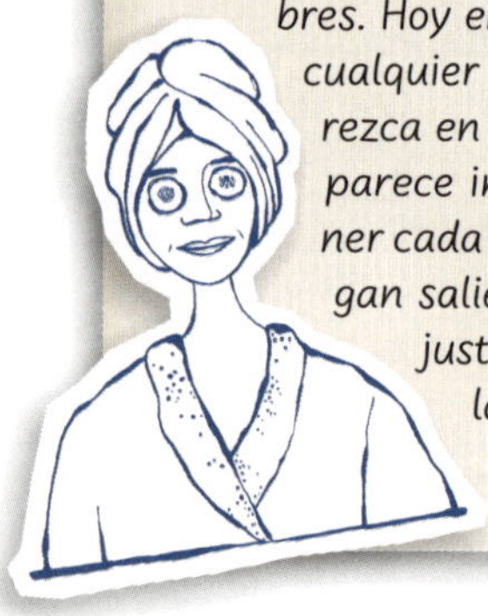

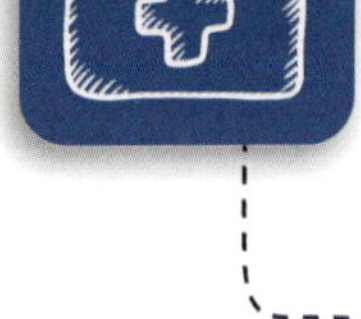

Estos son los efectos:

- Limpia la piel y elimina su capa superior.
- Ejerce una acción reafirmante y astringente.
- Favorece la regeneración de la piel.
- Deja el cutis fresco y radiante (efecto *glow*).

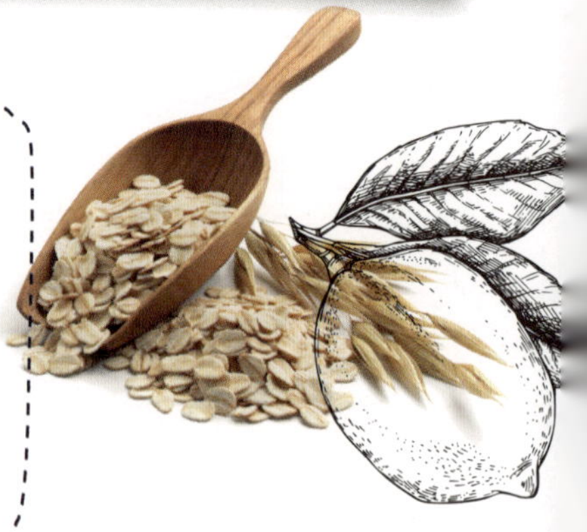

Así se hace:

INGREDIENTES

- El zumo de medio limón ecológico.
- Dos cucharadas de salvado de almendras o copos de avena molidos.
- Un poco de agua o suero de mantequilla.
- Una cucharadita de miel.

PREPARACIÓN

- Mezcla el salvado de almendras o los copos de avena con un poco de agua o suero de mantequilla en un cuenco, hasta que se forme una masa espesa. Añade el zumo de medio limón y una cucharadita de miel y remuévelo todo.
- Exfóliate la piel del rostro, el cuello y el escote dándote un suave masaje con esta mezcla (evitando las zonas de los ojos y los labios). A continuación, deja actuar el tratamiento durante dos minutos. Después, retíralo con agua tibia. Para conseguir un efecto aún más intenso, puedes mezclar el zumo de la otra mitad del limón con trescientos mililitros de agua y aplicártelo en la piel, frotando, a modo de aclarado.
- Pasados diez minutos, puedes ponerte una crema hidratante ligera.
- Lo ideal es repetir este tratamiento dos veces por semana.

Esto es lo que te aportará:

Los limones son un remedio verdaderamente todoterreno, además de un ingrediente imprescindible en la cocina. En el ámbito de la cosmética natural son muy apreciados. ¿Por qué? Bueno, si alguna vez te ha caído un poco de su zumo en los ojos o en una zona inflamada de la piel, ya sabrás cuál es su efecto: los ojos arden y la piel se irrita. Esta particularidad se puede aprovechar para el cuidado del cutis: al igual que los tratamientos exfoliantes a base de ácidos frutales (con ácidos alfa hidroxiácidos de origen químico), este preparado casero de limones favorece la regeneración de la piel.

Aquí entran en juego dos factores: por una parte, el ácido de esta fruta tiene, por su propia naturaleza, un efecto limpiador (y un poco cáustico) que hace que, tras la aplicación, la piel quede más suave. El ácido penetra ligeramente en los poros, reblandece la parte superior de la capa córnea y provoca el desprendimiento de las escamas muertas. Además, el limón desinfecta y reduce las inflamaciones. Por otra parte, estas frutas ácidas de un amarillo tan luminoso son conocidas por su alto contenido en vitamina C, que no solo puede tener efectos positivos sobre la producción del colágeno, sino que también constituye uno de los mejores captadores de radicales y protege a las células. Por eso se la suele incluir entre los componentes de los productos antienvejecimiento. Si tienes experiencia en repostería, es posible que ya conozcas el principio de su funcionamiento: si viertes un poco de zumo de limón sobre un trozo de manzana, esta conservará su color claro original y su aspecto fresco. Las fibras de los copos de avena, por su parte, pulen de forma mecánica la superficie de la piel, así que, gracias a los movimientos circulares con los que se aplica el tratamiento, el cutis se renueva suavemente porque afloran las capas nuevas que se encuentran por debajo. La exfoliación es muy útil para eliminar impurezas como los granos, las espinillas y los puntos negros. Además, mejora el tono en el caso de las pieles pálidas o grisáceas y proporciona un brillo saludable. Eso sí, evita este tratamiento si sufres de acné severo o si tienes la piel especialmente sensible.

EL DÍA DEL ANCLA

Ya ha concluido la quinta semana y has probado un consejo en cada uno de los siete ámbitos del estilo de vida. ¿Cuáles de ellos te han gustado y cuáles no son realmente lo tuyo? Asigna los emojis en función de estas tres categorías: ideas geniales, ideas simplemente aceptables e ideas estúpidas. Marca el correspondiente.

CONSEJO 1

Salud: ¡sencillamente, apágalo!

Minimizar la radiación y las distracciones provocadas por los móviles (página 102)

CONSEJO 2

Medicina mente-cuerpo: expulsar la ira a través de la respiración

No hay lugar para el mal humor (página 104)

CONSEJO 3

Nutrición: el muesli de la eterna juventud

Una forma ideal de empezar el día (página 106)

CONSEJO 4

Autorreflexión: la brújula interior

Encontrar nuestros valores internos (página 108)

CONSEJO 5

Actividad física: balancearse y estirarse

Minientrenamiento para la fascia (página 110)

CONSEJO 6

Tú y yo: Rosenberg para todos

Solucionar conflictos mediante la diplomacia (página 112)

CONSEJO 7

Belleza: una exfoliación para una piel radiante

Un suave cutis gracias a los ácidos frutales (página 114)

Echa un vistazo también a las cuatro semanas anteriores: la semana 1 (páginas 13 y ss.), la semana 2 (páginas 35 y ss.), la semana 3 (páginas 57 y ss.) y la semana 4 (páginas 79 y ss.). Anota a continuación los consejos que te han parecido especialmente interesantes. ¿Qué ejercicios seguirás practicando? ¿Hay propuestas que te hayan parecido más o menos aceptables y a las que te gustaría volver a darles una oportunidad?

ECHEMOS LA VISTA ATRÁS

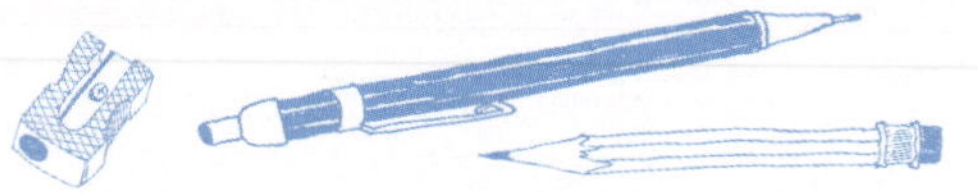

Aquí puedes anotar qué consejos te han gustado más y cuáles te han gustado menos. Describe tus experiencias de esta semana.

Estos consejos me han gustado especialmente o me han sentado muy bien porque...

. . . .

. . . .

. . . .

. . . .

. . . .

. . . .

. . . .

. . . .

La semana que viene reservaré tiempo para estos consejos. (Anota aquí una fecha y, ¿por qué no?, también una hora.)

. . . .

. . . .

. . . .

. . . .

. . . .

. . . .

. . . .

Tal vez les dé una nueva oportunidad a estos consejos:

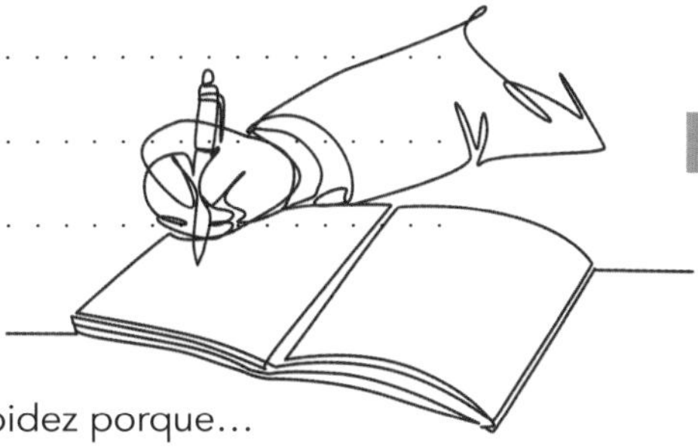

Estos consejos me han parecido una estupidez porque…

He incorporado lo siguiente a mi día a día:

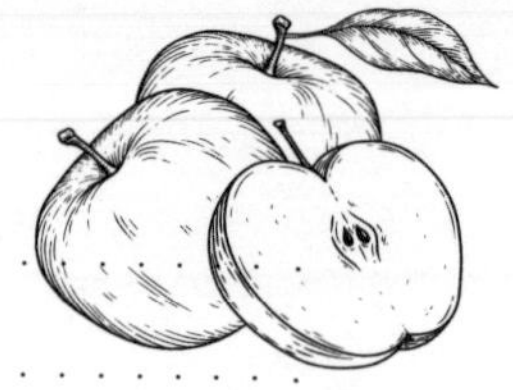

. . . .

. . . .

. . . .

. . . .

Mis ideas al respecto:

. . . .

. . . .

. . . .

. . . .

. . . .

. . . .

UN CONSEJO EXTRA SOBRE ACTIVIDAD FÍSICA: EL TRÍO DINÁMICO MÁS UNO

Ejercicio alternativo o complementario: para fortalecer los brazos y la espalda, rema utilizando la puerta de tu cuarto de baño. Colócate de pie delante de la puerta abierta y ata los extremos de una toalla a las dos manillas del picaporte, fijándolos lo más cerca posible de dicho picaporte.
Pon tus pies a la derecha y a la izquierda de la puerta, con los talones más o menos alineados verticalmente con respecto a las manillas. Lo ideal es que realices este ejercicio descalzo o descalza, o bien con unos zapatos que te permitan apoyarte con firmeza sobre el suelo. Échate hacia atrás, hasta que tus brazos estén del todo extendidos. Recuerda mantener las piernas flexionadas en un ángulo de noventa grados. A continuación, vuelve hacia delante hasta tener la espalda recta y los omóplatos hacia dentro. Al espirar, extiende de nuevo los brazos, lentamente, y deja que tu cuerpo caiga hacia atrás. Repite esta secuencia, despacio, durante dos minutos.

PREPARATIVOS PARA LA SEMANA 6

Para poner en práctica los consejos de esta sexta semana, necesitarás los siguientes ingredientes y materiales:

- Un cortador de verduras en espiral o un pelador.
- Uno o dos calabacines.
- Aceite de oliva.
- Cien gramos de piñones (o nueces).
- Un ramillete generoso de albahaca y otro de perejil.
- Un diente de ajo o un ramillete pequeño de ajo de oso fresco.
- Copos de levadura nutricional.
- Un limón ecológico.
- Aceite de oliva.
- Sal y pimienta negra recién molida.
- Aceite de lavanda.

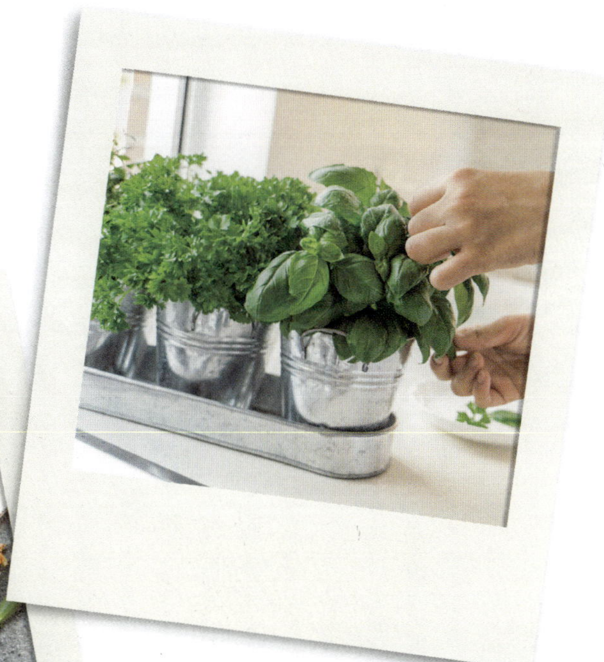

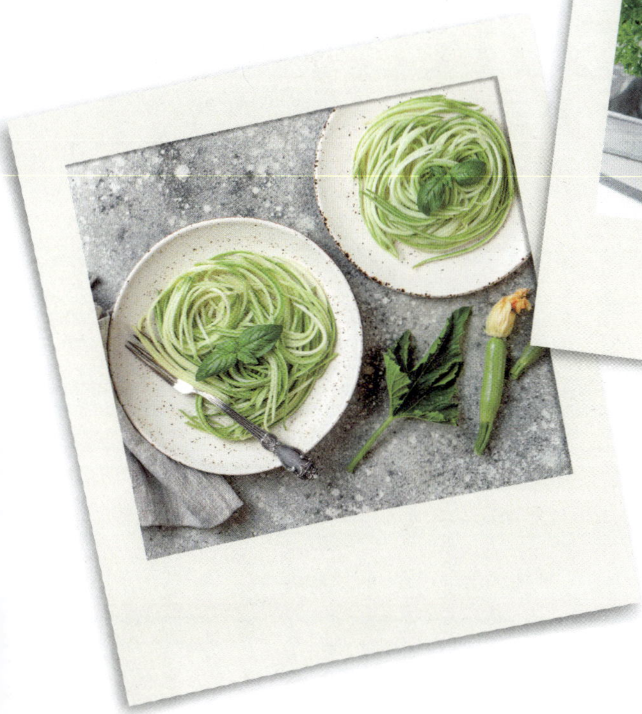

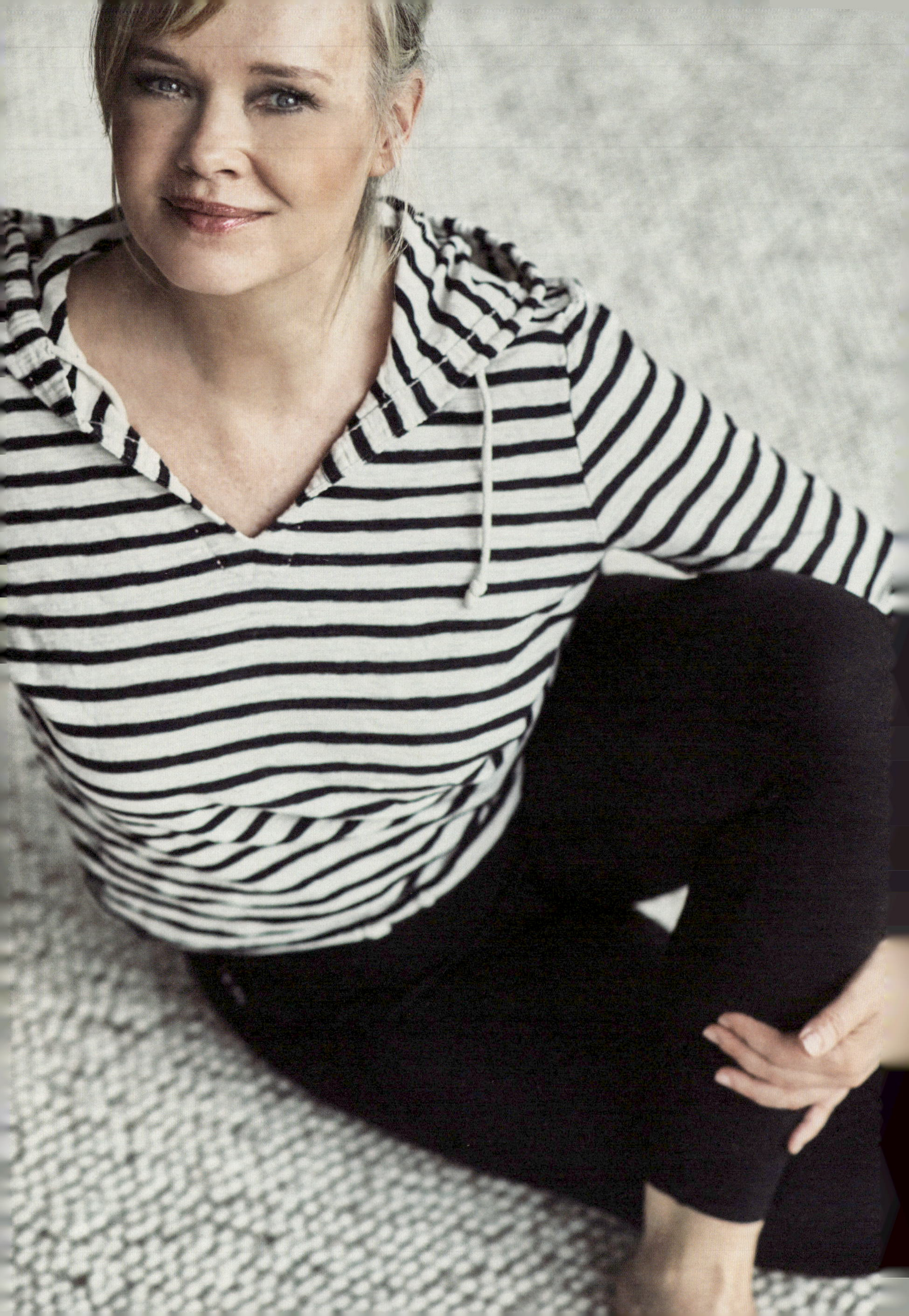

SEMANA

6

Cómo sustituir una taza de café por un refrescante baño de brazos; cómo tu canción favorita es capaz de arrancarte una sonrisa; cómo de delicioso puede llegar a ser un plato vegano; cómo resolver problemas tan solo cambiando de perspectiva; cómo lograr unos bonitos abdominales gracias a las asanas del yoga; cómo poner correctamente límites a los demás; cómo proporcionar a tus pies una beneficiosa sesión de spa... Todo esto es lo que aprenderás en las próximas páginas. Y, como siempre, en apenas siete minutos al día.

COMO UNA ESTIMULANTE TAZA DE CAFÉ PERO SIN CAFEÍNA

Un baño helado para los brazos de vez en cuando

PARA QUIENES TIENEN PRISA: la técnica del baño frío de brazos bien merece el sobrenombre de «taza de café de las terapias naturales»: estimula la mente, despeja las ideas, ayuda a recuperar la concentración después de un bajón de energía y permite prescindir del quinto café de la jornada. Lo único que se necesita es un lavabo lleno de agua fría y unos brazos (que, por regla general, todos tenemos a mano, afortunadamente). Primero hay que sumergir el brazo derecho durante treinta segundos y después hacer lo mismo con el izquierdo. ¡A espabilarse!

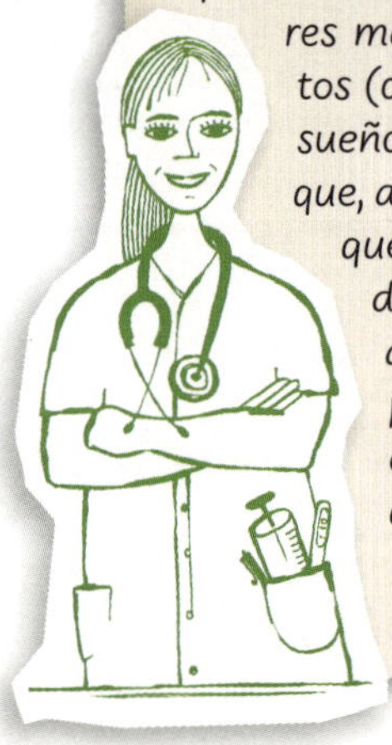

Seguro que has vivido alguna vez ese típico momento —que suele aparecer tras la pausa del almuerzo, después de una mañana cargada de trabajo— en el que el cerebro parece estar demasiado ocupado con la digestión y te cuesta horrores mantenerte con los ojos abiertos (o incluso caes en un profundo sueño). O ese otro instante en el que, a cualquier hora del día, tienes que realizar una tarea demasiado larga o compleja y empiezas a pensar que solo un café te puede salvar de la tentación de una cabezadita. Lo malo es que a esas alturas puede que ya lleves un montón de tazas en el cuerpo o que se te haya acabado el café. Hoy probaremos una solución alternativa: tomar un baño frío de brazos contra el bajón de primera hora de la tarde. El sacerdote y médico naturista alemán Sebastian Kneipp lo recomendaba para combatir la fatiga física y mental. A mí me parece un remedio no solo sencillo de aplicar, sino también sumamente eficaz. ¡Nos hace más resistentes y, además, nos despierta! Eso sí, lo más difícil para mí cuando voy a sumergir los brazos en el lavabo es remangarme la blusa sin arrugarla, así que te recomiendo que hoy te pongas una camiseta o que cierres bien la puerta del baño y, directamente, te quites la camisa.

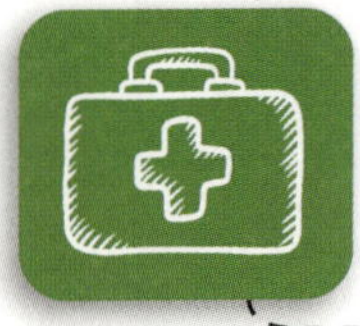

Estos son los efectos:

- Refresca.
- Aumenta la concentración.
- Mejora la circulación sanguínea.
- Si se aplica periódicamente, regula la tensión arterial.

++++ **¿Solo siete minutos?** ++++++ Dos minutos para llenar el lavabo de agua. ++++++ Remángate

Así se hace:

- El lavabo debe tener cierta profundidad, ya que el agua ha de llegar por encima del codo (con el brazo flexionado).
- Llena el lavabo con agua bien fría (los brazos son relativamente insensibles a las bajas temperaturas).
- Dobla el brazo derecho y sumerge el antebrazo poco a poco, empezando por la mano. A continuación, introduce el antebrazo izquierdo, hasta que el agua fría sobrepase ambos codos y llegue hasta la mitad de los bíceps.
- Mantente en esa posición entre seis y treinta segundos. Mueve un poco los brazos y respira con tranquilidad.
- Retira el tapón del lavabo para dejar que se vaya el agua y sacude los brazos para volver a calentarlos.

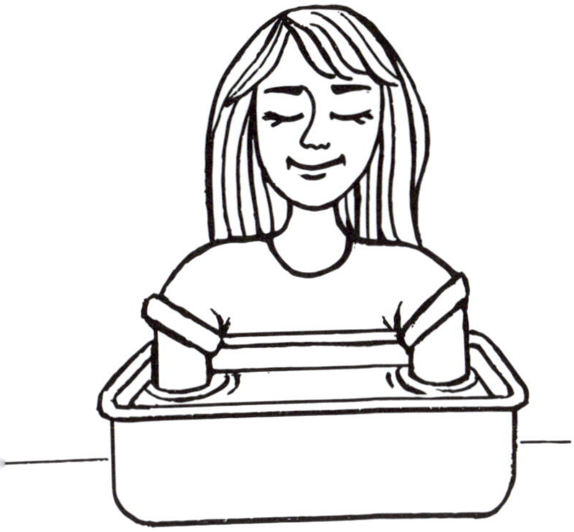

Esto es lo que te aportará:

Evidentemente, nada más empezar el agua te parecerá muy fría. De hecho, la primera vez es posible que incluso te marees, porque esta práctica provoca importantes efectos en la circulación. Pero ocurre lo mismo que en cualquier otra aplicación con agua del universo Kneipp: si realizas este ejercicio con regularidad, aunque al principio las temperaturas te resulten desagradables, te acostumbrarás enseguida a ellas, ¡y sin que eso reste ni un ápice al efecto refrescante y vigorizante que provoca este ejercicio desde el minuto uno!

La estimulación mediante agua fría es un método especialmente probado para mejorar la resistencia del cuerpo. En un primer momento, el frío contrae los vasos sanguíneos del brazo, con lo que aumenta la tensión arterial. De ese modo, los brazos —y, como consecuencia de un acto reflejo, también el tronco y la cabeza— se refrescan y la circulación en ellos mejora. Como el cuerpo reacciona pronto para contrarrestar esta sensación, se ha observado que incluso se apacigua el ritmo del corazón.

También resulta muy estimulante aplicar un chorro de agua fría en las piernas por las mañanas, después de una ducha con agua caliente. Para ello, se debe comenzar lavando con agua fría la pantorrilla para subir después. Siempre hay que ir de abajo arriba, primero por el lateral derecho y después por el izquierdo. Así se reduce a la mitad el riesgo de resfriarse. Por si fuera poco, todas las aplicaciones con agua fría, incluido el baño de brazos, refuerzan nuestro sistema inmunitario. ¡No está nada mal!

Mantén los brazos sumergidos durante treinta segundos. +++ Vuelve a calentarlos durante dos minutos. +++

CANTA TU CANCIÓN

Diversión garantizada

karaoke

PARA QUIENES TIENEN PRISA: hoy vas a darlo todo cantando, ya sea en solitario o junto con otras personas, muy bajito o a pleno pulmón. Utiliza tus siete minutos para una sesión de bienestar muy especial: prácticamente no hay nada con efectos tan integrales para la salud del cuerpo y de la mente como cantar. Ni siquiera tendrás que acudir a un karaoke (aunque, la verdad, también sería una buena idea ☺): bastará con que cantes uno de tus temas favoritos y, por un momento, te conviertas en una estrella del pop o de la ópera.

CONSEJO 2

En Australia cumplí mi sueño de volver a tomar clases de canto. En una urbanización donde el vecino más cercano vivía a quinientos metros, me parecía que corría poco riesgo de molestar a los demás. Mis hijas también participaban en la sesión. Formábamos, por así decirlo, una banda de chicas. En teoría, elegíamos la canción por turnos (aunque la mayoría de las veces ellas se saltaban mi propuesta, alegando mi falta de gusto musical). Después, aprendíamos a respirar colocándonos libros sobre la barriga, marcábamos el compás (o lo hacíamos saltar por los aires), poníamos la tele a todo volumen con el videoclip o la versión para karaoke correspondientes... y ya no había quien nos parara. Pronto empezábamos a cantar a varias voces. Sonaba un tanto extraño, sí, pero aquello nos divertía muchísimo. De hecho, en nuestro entorno se comenzó a hablar más y más de lo guay que era nuestra actividad, y los amigos de mis hijas acabaron peleándose por venir a cantar con nosotras. Aquella fue una experiencia maravillosa. Ahora ha llegado tu turno. Utiliza los siete minutos de hoy para cantar algo que te guste. Da igual el resultado. La próxima vez que lo intentes te saldrá mejor. Y también estarás más sano o sana.

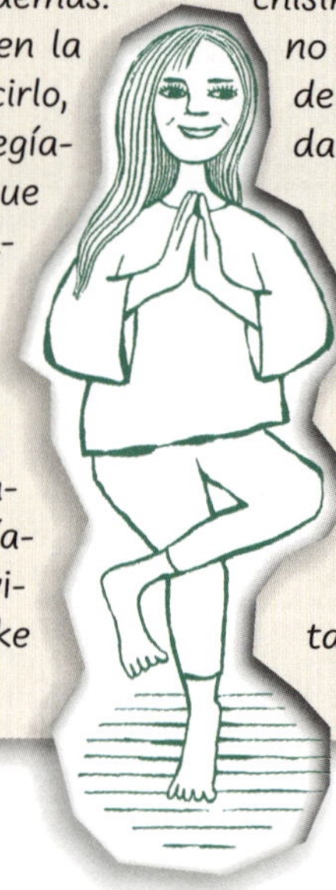

Estos son los efectos:

- Divierte, levanta el ánimo y relaja.
- Estimula el sistema inmunitario.
- Regula el corazón y la circulación.
- Mejora la digestión y el metabolismo.
- Favorece la distribución de oxígeno por todo el cuerpo.
- Alarga la vida.

++++++++ **¿Solo siete minutos?** +++++++++++++ ¡Pues sí! Siete minutos para elegir una canción..

Así se hace:

Elige en tu lista de reproducción una canción que te guste mucho. Puede ser un clásico como *Mambo No. 5*, de Lou Vega, *Always Look at the Bright Side of Life*, de los Monty Python, *I Am What I Am*, de Gloria Gaynor, o *Voi che sapete*, de Wolfgang Amadeus Mozart. Eso sí, algo muy importante: imprime la letra antes de empezar. A continuación, enciende los altavoces y... ¡a cantar a pleno pulmón! También puedes reproducir el videoclip de la canción en YouTube, eligiendo la opción con letra o «*lyrics*», para que no solo aparezcan las imágenes, sino también el texto en la parte inferior de la pantalla.

Esto es lo que te aportará:

«Da igual cómo salga. ¡Lo realmente malo es no cantar!», decía el compositor austríaco Wolfgang Ambros, autor de *Schifoan*, un pegadizo tema pop. Muchos estudios le dan la razón. Tararear y cantar a todo volumen no solo es sano, sino que, además, nos alegra el día.

De hecho, el canto es tan relajante como un tranquilo paseo. Bastan entre diez y quince minutos cantando a voz en grito para mejorar nuestra frecuencia cardíaca y nuestra circulación. Esto se explica por el importante papel que desempeña en esta actividad la respiración. De hecho, los cantantes experimentados respiran llevando conscientemente el aire hacia el abdomen para bajar el diafragma y presionar los órganos del vientre, de modo que quede más espacio para los pulmones. Además, esta respiración profunda ventila los alveolos pulmonares, lo cual mejora la oxigenación y estimula la circulación. Cuando después espiran, el diafragma sube ligeramente. Cantar activa el metabolismo, estabiliza la tensión arterial, mejora el riego de todos los órganos, incluido el cerebro, y aumenta la concentración.

La música también provoca efectos positivos en el sistema nervioso autónomo. Cantar y, sobre todo, respirar hondo activa el sistema nervioso parasimpático, responsable de la relajación, y, en consecuencia, nos calma: la tensión arterial baja, el pulso se ralentiza y la musculatura se destensa. Dado que los órganos del vientre se contraen por efecto de la respiración diafragmática, también se estimula el movimiento abdominal y, con ello, la digestión.

Cantar refuerza nuestras defensas, como demuestra un estudio realizado con muestras de saliva obtenidas de voluntarios que eran miembros de diferentes coros de iglesia: los análisis evidenciaron que, tras los ensayos de canto, los niveles de anticuerpos (en concreto, de inmunoglobulina A/IgA), que nos protegen frente a los agentes patógenos, subían considerablemente; en cambio, cuando esas mismas personas se limitaban a escuchar la música, los niveles de anticuerpos no variaban. Cantar también mejora el estado de ánimo porque durante esta actividad se liberan hormonas de la felicidad, como la endorfina, la serotonina, la dopamina y la adrenalina. De hecho, tras treinta minutos de canto, nuestro cerebro produce oxitocina, la denominada «hormona del amor». Por eso cuando cantamos surge una relación muy íntima con los compañeros de grupo. El último dato reseñable es que las personas que cantan viven más tiempo, como observaron los científicos ya en los años noventa: en un estudio con doce mil voluntarios de todos los grupos de edad, se comprobó que aquellos que formaban parte de coros o agrupaciones de canto presentaban una esperanza de vida significativamente superior a la de aquellos que no cantaban.

CONSEJO 3

UN EXPERIMENTO VEGANO

Una dieta vegetal que nos hace disfrutar

PARA QUIENES TIENEN PRISA: hoy tenemos algo especial para comer: prepararás en un santiamén unos frescos tallarines veganos a base de calabacín y descubrirás a través de esta experiencia lo deliciosa que puede ser esta cocina. Además, tu cuerpo te agradecerá el aporte extra de vitaminas, minerales y fibra y la pausa alimentaria que le permitirás tomarse. También el medio ambiente te estará agradecido: cada comida en la que no consumimos productos de origen animal reduce la cantidad de emisiones nocivas al aire y de vertidos al suelo. Y, si supieran hacerlo, es probable que incluso los animales te diesen amablemente las gracias. Por último, también tu billetera se alegrará.

El movimiento vegano también ha dejado huella en mí. Durante una época, iba diligentemente en bicicleta, con un libro de cocina vegana bajo el brazo, a pequeñas tiendas de productos ecológicos, donde compraba todo lo que necesitaba para elaborar aquellas recetas. No sé durante cuánto tiempo logré resistir en ese empeño, pero un día me di cuenta de que, sin más, echaba de menos algunos sabores. No obstante, en aquel proceso incorporé nuevos platos favoritos, como el que hoy puedes probar tú. Creo que tanto el movimiento vegetariano como el vegano han aportado mucha más variedad a nuestra mesa. Nos han brindado ideas geniales sobre cómo preparar de una manera completamente distinta las verduras y las hortalizas. Y también nos ayudan a sentirnos bien: consumimos menos calorías y eso es bueno para nuestra salud y para el medio ambiente. ¡Perfecto!.

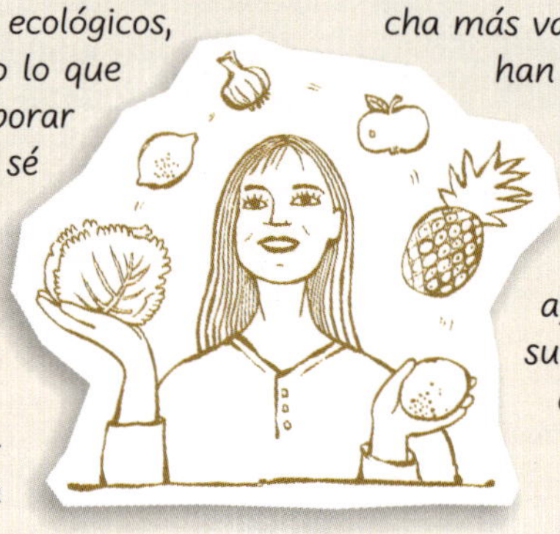

Estos son los efectos:

- Reduce el riesgo de infartos de miocardio y de cáncer, y permite mantener la salud hasta edades más avanzadas.
- Nos ayuda a perder los kilos de más.
- Baja la tensión arterial.
- Mejora el nivel de lípidos en sangre.
- Normaliza el nivel de glucosa en sangre.
- Puede mejorar el estado de los pacientes con artritis reumatoide.
- Aporta beneficios para el medio ambiente y los animales.

++++++ **¿Solo siete minutos?** +++++++++ ¡Sí, siete minutos para preparar los tallarines de calabacín!

Así se hace:

INGREDIENTES Y MATERIALES (para dos personas)

- Un cortador de verduras en espiral o un pelador.
- Uno o dos calabacines.
- Tres cucharadas de aceite de oliva.

Para el pesto:

- Cien gramos de piñones (o nueces).
- Un ramillete generoso de albahaca fresca y otro de perejil.
- Un diente de ajo o un ramillete pequeño de ajo de oso fresco.
- Dos cucharadas de copos de levadura nutricional.
- El zumo de un limón ecológico.
- Aproximadamente cinco cucharadas de aceite de oliva.
- Sal y pimienta negra recién molida.

PREPARACIÓN

- Lava los calabacines y sécalos. Corta su pulpa en forma de tiras o espaguetis mediante el pelador o el cortador de verduras en espiral.
- Para elaborar el pesto, tuesta los piñones en una sartén sin aceite, removiéndolos hasta que adquieran un tono dorado. Lava las hierbas aromáticas y agítalas para que se sequen. Quítale la piel al diente de ajo. Introduce estos ingredientes, más los copos de levadura nutricional, el zumo de limón, el aceite de oliva, la sal y la pimienta en un recipiente alto y tritúralos rápidamente con la batidora. No los batas durante mucho tiempo porque, de lo contrario, la mezcla adquirirá un sabor amargo.
- Vierte tres cucharadas de aceite de oliva en una sartén. Cuando esté caliente, añade los tallarines de calabacín y el pesto que has preparado con la batidora. Caliéntalo todo durante uno o dos minutos.
- Sirve en dos platos, espolvorea la albahaca y condimenta con zumo de limón, sal y pimienta. Si te gusta el chile, puedes añadir un poco.
- También puedes mezclar estos tallarines con un poco de pasta de trigo duro cocida.

Esto es lo que te aportará:

Hoy en día en torno a un millón de personas en Alemania han renunciado a todo tipo de productos de origen animal.

A menudo, los vegetarianos y los veganos adoptan su dieta por cuestiones de conciencia, pero la mayoría de ellos lo hacen también por salud, para evitar el sobrepeso, la gota, problemas de la piel, trastornos digestivos o migrañas. En este sentido, son unos verdaderos creadores de tendencia: el informe de la Comisión EAT-*Lancet*, que se presentó a principios de 2019, concluía que los consumidores pueden contribuir en buena medida a la lucha contra el cambio climático si renuncian a la carne, y añadía que este gesto también tiene consecuencias muy positivas para su peso y su salud. Numerosos estudios observacionales han demostrado además que los veganos y los vegetarianos se mantienen sanos hasta edades más avanzadas que los consumidores de carne. Una investigación publicada en 2019, en la que participaron 840 voluntarios, lo dejó bien claro: los veganos presentan mejores valores en los análisis de sangre y sus intestinos se encuentran más sanos. Incluso sus marcadores de inflamación son especialmente bajos. Todos estos datos son lo bastante convincentes como para que nos decidamos ya a comer menos carne, ¿no?

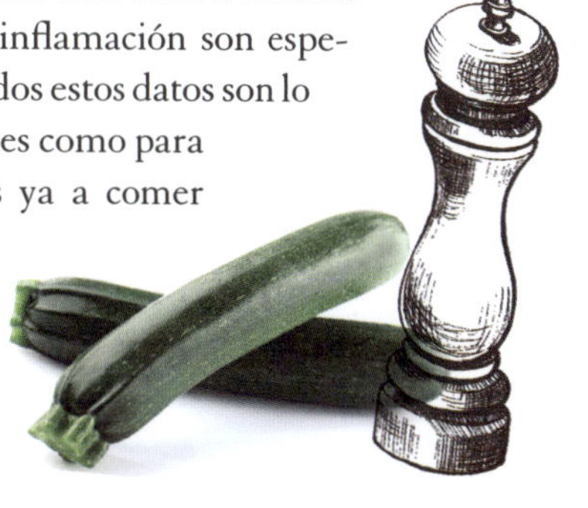

+ **¿Solo siete minutos?** +++++++++ ¡Sí, siete minutos para preparar los tallarines de calabacín! ++++

CONSEJO 4

LA PREGUNTA DEL MILAGRO

Solucionar los problemas mediante un cambio de perspectiva

PARA QUIENES TIENEN PRISA: hoy vamos a aplicar la famosa «pregunta del milagro» a un problema que ahora mismo te preocupe. Esto significa que, en lugar de analizar de dónde viene ese problema, visualizaremos cómo sería tu mundo si ya se hubiese solucionado y nos plantearemos qué habrás tenido que hacer para que suceda ese milagro. Este enfoque, increíblemente sencillo, te ayudará enseguida a actuar de forma constructiva y a introducir cambios positivos cuando te encuentres en situaciones difíciles. ¡Pruébalo hoy!

Mira qué frase más molona: «¡Los problemas se resuelven cuando nos concentramos en las soluciones, no cuando nos concentramos en los problemas!». Mmm... He tenido que pararme a reflexionar sobre esta idea, porque, en realidad, en la mayoría de los casos mi primer impulso es preguntarme de dónde ha salido toda esa montaña de escombros sobre la que estoy sentada justo en ese momento... O aún peor: ¿habrá aparecido esa montaña por culpa mía? ¿O de otra persona? Eso suele incrementar mi sensación de angustia. Además, no atisbo ninguna solución en el horizonte. Solo veo energía negativa por todas partes. En cambio, la pregunta del milagro nos permite avistar un futuro mejor, intuir lo bien que nos sentiríamos si el problema en cuestión ya no existiera, si se hubiese encontrado una solución. Y... ¿cómo sería esa solución? ¡Anda! ¡Pero si resulta que, en el fondo, ya sabemos lo que tenemos que hacer! Tómate hoy siete minutos para empezar a solucionar un problema que te angustie (o bien una pequeña contrariedad) planteándote la pregunta del milagro. ¡Adelante!.

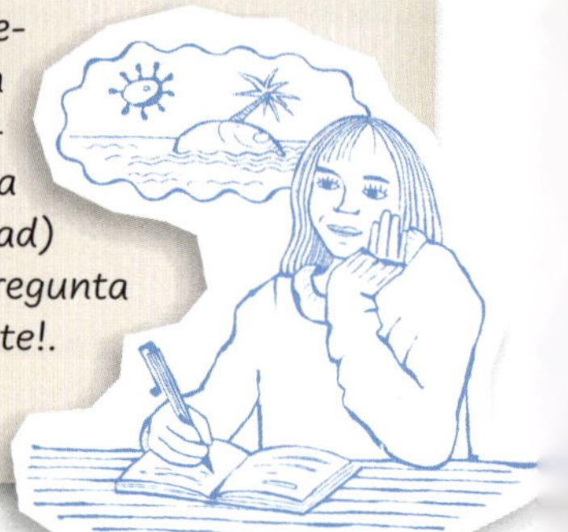

Estos son los efectos:

- Permite resolver problemas.
- Cambia nuestra relación con las circunstancias desagradables.

Así se hace:

MATERIAL

Lápiz y papel.

INSTRUCCIONES

- Piensa en algo que te esté creando dificultades, que te enfade, que te parezca imposible de solucionar en este momento. Tal vez sientas dudas acerca de si serás capaz de sacar adelante un determinado proyecto en tu trabajo. O quizás estás infeliz porque la relación con tu pareja te genera mucha tensión.

- Imagina que estás en casa, haciendo un par de tareas que tenías previstas para hoy. Después te vas a la cama y te quedas dormido o dormida. De repente, durante tu sueño, ocurre un milagro. A la mañana siguiente, te despiertas y lo ves: el milagro es que el problema que tanto te preocupaba ha desaparecido.

- Plantéate ahora las siguientes preguntas: ¿en qué notarías primero que tu problema ya no está? ¿Y qué habrás tenido que hacer para que ese problema haya desaparecido? Responde de la forma más detallada posible. De esta manera surgirán imágenes potentes que puedes grabar en tu mente.

- Un ejemplo: has logrado concluir tu proyecto y te dices que ha salido realmente bien. ¿En qué notarías que ha funcionado? ¿Con quién habrás tenido que trabajar para sacar adelante ese proyecto? ¿A quién habrás pedido ayuda?

- Otro escenario: eres más feliz con tu pareja. ¿En qué lo notarías? ¿En qué actuarías de un modo diferente a como has venido haciendo hasta ese momento? ¿Qué actitudes o cambios tuyos (no de la otra persona) habrán dado origen a esta transformación positiva?

Esto es lo que te aportará:

Steve de Shazer (1969-2005), psicoterapeuta estadounidense y autor de varias obras, creó a principios de los años ochenta la terapia breve centrada en las soluciones. El objetivo era resolver los problemas psicológicos de una forma rápida y duradera.

Por eso, su dinámica de trabajo y su método se centraban en todo momento en la identificación de soluciones. Para este planteamiento, el autor partía de la hipótesis de que, en el caso de muchos problemas y preocupaciones, es más útil orientarse hacia los deseos, los objetivos, los recursos personales y las excepciones en lugar de hacia el problema y sus causas, ya que, a menudo, recorrer el camino de búsqueda del origen no solo es doloroso, sino también demasiado complicado, e implica gastar las propias energías en cuestiones que no lo merecen. Siguiendo este método, De Shazer consiguió «curar» a muchas personas sin hablar jamás de sus problemas. Lo explicó utilizando la siguiente metáfora: si estoy en un rascacielos y se desata un incendio, preguntarme «¿cómo se ha originado el fuego?» me servirá más bien poco, pero preguntarme «¿dónde está la salida de emergencia?» me servirá más bien mucho.

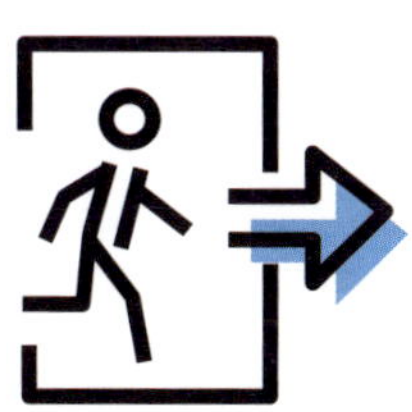

¡ADIÓS A LOS MICHELINES GRACIAS AL YOGA!

Asanas para un vientre plano

PARA QUIENES TIENEN PRISA: ¿te enfadas con tu barriga solo cuando el verano está a la vuelta de la esquina o también lo haces el resto del año? El yoga contra los michelines promete brindarte una solución. Hoy dedicaremos siete minutos a ejercitar los abdominales, pero no con las típicas flexiones del estilo sit-up y crunch, sino con las clásicas asanas del yoga (aunque en formato rápido). Si las practicas con regularidad, conseguirás un vientre visiblemente más plano. Cualquier sitio es bueno para realizarlas: en casa a primera hora de la mañana, en el trabajo...

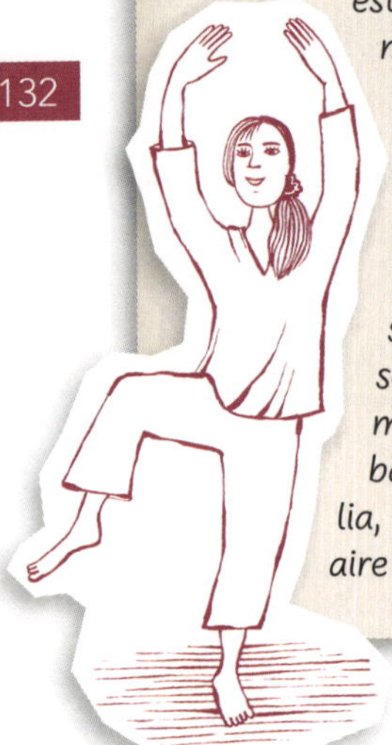

En Australia descubrí mi amor por el yoga. Durante mucho tiempo me había estado preguntando por qué a muchos de mis amigos les entusiasmaba tanto esta disciplina. De hecho, cada vez que iba a clases de yoga, me parecía una actividad difícil —cuando no incluso peligrosa—, me resultaba imposible seguir aquellas contorsiones, me caía una y otra vez o acababa con tortícolis. En Australia, sin embargo, hacía yoga al aire libre, la temperatura era cálida, los pájaros revoloteaban a nuestro alrededor y la práctica discurría muy lentamente. En las clases se daba especial importancia a la respiración, y yo tenía la sensación de que aquello me hacía bien. Era como si mi cuerpo aprovechase esa breve pausa en mi vida cotidiana para curarse a sí mismo, en las zonas que lo necesitaban. Entonces empecé a entender a mis amigos. Te invito a hacer hoy estos ejercicios para conseguir un vientre plano. No olvides respirar profunda y tranquilamente y relajarte, tanto durante la práctica como después de ella

Estos son los efectos:

- Fortalece el *core* y aplana el abdomen.
- Favorece que se quemen grasas.
- Ayuda a regular el metabolismo en el vientre.
- Reduce el estrés gracias al movimiento y a la respiración yóguica.

¿Solo siete minutos? ¡Sí, para la práctica de los ejercicios!

Así se hace:

MATERIAL

Una alfombra o una esterilla de yoga.

INSTRUCCIONES

Montaña: de pie, eleva ligeramente la cara interna de los pies y extiende bien las rodillas (es decir, procura que no estén flexionadas). Estira la espalda, alarga el cuello y gira los hombros hacia atrás y hacia abajo. Desde esa posición, gira los brazos hacia fuera, con las palmas de las manos apuntando hacia delante, y contrae el ombligo. Mientras inspiras, gírate hacia la derecha, y cuando espires, gírate hacia la izquierda. Repite esta secuencia, manteniendo los brazos hacia arriba y los codos un poco flexionados, durante diez respiraciones.

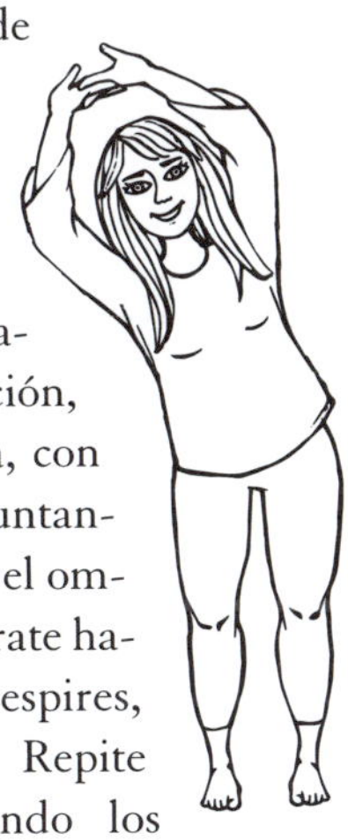

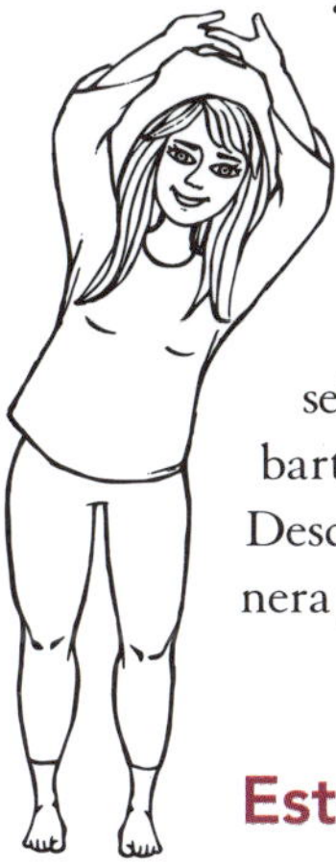

Flexión hacia delante: siéntate con la espalda recta, flexiona ligeramente las rodillas y estira bien los dedos de los pies hacia arriba. Al inspirar, eleva los brazos, procurando que las palmas de las manos se mantengan paralelas entre sí. Haz una larga espiración mientras contraes el ombligo. Vuelve a inspirar y, a continuación, espira mientras flexionas hacia delante el tronco, con el cuello estirado, de modo que el vientre entre en contacto con los muslos.

Barco 1: a continuación, túmbate en el suelo con las rodillas dobladas y las plantas de los pies apoyadas en el suelo. Espira mientras contraes el ombligo y elevas el tronco hasta que solo quede en contacto con el suelo la zona inferior de la pelvis. Mantén el cuello extendido. Desde esa posición, levanta las piernas de modo que formen un ángulo de noventa grados, con los dedos de los pies apuntando hacia ti. Eleva ahora los brazos y estíralos, con las palmas de las manos en paralelo con respecto a las articulaciones de las rodillas. Mantén la postura durante seis respiraciones y vuelve a tumbarte lentamente.

Descansa mientras respiras de manera profunda durante un minuto.

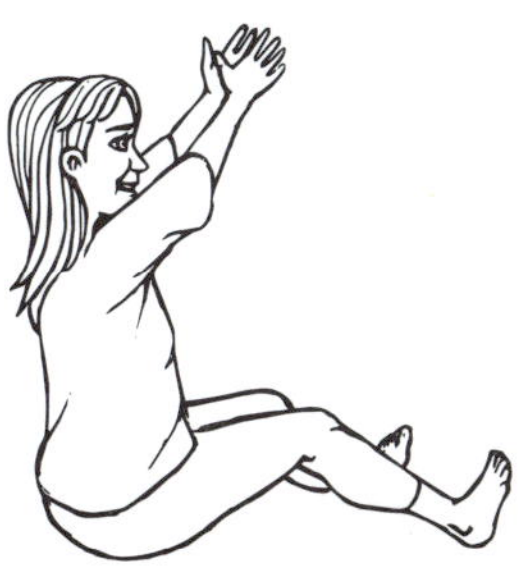

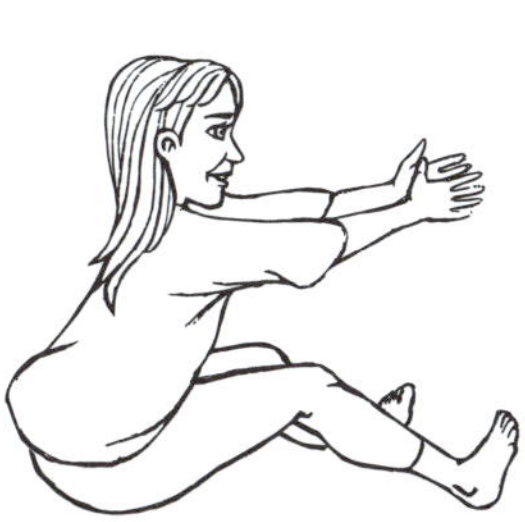

Esto es lo que te aportará:

Nuestro vientre puede desarrollar su musculatura con relativa rapidez y, de ese modo, eliminar grasa, algo muy recomendable: a diferencia del inofensivo tejido adiposo subcutáneo presente, por ejemplo, en las piernas, las células adiposas de esta zona son activas desde el punto de vista metabólico, es decir, en la grasa de la barriga se producen neurotransmisores y agentes inflamatorios que pueden provocar enfermedades. El límite a partir del cual una tripita empieza a ser peligrosa se alcanza rápidamente: un perímetro abdominal de más de 88 centímetros en las mujeres y de más de 102 centímetros en los hombres se considera un riesgo para la salud. Un estudio sobre yoga de la Klinik für Naturheilkunde und Integrative Medizin —clínica de Essen especializada en terapias naturales y medicina integrativa— ha demostrado que el yoga es una actividad recomendable para perder volumen en el vientre. Tal vez a través de este miniprograma acabes cogiéndole gusto a la disciplina.

CONSEJO 6

DECIR NO

Poner límites para no perder la energía ni los nervios

PARA QUIENES TIENEN PRISA: hoy vamos a dejar con un palmo de narices a esa persona que siempre convence a los demás con su palabrería y que quiere que le hagas un «favorcito de nada» (favorcito que, en realidad, a ti te viene fatal). Aunque hasta ahora hayas sido una de esas típicas personas amables que siempre dicen que sí a todo y que, a fuerza de aceptar siempre las tareas que les imponen los demás, caen lenta pero inexorablemente en el síndrome de *burn-out*, a partir de hoy esto se acabó. Te voy a enseñar tres estrategias para que, en siete minutos, aprendas a protegerte y a decir «NO».

Es posible que conozcas esa etapa en la que, entre los dos y los tres años de edad, los niños tienen claramente una palabra favorita: «NO». Yo la viví por partida doble con mis gemelas: durante un tiempo, el eco del «no» resonaba por todos los rincones de mi casa. Era exasperante, pero a veces también divertido. Resultaba interesante sobre todo observar cómo las dos probaban cuánta vehemencia, cuántas repeticiones o qué tono de voz hacían falta para que todo aquel esfuerzo diera sus frutos. Yo era capaz de reconocer enseguida, según el modo en que formulasen su «no», hasta qué punto sus negativas iban en serio. Esta será tu tarea de hoy si eres de esas personas a las que les cuesta decir «no». Una cosa está clara: es mejor que aprendas a hacerlo. De hecho, decir «no» es algo normal, una forma natural de poner límites. Solo tú sabes de cuántas fuerzas y de cuánto tiempo dispones, y te corresponde a ti gestionar esas reservas de manera consciente. De lo contrario, acabarás sintiéndote bajo presión... y ya sabemos todo lo que eso conlleva. La buena noticia es que, si practicas el «no» con la misma frecuencia que mis gemelas, esta estrategia te funcionará e incluso te sentará realmente bien.

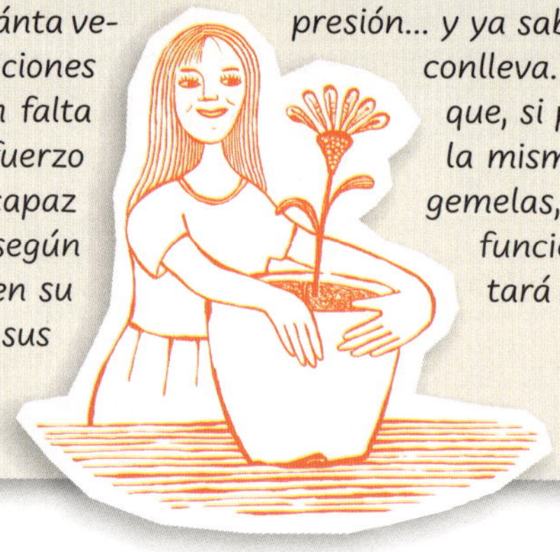

Estos son los efectos:

- Permite ahorrar energías.
- Reduce el estrés.
- Aumenta la autoestima.
- Proporciona más libertad de acción.
- Genera más respeto.

Así se hace:

Piénsalo: poner límites es la mejor estrategia de autoayuda que puedes aplicar para reducir el estrés y evitar vivir con una permanente sensación de fatiga o acabar desarrollando, debido a una tensión constante, el síndrome de *burn-out*. Aquí aprenderás, en apenas tres pasos, a decir «no» sin sentirte mal:

- Cada vez que alguien te pida algo, tómate un tiempo para reflexionar: puede ser hasta una noche entera («Necesito consultarlo con la almohada»), si se trata de un favor grande, o de cinco minutos, si se trata de una cuestión menor. Piensa qué es lo que realmente quieres y puedes ofrecer, no solo en términos de actos, sino también de tiempo. De ese modo, te resultará más sencillo mantenerte en el «no» (o en el «sí»).

- Cuando ya tengas la seguridad de que debes decir «no», comunica tu postura, procurando expresar tu negativa también con el cuerpo (es decir, mantente firme físicamente, echa los hombros hacia atrás y habla con una voz clara). Y no lo olvides: mira a tu interlocutor a los ojos. Encogerse y hablar bajito es contraproducente. Lo único que conseguirás en ese caso es que la otra persona insista («Anda, venga, hazlo»).

- Responde de una manera inequívoca, para que tu interlocutor comprenda que no le servirá de nada insistir. Para ello, hay dos métodos: el corto (responder al zalamero en cuestión de forma amable pero decidida con un «Lo siento, pero no puedo prepararte el tiramisú») y el largo (demostrar que has comprendido que la petición es importante, pero explicar también por qué te es imposible hacer ese favor y concluir con un «Lo siento en el alma, pero esta vez no puede ser»). Si la otra persona te presiona, tienes la posibilidad de acompañar tu «no» con una contrapropuesta: «Puedo pasar por el supermercado a comprarte una tarta helada».

Esto es lo que te aportará:

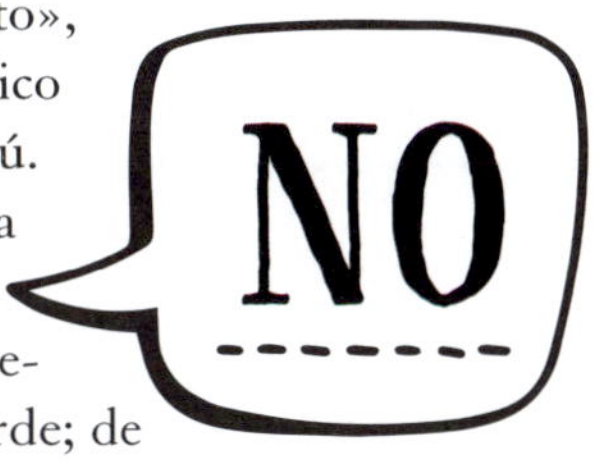

Ya conoces esas típicas frases: «Necesito que me hagas un favorcito», «Hay que ver lo rico que te sale el tiramisú. ¿Podrías traer uno a nuestra fiesta del domingo?», «Lo necesitamos para esta tarde; de lo contrario, el cliente no volverá a contar con nosotros», «Sinceramente, espero más generosidad de los empleados que se consideran leales. Aquí estamos para apoyarnos los unos a los otros»...

Esta vez no caeremos en las trampas que se esconden tras esos discursos, que, acompañados de elogios o de una enorme presión, proceden de nuestra pareja, del jefe, de los compañeros de trabajo o de nuestros hijos. Todas esas palabras tienen algo en común: despiertan en nosotros una sensación particular que nos impide responder lo que realmente pensamos, por miedo a que nos rechacen o a que nos quieran (o nos acepten o respeten) menos. Queremos pertenecer a nuestro grupo y evitar parecer egoístas. Pero si siempre nos arrancan un «sí», incluso cuando de verdad no tenemos ni una pizca de energía, tiempo, ganas o capacidad, nos veremos sumidos en el estrés, y ya sabemos los riesgos que eso entraña para nuestra salud.

UNA SESIÓN DE SPA A BASE DE LAVANDA PARA LOS PIES

Baño y masaje para nuestros maltratados pies

PARA QUIENES TIENEN PRISA: hoy vas a prestar atención a tus sufridísimos pies. Primero les darás un baño relajante y después los masajearás con aceite de lavanda. Es sorprendente el efecto que se puede lograr según la estación del año: en verano, este truco permite refrescarse y aliviar la inflamación de los miembros inferiores, mientras que, en las épocas frías, aplicarse este baño antes de dormir permite irse a la cama con los pies calentitos. La lavanda es una de las plantas más polifacéticas que existen. Aplicada en forma de aceite, actúa contra el agotamiento, la ansiedad o la inquietud y ayuda a dormir mejor. Además, es excelente a la hora de preparar los pies para una pedicura. Eso sí, cuidado, porque puede que te entre el sueño antes de terminar el tratamiento… 😉.

Durante mucho tiempo, el lila fue mi color favorito, probablemente porque me recuerda al viaje que hice de pequeña con mis padres a los campos de lavanda de la Provenza. Aquella experiencia se me quedó grabada para siempre. Una oleada de color y perfume… que compensó el hecho de que jamás en mi vida me hubiesen picado tantos mosquitos como en aquella región. La lavanda tiene una cantidad increíble de propiedades. Desde hace un tiempo se viene investigando en profundidad su acción sobre la mente y se ha comprobado su eficacia en casos de inquietud, ansiedad y trastornos del sueño, y también sus propiedades calmantes y su utilidad para evitar los gases intestinales. En los libros antiguos se encuentran igualmente aplicaciones como los baños calientes con lavanda para tratar las molestias ligadas a la menstruación o las bajadas de tensión. Esos libros hacían referencia a ella como la «planta para los trastornos nerviosos de las damas de alto linaje», lo cual me parece muy divertido. La aplicación que te presento hoy es sencilla y sienta muy bien. ¡Disfrútala!

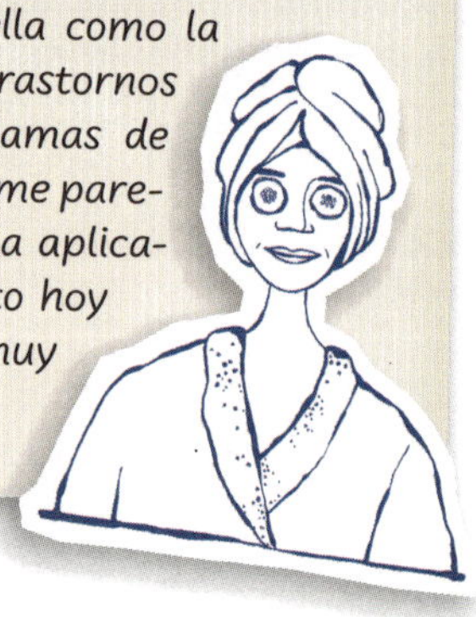

Estos son los efectos:

- Relaja y ayuda a dormir.
- Según cómo se aplique, calienta el cuerpo o reduce las inflamaciones y refresca.
- Alivia el dolor de cabeza, la ansiedad y la fatiga.
- Mejora el aspecto de nuestros pies.

+ **¿Solo siete minutos?** +++ Esta noche, en lugar de darte una ducha para relajarte, opta por este baño de p

Así se hace:

INGREDIENTES

- Cinco gotas de aceite de lavanda, diluidas en un poco de crema o de aceite corporal.
- Una fuente o un cubo de gran tamaño, o bien una bañera para bebés.

INSTRUCCIONES

- Llena el recipiente con agua fría (en verano) o con agua caliente (en invierno), a una temperatura que te resulte agradable. Sumerge los pies y déjalos un rato en el agua.
- A continuación, mezcla en un cuenco las cinco gotas de aceite de lavanda con un poco de crema o de aceite corporal y masajéate bien los pies con esta preparación.
- Por último, mantén las piernas en alto durante treinta minutos o vete directamente a la cama. Notarás que la inflamación se reduce y que te invade una refrescante sensación.

Esto es lo que te aportará:

A la mayoría de nosotros, el aroma agridulce de la *Lavandula angustifolia* —que es como se conoce en el ámbito de la medicina a esta hierba con flores de color entre azul y violeta— nos recuerda a los soleados meses de verano, porque esta planta, que forma un arbusto leñoso con flores en forma de espigas, crece especialmente bien en el Mediterráneo: Italia, España y, sobre todo, el sur de Francia. Alrededor de la ciudad de Grasse, los extensos campos de lavanda emanan —sobre todo en julio y agosto— un intenso perfume, que se debe a su alto contenido en linalol, una sustancia que también está presente en otros aceites vegetales esenciales, como el del tomillo o la melisa.

En la Antigua Roma eran muy apreciados los baños relajantes con lavanda. Además, en las familias patricias se solía lavar la ropa en agua mezclada con esta planta. De ahí procede precisamente su nombre: en latín, *lavare* significa «lavar». Desde que, en el siglo XVIII, los monjes benedictinos llevaron la *Lavandula angustifolia* al otro lado de los Alpes, esta especie, tan resistente al frío, se extendió como planta ornamental y medicinal en los monasterios, primero, y en los jardines de los hogares después. En realidad, la lavanda no es solo una bonita planta ornamental, sino también una herramienta curativa, muy extendida en las terapias naturales tradicionales. Ante todo, es un extraordinario calmante en casos de estrés: no en vano, en alemán se la conoce también popularmente como «la hierba de los nervios» o «la florecita balsámica». Además de linalol, contiene acetato de linalilo, alcanfor y cineol, lo que la convierte en un remedio probado contra los estados de agotamiento o nerviosismo.

La lavanda no solo relaja los pies maltratados: los principios activos de sus aceites esenciales actúan, a través de las vías nerviosas, sobre todo el cuerpo. Pero un baño de pies con esta planta también es ideal como paso previo a un tratamiento de pedicura para eliminar las grietas y retirar la capa córnea. El aceite esencial de lavanda también puede ayudar en caso de que aparezcan hongos en la piel y en las uñas de los pies, porque sus principios activos tienen propiedades antibacterianas y antifúngicas. Además, los baños para pies permiten calentar todo el cuerpo y proporcionan un sueño tranquilo y armonioso.

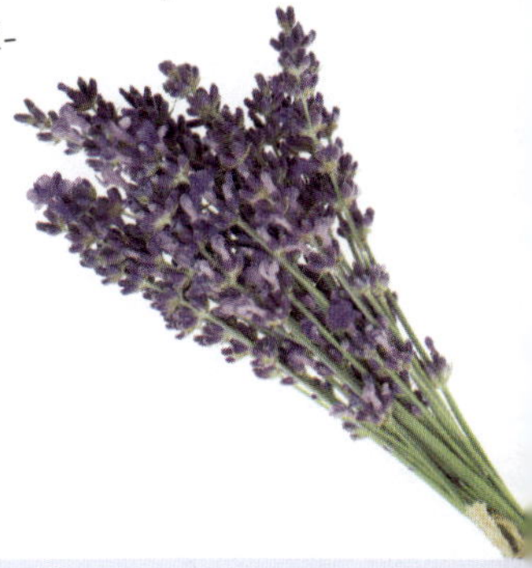

EL DÍA DEL ANCLA

Si piensas en las propuestas de esta semana, ¿cuáles te han parecido geniales, cuáles han sido simplemente aceptables y cuáles te han resultado estúpidas? Marca el emoji correspondiente.

CONSEJO 1

☺ 😐 ☹

Salud: como una estimulante taza de café pero sin cafeína

Un baño helado para los brazos de vez en cuando (página 124)

....

CONSEJO 2

☺ 😐 ☹

Medicina mente-cuerpo: canta tu canción

Diversión garantizada (página 126)

....

CONSEJO 3

☺ 😐 ☹

Nutrición: un experimento vegano

Una dieta vegetal que nos hace disfrutar (página 128)

....

CONSEJO 4

☺ 😐 ☹

Autorreflexión: la pregunta del milagro

Solucionar los problemas mediante un cambio de perspectiva (página 130)

....

CONSEJO 5

☺ 😐 ☹

Actividad física: ¡adiós a los michelines gracias al yoga!

Asanas para un vientre plano (página 132)

....

CONSEJO 6

☺ 😐 ☹

Tú y yo: decir no

Poner límites para no perder la energía ni los nervios (página 134)

....

CONSEJO 7

☺ 😐 ☹

Belleza: una sesión de spa a base de lavanda para los pies

Baño y masaje para nuestros maltratados pies (página 136)

....

Echa un vistazo también a las cinco semanas anteriores. Anota a continuación los consejos que te han parecido especialmente interesantes. ¿Qué ejercicios seguirás practicando? ¿Hay propuestas que te hayan parecido más o menos aceptables?

ECHEMOS LA VISTA ATRÁS

Aquí puedes anotar qué consejos te han gustado más y cuáles te han gustado menos. Describe tus experiencias de esta semana.

Estos consejos me han gustado especialmente o me han sentado muy bien porque...

La semana que viene reservaré tiempo para estos consejos. (Anota aquí una fecha y, ¿por qué no?, también una hora.)

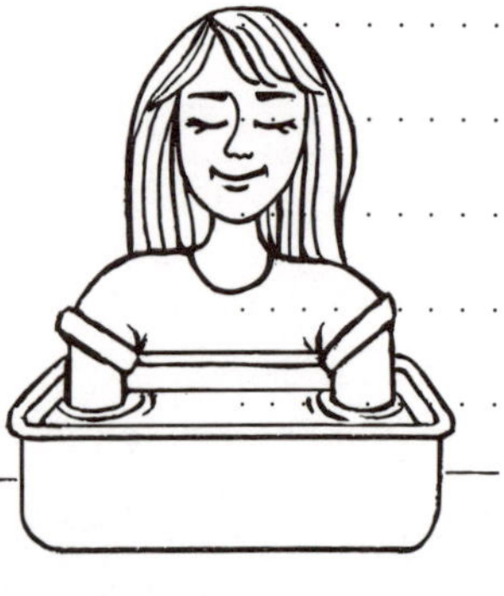

Tal vez les dé una nueva oportunidad a estos consejos:

. . . .

. . . .

. . . .

. . . .

. . . .

. . . .

. . . .

. . . .

. . . .

. . . .

. . . .

Estos consejos me han parecido una estupidez porque…

. . . .

. . . .

. . . .

. . . .

. . . .

. . . .

. . . .

. . . .

. . . .

. . . .

. . . .

He incorporado lo siguiente a mi día a día:

. . . .

. . . .

. . . .

. . . .

Mis ideas al respecto:

. . . .

. . . .

. . . .

. . . .

. . . .

. . . .

UN CONSEJO EXTRA SOBRE ACTIVIDAD FÍSICA: *BIGFOOT*

Para este fabuloso ejercicio, que te vendrá de perlas cuando lleves demasiado tiempo sentado o sentada, solo necesitarás una pelota de tenis. Colócala en el suelo y pon un pie (descalzo) encima. Desplaza parte de tu peso hacia ese pie y haz rodar la pelota de modo que se mueva en dirección al talón. Realiza este ejercicio durante unos tres minutos y, a continuación, cambia de pie. De esta forma activarás la fascia plantar, que se extiende desde el talón hasta las almohadillas.

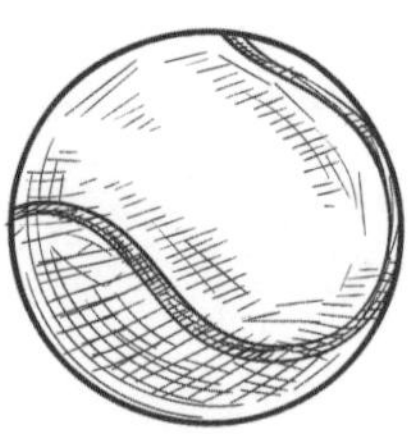

PREPARATIVOS PARA LA SEMANA 7

Para poner en práctica los consejos de esta séptima semana, necesitarás los siguientes materiales:

- Un despertador o un reloj con temporizador.
- Una mesa y dos sillas.
- Lápiz y papel.
- Lápices de diferentes colores.

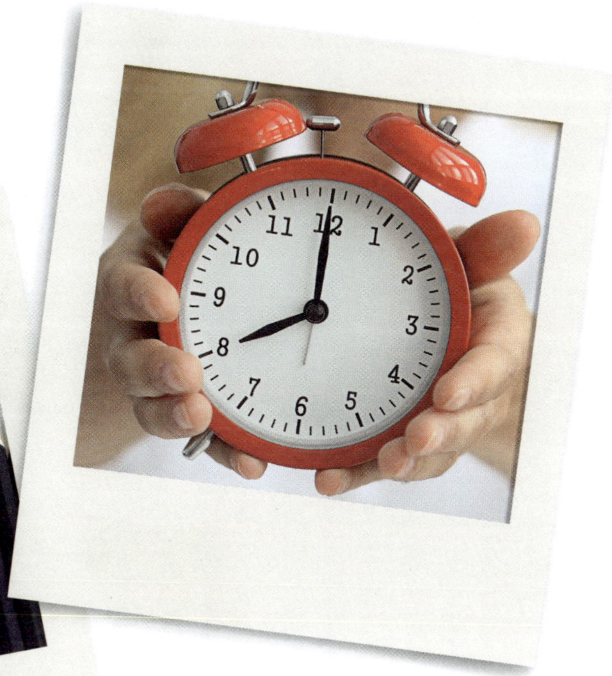

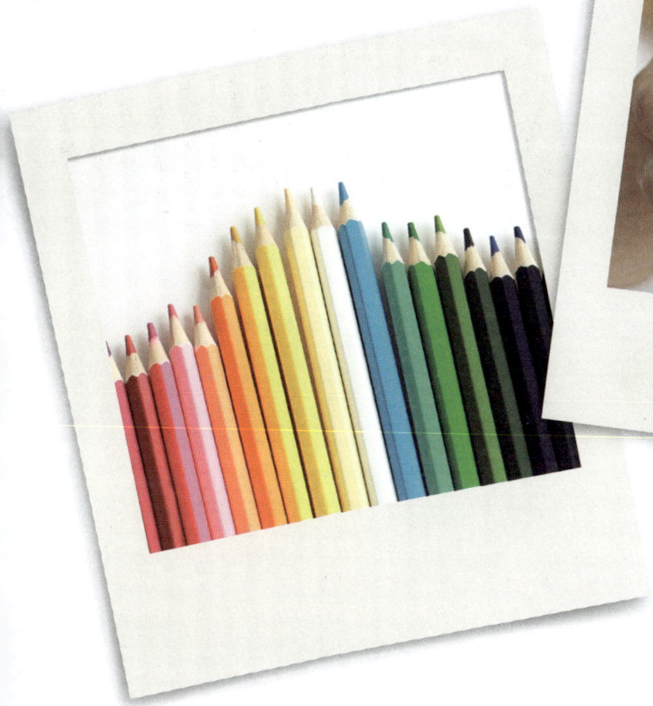

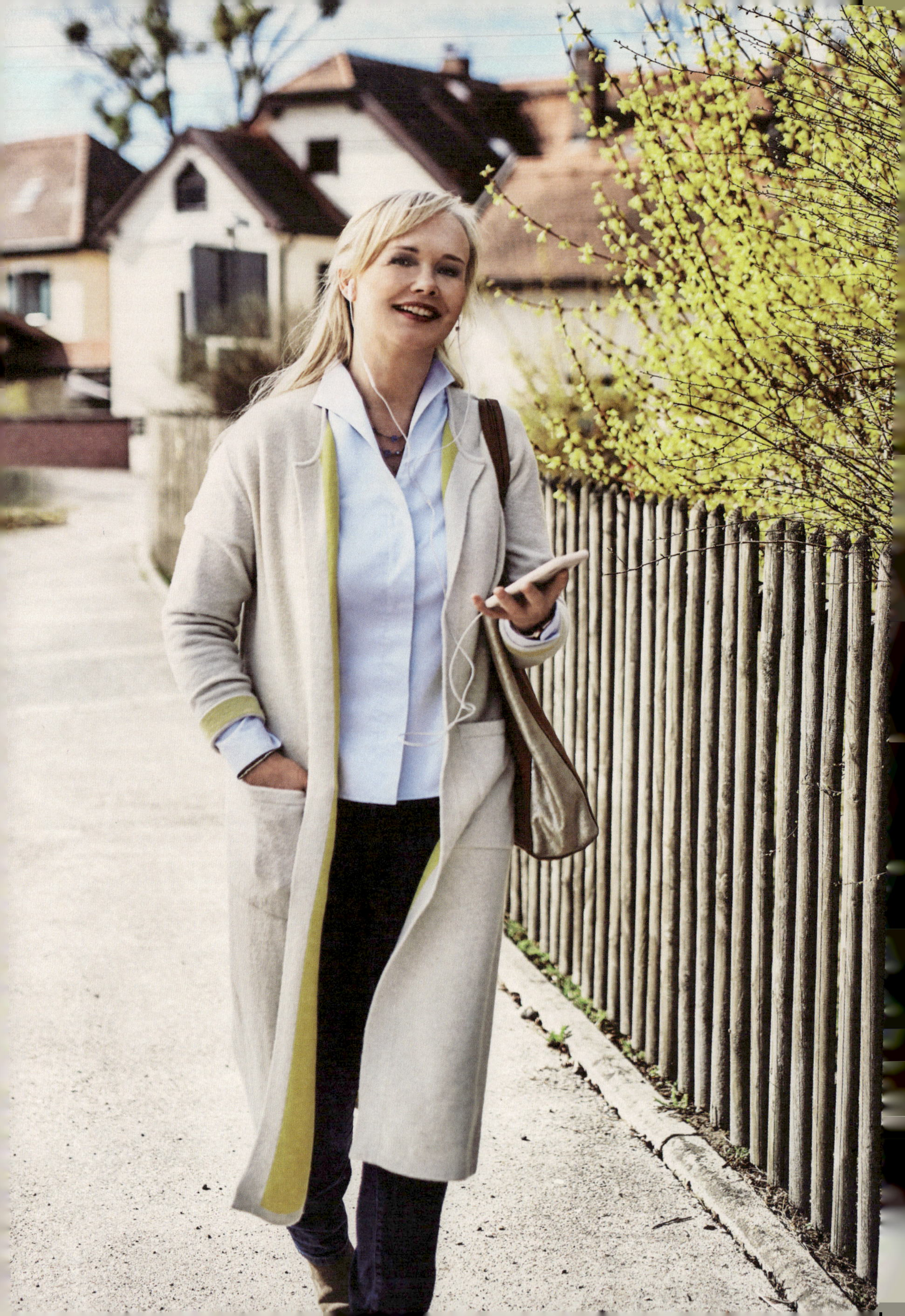

SEMANA

7

¿Ya hemos llegado hasta aquí? La séptima semana trae consigo dos maravillosos ejercicios para descansar los ojos, un paseo por la naturaleza que despertará tus sentidos, una invitación a practicar el ayuno intermitente, un ejercicio de serenidad estoica, un entrenamiento cotidiano para ganar resistencia, un diálogo en pareja para avivar el amor y un experimento con dibujos para que dejes aflorar tu belleza interior.

CONSEJO 1

UN REFUERZO PARA NUESTRA VISTA

Ejercicios para los ojos cansados

PARA QUIENES TIENEN PRISA: mediante este entrenamiento de apenas siete minutos mejorarás considerablemente tu capacidad visual y evitarás la sequedad de los ojos. Hoy te propongo un ejercicio dos en uno: en la primera parte desarrollarás la musculatura ocular interna, responsable del enfoque visual, y también la externa, que hace posible la movilidad de los ojos; en la segunda —que te proporcionará mucho bienestar— relajarás los músculos y humedecerás los ojos.

Hoy vengo a hablarte de una nueva zona problemática. Y no, no es esa en la que la mayoría de nosotros pensaríamos en primer lugar: los glúteos, los brazos o el vientre. Ni mucho menos. ¡Se trata de los ojos! ¿Y por qué? Pues es evidente: somos muchos los que en la actualidad pasamos demasiado tiempo cada día mirando el ordenador o el teléfono móvil. Letras pequeñas de color negro sobre un fondo blanco que a menudo contemplamos desde demasiado cerca y durante demasiado rato... La sobrecarga de estos órganos sensoriales rodeados de pestañas puede tener consecuencias: perdemos vista, los ojos se nos irritan y se nos secan e, incluso, padecemos dolor de cabeza. Para evitar estos problemas no se necesita hacer gran cosa. Por eso, he seleccionado para hoy dos ejercicios oculares que a mí me han dado muy buen resultado y que podrás integrar fácilmente en tu jornada laboral. ¡Disfruta con la práctica del yoga para los ojos y con el ejercicio de pestañeo!

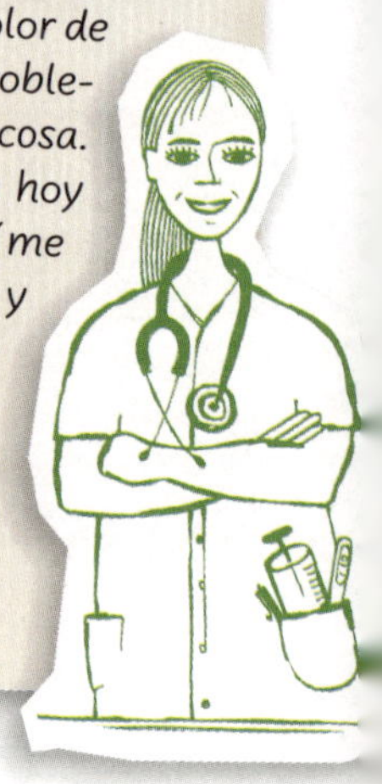

Estos son los efectos:

- Ejercita la musculatura ocular interna y externa.
- Humedece los ojos y previene su sequedad.
- Mejora la vista y ayuda frente a la miopía y el glaucoma.
- Relaja la musculatura ocular y previene los dolores de cabeza y de nuca.

Así se hace:

YOGA PARA LOS OJOS

- Quítate las gafas (en caso de que las lleves puestas).
- Mueve los ojos: mira primero hacia la derecha todo lo que puedas y mantente unos instantes en esa posición. Después, mira hacia la izquierda, mantente, mira hacia arriba, mantente, mira hacia abajo y mantente.
- Ahora realiza los mismos movimientos, pero uniéndolos entre sí, de forma que traces un círculo completo con los ojos.

++++++++ **¿Solo siete minutos?** +++++ ¡Sí, será suficiente para repetir dos veces ambos ejercicios! ++

Repite ese movimiento circular, lentamente, cinco veces en cada sentido.

- A continuación, coloca uno de tus dedos pulgares a diez centímetros de los ojos, fija tu mirada en él y, partiendo de ese punto, repite el ejercicio anterior.

EJERCICIO DE PESTAÑEO

- Pestañea ahora todo lo rápido que puedas, pero hazlo de forma relajada. Practica este ejercicio durante un minuto.
- Notarás como irá apareciendo una fina capa de lágrimas en tus ojos. Eso es bueno. Cuando hayas terminado la práctica, cierra los ojos unos instantes y disfruta de la sensación de relax que te ha dejado.

Esto es lo que te aportará:

La miopía, el glaucoma y la queratoconjuntivitis seca (síndrome del ojo seco), así como el dolor de cabeza provocado por el uso prolongado del ordenador, son trastornos sobre los que, en buena medida, podemos actuar.

- Combatir la miopía: para que podamos ver bien, el cristalino tiene que modificar constantemente su forma, una capacidad que se conoce como «acomodación». Si nos pasamos varias horas sentados delante del ordenador, este cristalino se ve obligado a adoptar una forma oblonga durante mucho tiempo. Cuando ese tiempo es excesivo, puede aparecer la miopía, que consiste en que el cristalino se queda para siempre con esa forma. Este trastorno afecta hoy en día a un tercio de los alemanes, pero en Asia el problema es mucho más grave: en áreas urbanas como Singapur o Hong Kong, en las que la gente pasa muchísimo tiempo delante del ordenador, el sesenta por ciento de la población utiliza gafas, ¡pero en el caso de los estudiantes la proporción llega al noventa por ciento! Hay que tener en cuenta que este fenómeno se ha producido en el espacio de dos decenios, lo que demuestra que no se trata de un trastorno de origen genético. Por si fuera poco, la miopía grave favorece la aparición del glaucoma, que suele ir ligado a un incremento de la presión intraocular que puede causar ceguera..
- Combatir el síndrome del ojo seco: por lo general, parpadeamos entre diez y quince veces por minuto para humedecer nuestros ojos. Sin embargo, cuando miramos la pantalla de un ordenador la frecuencia de este movimiento se reduce a la mitad. Ha llegado la hora de practicar el «ejercicio de pestañeo».
- Combatir el dolor de cabeza causado por el uso del ordenador: si se somete la musculatura ocular a demasiado esfuerzo, puede aparecer dolor de cabeza. ¡El yoga para los ojos también ayuda a prevenir este problema!

Ya en los años veinte del siglo pasado, el oftalmólogo William Bates, creador de la gimnasia ocular, defendió la idea de que, mediante un entrenamiento regular de la visión, es posible llegar a edades avanzadas sin necesidad de utilizar gafas. Hoy en día se sabe que para prevenir la miopía también puede ser útil practicar deporte periódicamente, contar con una buena iluminación y mantener una distancia de al menos treinta centímetros con respecto a las pantallas o a los libros.

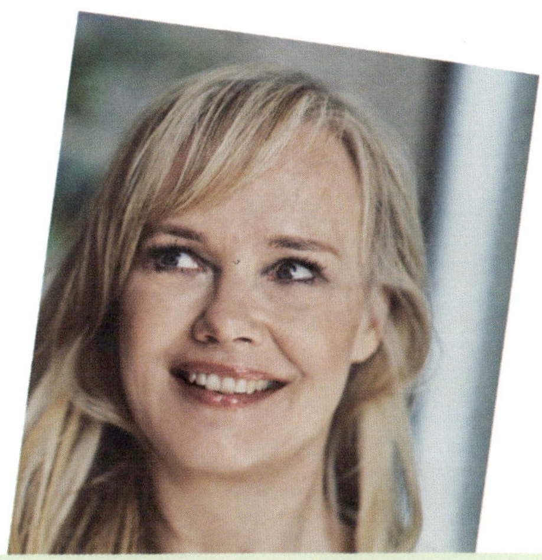

++ **¿Solo siete minutos?** ++++++++ ¡Sí, será suficiente para repetir dos veces ambos ejercicios! ++++

CONSEJO 2

¡TODOS AL BOSQUE!

Experimentar una profunda relajación bajo las copas de los árboles

PARA QUIENES TIENEN PRISA: cuando sientas que los árboles no te están dejando ver el bosque, que tu corazón está desbocado a causa del estrés o que de un momento a otro vas a perder los nervios o a caer en una depresión, hay una medida especialmente eficaz para combatir todos estos síntomas: ¡el baño de bosque! Utiliza tus siete minutos de hoy para preparar una corta y tranquila excursión entre los árboles.

Cuando era pequeña, los bosques me parecían inquietantes: se trataba de espacios insondables de los que me esperaba lo peor. Ya se sabe que de esos tétricos lugares proceden los hombres lobo, las brujas, los gnomos y hasta Rumpelstiltskin, el enano saltarín del cuento de los hermanos Grimm. Lo que ocurre es que, en cierto modo, hoy en día ya no quedan bosques tétricos. Todo lo contrario: a menudo lo que encontramos son preciosos senderos que serpentean entre árboles perfectamente ordenados, así que supongo que todos los monstruos de mi infancia se han tenido que marchar en busca de algún bosque en el que aún haya rincones en los que poder esconderse y seguir aterrorizando a los niños pequeños. En el ejercicio de hoy no tienes ninguna posibilidad de extraviarte: un baño de bosque consiste «tan solo» en ir a un espacio verde y practicar la lentitud mientras caminas o te sientas en silencio, con los sentidos bien abiertos. Sí, ya sé que a veces incluso eso es bastante complicado. Lo alucinante es que, al ralentizar tu ritmo, descubrirás un sinfín de cosas nuevas y, además, despejarás tu mente, encontrarás paz interior, afinarás tus sentidos y profundizarás en tu intuición, lo que te permitirá reconocer qué te conviene más y qué te conviene menos. Lo importante, en cualquier caso, es precisamente que no reflexiones ni debatas acerca de nada «importante». Cuando sientas que te empieza a invadir el estrés, respira con calma y vuelve a dirigir tu mirada hacia el bosque.

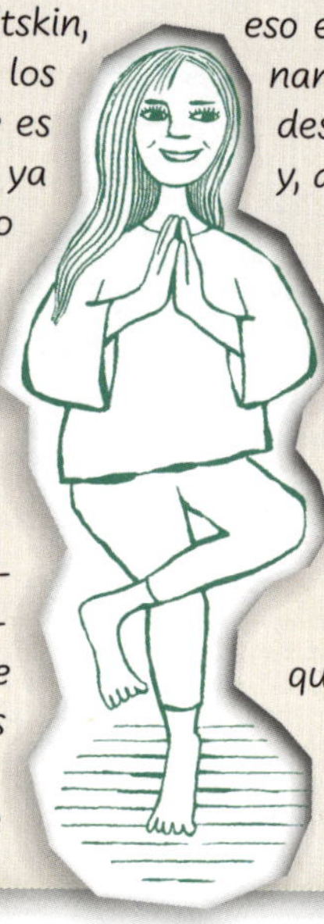

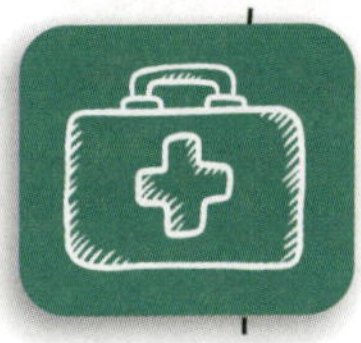

Estos son los efectos:

- Regula la tensión arterial y la frecuencia cardíaca.
- Reduce los niveles de las hormonas del estrés, como la adrenalina y el cortisol.
- Refuerza el sistema inmunitario, ya que aumenta la producción de sus células de defensa.
- Levanta el ánimo.
- Aumenta la vitalidad.

Así se hace:

- Elige un día de esta semana para salir a dar una vuelta. Ese día, con independencia de que llueva, nieve o brille el sol, tu paseo será a través del bosque. (Re) descubre este espacio: es tan sencillo como recorrerlo lentamente, con mucha tranquilidad y los sentidos bien despiertos, vagando sin rumbo fijo. Puedes darte este baño de bosque en solitario o bien con tu mejor amiga o amigo o con tu pareja, o incluso con niños (que, a menudo, tienen una habilidad innata para realizar esta actividad).
- Una variante que solo te llevará siete minutos: elige un bonito espacio verde en el que te apetezca pasar un rato. Cuando llegues a él, siéntate y observa qué ocurre: percibe, escucha, contempla, huele, palpa...

Esto es lo que te aportará:

La belleza, la sombra, el aire puro, el silencio, las fragancias... El bosque es todo eso y mucho más. En Japón y Estados Unidos hace ya tiempo que se conocen los beneficios del baño de bosque —*shinrin yoku* o *forest bathing*, como se denomina esta práctica en cada uno de esos países—, y, de hecho, las autoridades estatales sanitarias japonesas y surcoreanas lo reconocen como terapia. Pasear lentamente por el bosque mientras se practican ejercicios de mindfulness o de respiración o se realizan pequeñas meditaciones constituye el principio fundamental de esta modalidad terapéutica, que se aplica como tratamiento complementario del estrés y las enfermedades de la civilización e, incluso, puede servir para prevenirlas. En los últimos tiempos también la ciencia académica está dirigiendo su atención a los baños de bosque, y hasta es posible cursar estudios universitarios sobre la climatoterapia y los efectos terapéuticos de los entornos forestales.

Uno de los principales investigadores del *shinrin yoku* en Japón es el doctor Qing Li, profesor de la Nippon Medical School de Tokio y presidente de la Asociación Japonesa de Medicina Forestal, fundada en 2007. Este autor ha realizado numerosos estudios sobre las consecuencias de los baños de bosque en la mente, la vivencia del estrés y el sistema inmunitario. Mediante esos estudios ha demostrado particularmente que practicar estos baños de manera periódica es eficaz para prevenir los trastornos ligados al estrés (problemas cardíacos y circulatorios, alteraciones del metabolismo, enfermedades autoinmunes e, incluso, cáncer) y ha concluido, por ejemplo, que los enfermos necesitan menos analgésicos cuando se les ofrece la posibilidad de ir a un bosque. Además, mientras caminamos bajo las copas de los árboles respiramos sus aceites esenciales, las fitoncidas, que refuerzan nuestras defensas.

Los baños de bosque también ayudan a los pacientes con depresión, que pueden reducir su medicación. Se ha observado igualmente que las personas que contemplan a menudo el color verde rara vez padecen dolores de cabeza, y que los niños que ven más árboles desde sus ventanas consiguen un mejor rendimiento en la escuela.

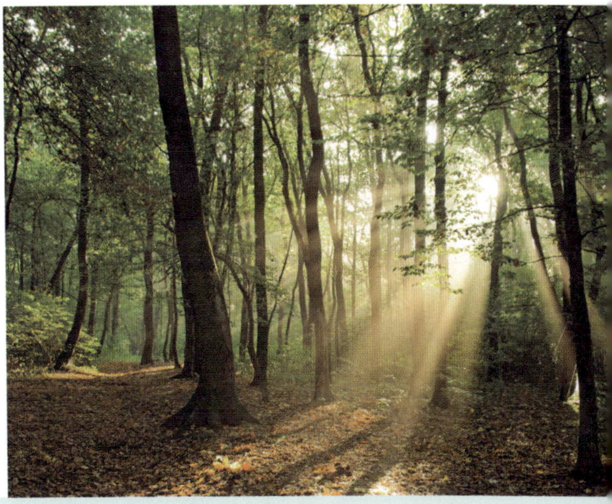

CONSEJO 3

EL AYUNO INTERMITENTE

Planificar pausas saludables entre comida y comida

PARA QUIENES TIENEN PRISA: hoy en día, el ayuno intermitente es la tendencia de «no nutrición» que está más en boga. Prácticamente no hay método de alimentación y ayuno al que se le atribuyan tantos beneficios para la salud como a este —beneficios que, además, se han conseguido demostrar científicamente—. A algunas personas incluso les ayuda a adelgazar, de forma lenta pero segura. Lo bueno en este ayuno es que para realizarlo existen diferentes intervalos posibles, que se adaptan a la perfección a las necesidades y la rutina diaria de cada cual. Por eso, hoy utilizarás tus siete minutos para pensar y planificar cuál sería la periodicidad que mejor te iría y con la que, llegado el caso, te gustaría empezar.

En un momento dado, también yo me vi arrastrada por la ola del ayuno intermitente. Me encontraba con esta tendencia no solo sobre el papel, sino también en la vida real, casi a diario. En realidad, soy más bien de ese tipo de personas que jamás se privan de comer, así que la perspectiva de pasarme toda la jornada sin probar bocado me resultaba inquietante, a pesar de que había leído con buena disposición los entusiastas informes y los datos que existen al respecto. Dejar de comer de forma intermitente es una opción distinta a la del ayuno estricto. Probablemente no conlleva tantas ventajas como este, pero sí que aporta bastantes beneficios. Además, para mí no es un gran sacrificio renunciar a comer por las mañanas, y, como por la noche estoy durmiendo, mi versión consiste en tomar alimentos solo entre las doce del mediodía y las ocho de la tarde. Si durante el fin de semana preparamos un gran desayuno en familia, me limito a no ingerir alimentos durante cinco horas seguidas entre comida y comida. Esta técnica también funciona. He comprobado personalmente que gracias a ella tengo más energía por las mañanas, no engordo y disfruto muchísimo del almuerzo. Descubre qué variante te viene mejor y... ¡a por ello!

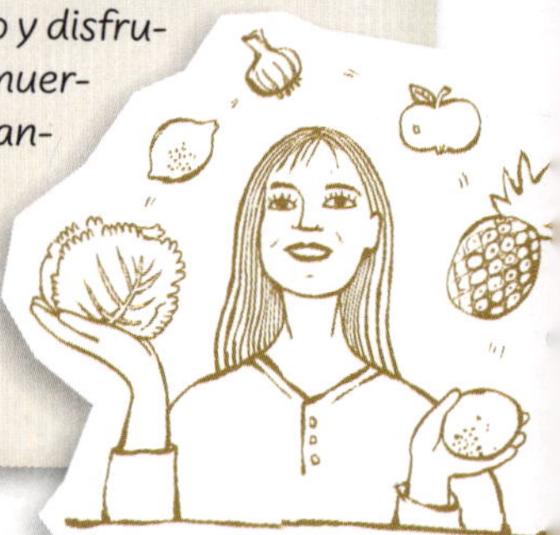

Estos son los efectos:

- Equilibra el metabolismo.
- Reduce la tensión arterial.
- Protege al cerebro.
- Regula el peso.
- Rejuvenece.

++ **¿Solo siete minutos?** ++++ 7 Siete minutos para reflexionar acerca de qué modalidad de ayuno breve

Así se hace:

- Concédele a tu cuerpo el período de descanso que necesite de veras antes de las comidas: biológicamente estamos programados para hacer pausas y facilitar así el funcionamiento de nuestro metabolismo. Siempre y cuando no tengas problemas de salud, puedes optar por diferentes maneras de aplicar el ayuno, según lo que más te convenga a ti y mejor se adapte a tu rutina:

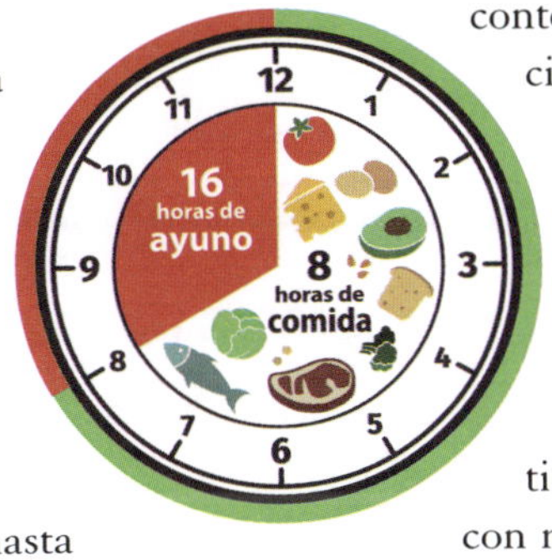

- **Tres comidas al día, con una pausa de cinco horas entre ellas:** de este modo bajarás el nivel de insulina tras las comidas hasta situarlo en valores normales y te irás habituando a las sensaciones saludables de hambre y saciedad.

- **5 : 2:** elige dos días de la semana (no consecutivos) para ayunar y organízalos como prefieras. En esos días, ingiere como máximo quinientas kilocalorías (si eres mujer) o seiscientas kilocalorías (si eres hombre), en forma de productos lácteos ricos en proteínas, frutas, verduras y hortalizas.

- **16 : 8:** un intervalo de ayuno muy popular, del tipo *time restricted eating* (o alimentación en horario restringido), en el que se puede optar por pausas de catorce, dieciséis o dieciocho horas. En la mayoría de los casos lo que se hace es prescindir de la cena, incluir las horas de sueño en el ayuno y, pasado el tiempo establecido, volver a comer.

Esto es lo que te aportará:

A los seres humanos no nos gusta complicarnos la vida. Tampoco a la hora de adelgazar. Sencillamente, queremos ver resultados rápidos en la balanza y en el espejo. Por eso, entre las Navidades y las vacaciones de verano nos torturamos para volver a entrar en un bikini o en un bañador sin necesidad de contener todo el tiempo la respiración. El problema de muchas dietas es que, en períodos en los que se pasa hambre, el cuerpo limita el funcionamiento del metabolismo, lo cual es una técnica muy lógica, ya que le permite vivir durante más tiempo a partir de sus reservas y apañárselas con mucha menos energía que antes. Por eso después del verano nuestro cuerpo recupera diligentemente su volumen corporal de siempre, más un par de kilitos de propina (es lo que se conoce como el «efecto yoyó», a pesar de que los yoyós no vuelven de forma tan sistemática como los kilos).

El ayuno intermitente es más útil y no resulta demasiado doloroso. De hecho, hace ya tiempo que se ha demostrado, en experimentos con animales, que el ayuno es más saludable, adelgaza más e incluso alarga la vida.

El estudio INTERFAST, de la Universidad de Graz, ha descubierto incluso que en los seres humanos el ayuno intermitente no solo ayuda a perder peso, sino que además tiene efectos positivos en la tensión arterial. Otros estudios también han indicado que el ayuno reduce el riesgo de desarrollar enfermedades cardíacas y que mejora el estado de los enfermos de diabetes e incluso de los pacientes que siguen un tratamiento de quimioterapia.

CONSEJO 4

MEJOR TOMÁRSELO CON ESTOICISMO

Ejercitar la serenidad

PARA QUIENES TIENEN PRISA: ¿a quién no le gustaría librarse la mayoría del tiempo de los fastidiosos vaivenes emocionales y mantener la cabeza fría incluso en situaciones difíciles? Ejercita hoy tu manera de abordar tus sentimientos, expectativas y acciones mediante algunas reglas básicas de la antigua escuela estoica y prueba a resistir, conservar la calma y la serenidad y permanecer con esta actitud a lo largo del día. Para ello, lee lo que significa pensar estoicamente y anota qué situaciones concretas podrías, a través de estas enseñanzas, gestionar de una forma diferente.

Con frecuencia pierdo el control sobre mí misma. Grito, protesto o me pongo hecha una fiera, ya sea porque el zumo de uvas se ha derramado sobre el mantel recién puesto en la mesa, porque el perro se ha dedicado a mordisquear el sillón de piel, porque mi marido ha vuelto a dejar sus calcetines viejos fuera del cesto de la ropa sucia, porque han cambiado el horario de los trenes... Pero lo peor es cuando me enfado conmigo misma por el simple hecho de ser incapaz de mantener la calma o de no conseguir ser perfecta... ¿Conoces esa sensación? Precisamente ahora mis hijas están empezando a quejarse por todo y, al ser tres, sus quejas me llegan por triplicado. A veces no lo soporto. En esos momentos, recuerdo mis clases de latín y griego clásico. Aparte de enseñarme engorrosos vocablos, aquellos cursos me dieron la oportunidad de maravillarme ante la sabiduría de los antiguos griegos y romanos y, sobre todo, ante la constatación de que, hace más de dos mil años, los problemas sociales eran muy parecidos a los que vivimos en la actualidad. Aquello me sirvió para relativizar la angustia propia de mi pubertad. Por eso quiero que hoy me acompañes al mundo de las ideas estoicas.

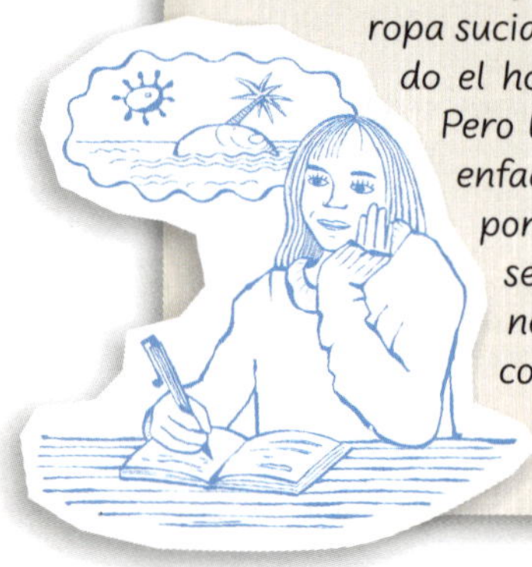

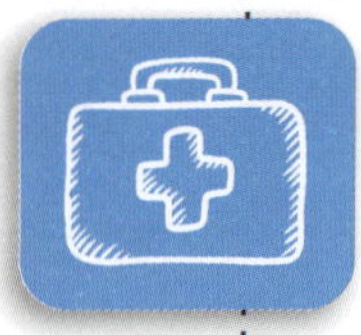

Estos son los efectos:

- Genera más serenidad.
- Limita las decepciones.
- Permite actuar de un modo más inteligente gracias a la reflexión.
- Ayuda a vivir con más empatía y plenitud.

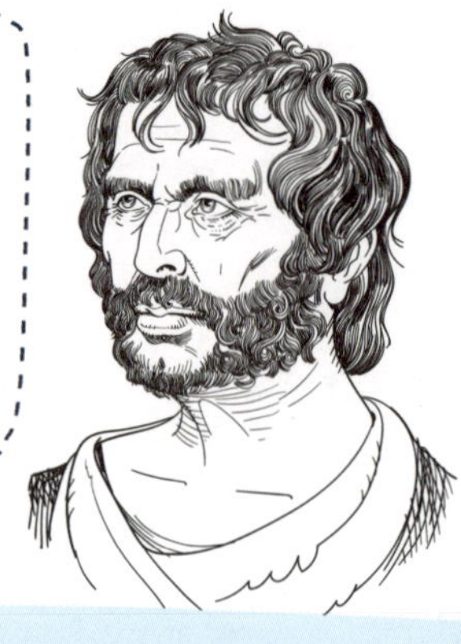

Así se hace:

MATERIAL

Lápiz y papel.

INSTRUCCIONES

En la Antigüedad romana, la filosofía estoica constituía una guía de vida para orientarse en tiempos turbulentos. No debe sorprendernos que las enseñanzas del filósofo Séneca y del emperador Marco Aurelio estén tan de actualidad. Lee con atención los principios de la filosofía vital que se exponen a continuación, responde mentalmente o por escrito (anotando solo palabras clave) a las preguntas planteadas y ten presente estas ideas a lo largo de todo el día.

¡Agarra el toro por los cuernos!

Un principio fundamental de la filosofía estoica es que el ser humano debe abordar cada una de sus tareas en lugar de evitarlas. Ser productivo es crucial y gratificante. De hecho, se trata de un requisito imprescindible para sentirse bien. Para ello, hay que centrarse en el momento presente, en este preciso instante, porque el pasado ya ha quedado atrás y el futuro aún no ha llegado. Solo el ahora cuenta.

¿Hay algo que hayas querido evitar hasta este momento pero que puedas resolver hoy? ¿Cómo te sentirías esta noche si por fin hubieras hecho esa tarea?

El obstáculo es el camino.

No podemos evitar las trabas. De hecho, están ahí para que las superemos; nos permiten avanzar y, de ese modo, crecer. Forman parte de la vida y nos conducen al éxito.

¿Qué elementos de tu presente percibes como obstáculos? Esas trabas, ¿te enseñan algo nuevo?

¡Tus pensamientos y emociones dependen de ti!

Los actos de los demás, la meteorología y el pasado son cosas que no podemos cambiar. En cambio, sí que podemos decidir qué pensamientos y emociones nos generan e, incluso, elegir si queremos reaccionar o no ante esos factores y, llegado el caso, cómo hacerlo.

¿Qué cosas te suelen sacar de quicio? Sabiendo que eres tú quien tiene el control sobre tus pensamientos y sentimientos, ¿cómo podrías reaccionar de una forma diferente ante ellas?

No importa qué piensen los demás

Tendemos a valorarnos más que a los demás, pero nos preocupan más las opiniones de ellos que las nuestras. Ocúpate de impresionarte a ti mismo o a ti misma y desentiéndete de impresionar al resto.

¿Hay alguien cuya opinión sea realmente importante para ti? ¿A quién sería más conveniente ignorar?

Esto es lo que te aportará:

Analizar la postura vital de los estoicos nos ayuda a reflexionar acerca de nuestro propio comportamiento y a cuestionar nuestros valores. Hoy en día, está de moda ir por la vida de forma relajada. La publicidad y otros factores externos ejercen una influencia enorme sobre nosotros, en un mundo visual que se mueve más por los intereses económicos del mercado que por los valores humanos. ¿De verdad es eso lo que queremos? ¿Qué es lo realmente importante para nosotros? Creo que es saludable plantearse estas cuestiones de vez en cuando.

+++ ... y, a través de ellas, quizás actuar y sentir de una forma un poco diferente y ganar serenidad. ++++++

CONSEJO 5

SUMAR PASOS

Un entrenamiento de la resistencia ideal para el día a día

PARA QUIENES TIENEN PRISA: los especialistas recomiendan que dediquemos treinta minutos diarios a practicar una actividad física. Y no les faltan los motivos: el movimiento ayuda a prevenir muchas enfermedades e, incluso, prolonga la vida. Pero ¿cómo integrarlo en la vida cotidiana? Mi consejo de hoy: da muchos, muchos pasos mientras estás al teléfono. Aprovecha una o más llamadas telefónicas (en las que no tengas que tomar notas) para caminar.

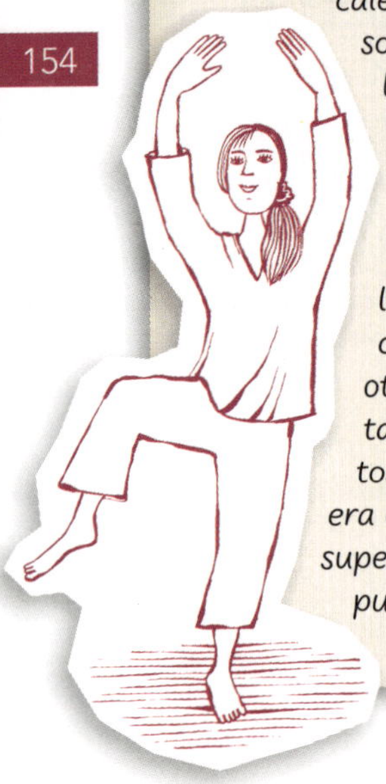

Australia es el país de las grandes extensiones, y esto es cierto también en el caso de las viviendas. Como allí hay abundante terreno disponible y no se necesita mucha calefacción, las construcciones son diferentes: se edifica a lo largo en vez de a lo alto. Poner orden en mi casa me exigía moverme mucho de un lado a otro. Y a eso había que añadirle el cuidado de los animales: la cuadra y el corral se encontraban en la otra punta, es decir, podían estar tranquilamente a trescientos metros. Allí, sacar la basura era como caminar aquí hasta el supermercado de la esquina. Por pura curiosidad, empecé a utilizar una app para contar mis pasos y, cuando vi los resultados, me quedé de piedra: en total llegaba cada día sin problemas a diez mil pasos. Si, además, llevaba a mis hijas al colegio, a menudo superaba los quince mil. Aquello me sentó muy bien: me dejaron de doler las rodillas, mi espalda estaba de maravilla y yo me encontraba en plena forma. Sin embargo, cuando regresé a Alemania comprobé rápidamente que solo daba cinco mil pasos al día. Lo que me ayudó a caminar más fue lo que te recomiendo hoy: descárgate en el móvil una app para comprobar cuánto te mueves y, después de ver los resultados, plantéate qué conversaciones puedes mantener lejos de tu escritorio o de tu sofá. Ponte en marcha de inmediato. Incluso puedes invitar al paseo a las personas con las que tengas que hablar.

Estos son los efectos:

- Aumenta la esperanza de vida.
- Fortalece el corazón, la circulación y el equilibrio hormonal.
- Baja la tensión arterial.
- Incrementa el consumo energético.
- Mejora la forma física y la resistencia.

++++++ **¿Solo siete minutos?** +++++++++ Seis minutos para descargarte una app en el teléfono mó

Así se hace:

- Si no llevas ya en la muñeca un podómetro, descárgate hoy mismo en el móvil una app y empieza a tomar nota del número de pasos que das a diario. Aquí tienes una app de calidad y a la que puedes acceder sin necesidad de pagar:

  StepsApp: convierte tu teléfono en un intuitivo podómetro. Puedes establecer tu objetivo diario y comprobar, nada más abrir la aplicación, si estás o no cerca de cumplirlo. Los contadores de pasos que utilizan la piezoelectricidad son especialmente fiables. Realizan una medición tridimensional de cada movimiento, es decir, registran toda la actividad que llevas a cabo a lo largo del día, incluso montar en bicicleta o nadar.

- A continuación, piensa cuáles de las llamadas que tienes previstas para hoy no requieren que estés trabajando en tu escritorio ni tomando notas. A lo mejor puedes trasladar al exterior tu conversación diaria con tu madre o con tu mejor amigo. Es más, es posible que quieran apuntarse a caminar contigo.

- Y, sobre todo, no te desanimes si no alcanzas de inmediato el nivel de diez mil pasos. Fíjate un nuevo objetivo para cada semana hasta que encuentres tu ritmo diario ideal.

Esto es lo que te aportará:

Lo cierto es que la actividad física es un remedio universal: protege todos los órganos (incluido el cerebro), ejercita el metabolismo y los vasos sanguíneos, refuerza el sistema inmunitario e influye positivamente en el equilibrio hormonal. Mediante el movimiento podemos prevenir la diabetes o reducir la cantidad de medicamentos que necesitamos. Caminar también viene bien para el consumo de calorías: de hecho, quinientos pasos permiten quemar la energía equivalente a un terrón de azúcar. 📖 Hay amplios estudios que demuestran que, en el caso de los adultos cuya salud es relativamente buena, la actividad física alarga la vida. Además, se ha probado de manera rotunda que el deporte hace más efecto cuando es muy intenso, es decir, cuando nos hace sudar. Sin embargo, no ha sido hasta hace unos años que los científicos especializados en deporte han empezado a estudiar la importancia de las actividades cotidianas flexibles y no estructuradas, como pasear, trabajar en el jardín o limpiar los cristales de las ventanas. Los resultados de sus investigaciones demuestran que estos ejercicios son beneficiosos, al menos para las personas de más edad. De hecho, actividades poco intensas como andar o realizar las tareas domésticas aumentan el consumo de energía y el bienestar y reducen los riesgos para la salud. Un estudio japonés del año 2019 concluyó que, en el caso de las mujeres de más de setenta años, estos beneficios se pueden obtener con entre cuatro mil cuatrocientos y siete mil quinientos pasos al día. De hecho, en su caso dar más pasos no entraña una reducción de la mortalidad. 📖
Una conclusión válida para cualquier persona: cada paso cuenta y mejora tanto la calidad de vida como la salud.

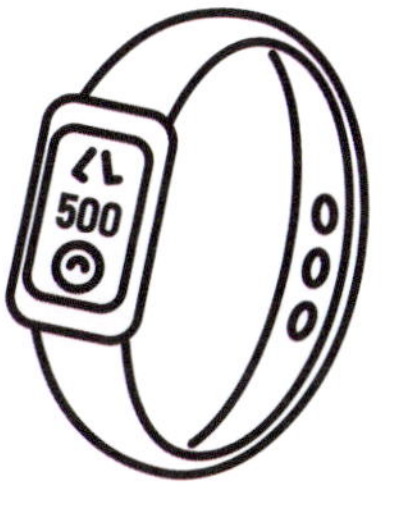

++++++++++ … y un minuto para planificar qué conversación vas a mantener mientras caminas. ++++++

CONSEJO 6

DIÁLOGOS DE PAREJA

Hablar para avivar el amor

PARA QUIENES TIENEN PRISA: hoy aprenderás una técnica que te ayudará a establecer una comunicación de pareja positiva y basada en la sinceridad y el aprecio. Vale, requiere de cierto tiempo, así que te propongo que, por ejemplo, reserves una noche para hablar de algún tema con tu media naranja (o, si prefieres decirlo así, con tu otra mitad). Utilizaremos los siete minutos de hoy para fijar la cita, elegir el lugar y aprender las reglas. El resultado te sorprenderá.

Nuestros primeros diálogos basados en esta técnica (y con «nuestros» me refiero a que eran entre Pete [mi marido] y yo) fueron un verdadero reto, porque, en realidad, estábamos acostumbrados a conversar solo cuando teníamos verdaderos problemas en casa. En el momento en que yo notaba que se me empezaban a hinchar las narices pero no sabía por dónde empezar, convocaba un debate de pareja. Por supuesto, Pete intentaba escurrir el bulto, pero no le servía de nada. Cuando activábamos la alarma para controlar los turnos de palabra, los dos nos poníamos un poco tensos. Pero después ocurría algo curioso: cada cual encontraba el tiempo necesario para decir con calma lo que quería, mientras el otro escuchaba con atención. De repente, la tensión se convertía en entendimiento y, a veces, incluso en elogios mutuos. Prueba esta técnica. Requiere de cierto esfuerzo, pero funciona increíblemente bien.

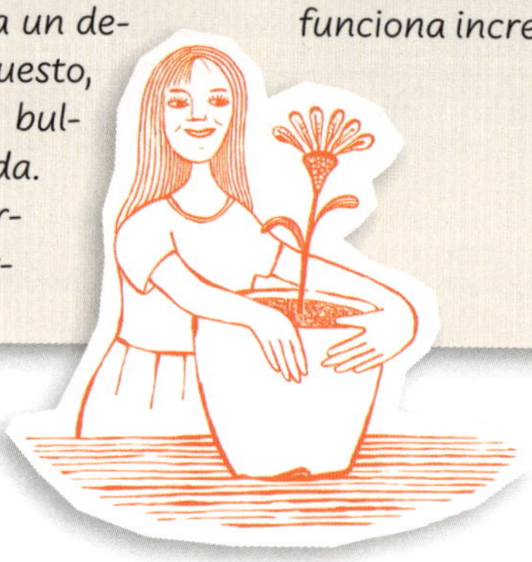

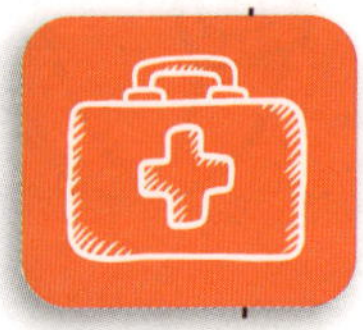

Estos son los efectos:

- Permite abordar y solucionar los problemas o desacuerdos.
- Ayuda a comprender mejor a la pareja y a nosotros mismos.
- Facilita el reencuentro con la pareja.
- Permite entender mejor los propios sentimientos.

Así se hace:

MATERIAL

- Un despertador o un reloj con temporizador.
- Una mesa y dos sillas.

INSTRUCCIONES

- Fija hoy una cita con tu pareja. Elige un lugar en el que podáis hablar sin que nada ni nadie os moleste. Necesitaréis una mesa que os permita sentaros frente a frente.
- En caso de que haya que anular la cita, propón otra de inmediato.
- Si es conveniente, establece sobre qué tema vais a hablar (pero no es imprescindible definirlo de antemano).
- Interioriza las reglas que aparecen a continuación y expónselas a tu pareja antes de iniciar el diálogo.

LAS REGLAS

- Hablaréis por turnos, durante un tiempo predeterminado (de ahí que necesitéis una alarma). Quince minutos me parece una cantidad adecuada, pero diez minutos también pueden ser suficientes.
- Cuando suene la alarma, termina la frase que estés pronunciando y, a partir de ese momento, tu pareja dispondrá de sus diez o quince minutos. Lo ideal es intervenir tres veces cada uno, pero a veces bastará con dos.
- La persona que hable lo hará centrándose en sí misma (es decir, exponiendo cómo ve las cosas), sin lanzar reproches. Esto significa que deberá decir «He vivido esta situación así o asao», en lugar de soltar «¡No me has ayudado en nada!».
- La persona que no esté hablando en ese instante se limitará a escuchar, ¡sin hacer aspavientos ni interrumpir!
- No estáis obligados a referiros a lo que el otro ha dicho, pero podéis hacerlo.

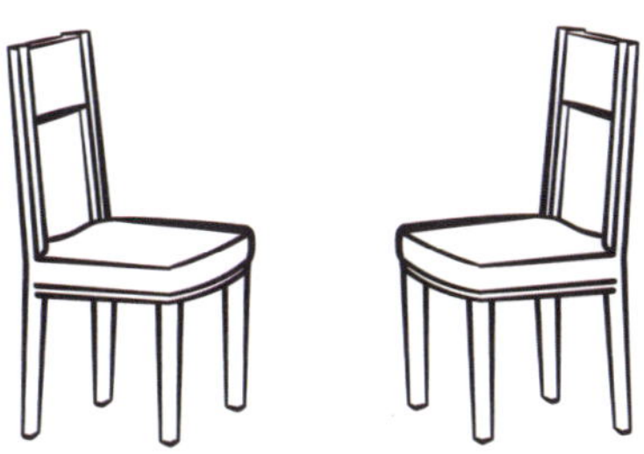

Esto es lo que te aportará:

Dicen que las parejas que dialogan no necesitan hacer terapia. Fue el psicoanalista Michael Lukas Moeller quien, a finales de los años ochenta, desarrolló este método.

En este diálogo, ambos miembros de la pareja aprenden cinco grandes verdades:

Primera verdad: «Yo no soy tú». Os conocéis mucho menos de lo que pensáis y ninguno de los dos es mejor que el otro.

Segunda verdad: «Somos las dos caras de una relación». También en momentos problemáticos aprenderéis a entenderos no como dos individuos, sino como una pareja, cuyos subconscientes llevan largo tiempo armonizándose.

Tercera verdad: «Hablar entre nosotros nos hace más humanos». Solo puedes cambiarte a ti, pero no a los demás. Este diálogo te permitirá establecer una mejor relación, no solo con tu pareja, sino también contigo mismo o misma.

Cuarta verdad: «Debemos hablar con imágenes». En lugar de decir «Me encantas», aprende a exponer escenas concretas de tu pareja y a explicarle con exactitud por qué te gusta.

Quinta verdad: «Soy responsable de mis propios sentimientos». Aprende a entender tus sentimientos como acciones de tu inconsciente, y no como algo que te llega desde fuera.

Este método parece hoy más necesario que nunca, porque, de media, las parejas solo hablan durante unos minutos al día.

Entre sesenta y noventa minutos para el diálogo. +++++++++++ **¿Solo siete minutos?** +++++++++

CONSEJO 7

UN DOPAJE PARA EL ALMA

Pintar para que aflore nuestra belleza interior

PARA QUIENES TIENEN PRISA: relajarse mediante el dibujo y la pintura: una maravillosa combinación que invita a sumergirse en una sesión muy especial de spa creativo. Hoy, sin perseguir fines ni propósitos determinados, trazarás en una hoja de papel líneas, figuras o círculos, o bien colorearás una plantilla (en la página de la derecha encontrarás un sencillo mandala). Tómate siete minutos, coge unos lápices y... ¡manos a la obra!.

No podría vivir sin el arte. De hecho, la pintura es algo que me conmueve profundamente. Algunas obras me parecen inquietantes, otras me aterrorizan, otras me resultan del todo incomprensibles, otras me invitan a reflexionar y otras me inspiran alegría. En cualquier caso, no puedo imaginarme un hogar en el que no haya cuadros. Sin embargo, lo cierto es que no sé pintar ni un triste muñequito. Y eso a pesar de que tenemos a artistas en la familia. Mis hijas pintan, modelan arcilla y dibujan muy a menudo. Cuando eran pequeñas, lo hacían audazmente con las dos manos. Hazlo tú también hoy. Te sentará bien, te relajará e incluso te divertirá. Cuando no pensamos en nada, afloran a la superficie las ideas importantes. Coge una hoja en blanco o el mandala que encontrarás en la página de la derecha y pinta tranquilamente, incluso a dos manos, con los colores que más te gusten. Solo durante siete minutos. Aunque puede que te apetezca continuar durante más tiempo...

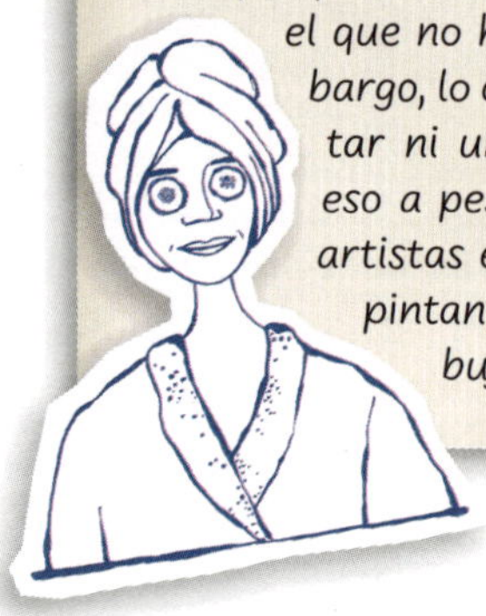

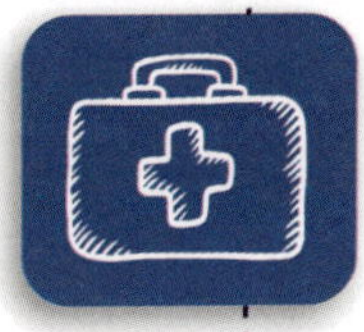

Estos son los efectos:

- Proporciona una profunda relajación y reduce el estrés.
- Aporta serenidad y ayuda a confiar en la propia intuición.
- Permite redescubrir el propio potencial creativo.
- Ayuda a dejar ir.
- Posibilita ordenar las ideas.

Así se hace:

MATERIAL

- El mandala propuesto o una hoja en blanco.
- Lápices de diferentes colores.

INSTRUCCIONES

Muchas personas dudan de su propia capacidad creativa, pero lo cierto es que desde la infancia poseemos el potencial necesario para generar cosas nuevas. Los momentos de creación suelen ser intuitivos, no persiguen un objetivo directo y surgen de manera espontánea, según el estado en el que se encuentre nuestro espíritu. En esos instantes solo pensamos en componer música, en dibujar a mano alzada, en trabajar con la arcilla. Si se utilizan en el contexto adecuado, también los mandalas —en su origen, formas geométricas que tenían un significado religioso o mágico en el budismo y en el hinduismo— nos permiten desarrollarnos con libertad. Sus límites externos nos facilitan el arranque: como no tenemos que reflexionar acerca de cómo disponer la imagen, sino solo trabajar sobre la estructura propuesta, la labor creativa nos resulta muy sencilla. Tenemos la sensación de hacer algo que conocemos desde siempre, sin necesidad de que nadie nos lo haya explicado.

Alterna de vez en cuando la mano derecha con la izquierda y rellena las superficies de colores o, simplemente, recorre con los lápices, de forma espontánea, una hoja en blanco, utilizando las dos manos al mismo tiempo. No dejes que nada te moleste mientras estés dibujando. Durante esta tarea, ocúpate solo de ti y de los pensamientos que vayan surgiendo. Solo tú puedes decidir cuándo el mandala está terminado.

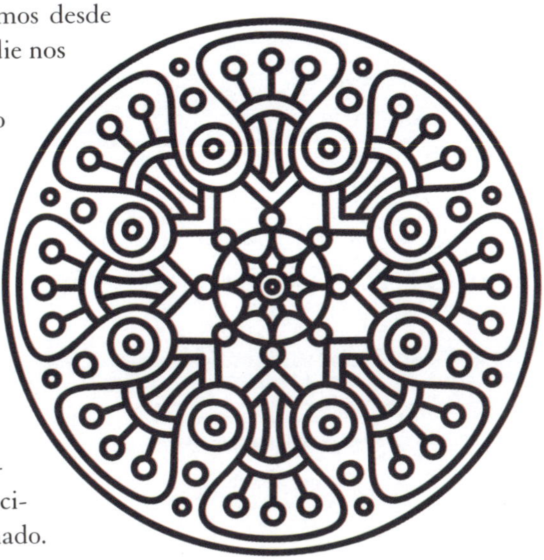

Esto es lo que te aportará:

El objetivo que perseguimos con el mandala o el dibujo libre es recobrar la calma o, como se dice también a veces, reconectar con nosotros mismos. De ese modo podemos hacer un paréntesis en nuestra permanente presencia online y en el torrente de estímulos que recibimos. Diversos estudios han demostrado que esta actividad es una garantía de reducción del estrés. En todos los procesos creativos, las dos mitades (hemisferios) de nuestro cerebro desempeñan un papel crucial: el izquierdo alberga la función del pensamiento, mientras que en el derecho residen la espiritualidad, los sentimientos y la empatía. El trabajo de elaboración que entrañan un mandala o el método del *zentangle* equilibra ambos hemisferios y ayuda a armonizarlos. Actuamos de forma mesurada y en nuestro interior se abre paso la calma. Nuestros pensamientos y nuestras acciones son más claros. A través de lo lúdico, la creatividad encuentra nuevas vías. Pintar permite al espíritu acceder a su propia creatividad y al disfrute consciente del instante presente.

EL DÍA DEL ANCLA

Ya ha concluido la séptima semana y has probado un consejo en cada uno de los siete ámbitos del estilo de vida. ¿Qué ideas te han parecido geniales, cuáles han sido simplemente aceptables y cuáles te han resultado estúpidas? Marca el emoji correspondiente.

CONSEJO 1

☺ 😐 ☹

Salud: un refuerzo para nuestra vista

Ejercicios para los ojos cansados (página 146)

....

CONSEJO 2

☺ 😐 ☹

Medicina mente-cuerpo: ¡todos al bosque!

Experimentar una profunda relajación bajo las copas de los árboles (página 148)

....

CONSEJO 3

☺ 😐 ☹

Nutrición: el ayuno intermitente

Planificar pausas saludables entre comida y comida (página 150)

....

CONSEJO 4

☺ 😐 ☹

Autorreflexión: mejor tomárselo con estoicismo

Ejercitar la serenidad (página 152)

....

CONSEJO 5

☺ 😐 ☹

Actividad física: sumar pasos

Un entrenamiento de la resistencia ideal para el día a día (página 154)

....

CONSEJO 6

☺ 😐 ☹

Tú y yo: diálogos de pareja

Hablar para avivar el amor (página 156)

....

CONSEJO 7

☺ 😐 ☹

Belleza: un dopaje para el alma

Dibujar para que aflore nuestra belleza interior (página 158)

....

Echa un vistazo también al resto de semanas: la semana 1 (páginas 13 y ss.), la semana 2 (páginas 35 y ss.), la semana 3 (páginas 57 y ss.), la semana 4 (páginas 79 y ss.), la semana 5 (páginas 101 y ss.) y la semana 6 (páginas 123 y ss.). Anota a continuación los consejos que te han parecido especialmente interesantes. ¿Qué ejercicios seguirás practicando? ¿Hay propuestas que te hayan parecido más o menos aceptables y a las que te gustaría volver a darles una oportunidad?

ECHEMOS LA VISTA ATRÁS

Aquí puedes anotar qué consejos te han gustado más y cuáles te han gustado menos. Describe tus experiencias de esta semana.

Estos consejos me han gustado especialmente o me han sentado muy bien porque...

La semana que viene reservaré tiempo para estos consejos. (Anota aquí una fecha y, ¿por qué no?, también una hora.)

Tal vez les dé una nueva oportunidad a estos consejos:

. . . .

. . . .

. . . .

. . . .

. . . .

. . . .

. . . .

. . . .

. . . .

. . . .

. . . .

Estos consejos me han parecido una estupidez porque...

. . . .

. . . .

. . . .

. . . .

. . . .

. . . .

. . . .

. . . .

. . . .

. . . .

. . . .

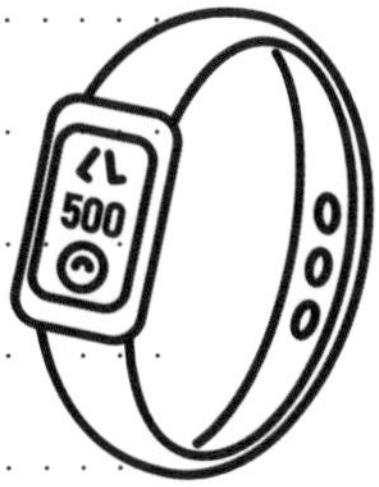

He incorporado lo siguiente a mi día a día:

. . . .

. . . .

. . . .

. . . .

Mis ideas al respecto:

. . . .

. . . .

. . . .

. . . .

. . . .

UN CONSEJO EXTRA SOBRE LA MEDICINA MENTE-CUERPO: ENRAIZARSE

Este ejercicio zen para el día a día puede practicarse en cualquier lugar: mientras conducimos, mientras trabajamos en la oficina o mientras esperamos el autobús. En la vida cotidiana, a veces es importante enraizarse, sobre todo cuando nos sentimos nerviosos. La idea es que, sencillamente, te concentres en tus pies y tomes conciencia del suelo que se encuentra bajo ellos. Con cada espiración, lleva el peso de tu cuerpo hacia las almohadillas de tus pies y balancéate sobre ellas muy suavemente. De ese modo volverás a conectar con la tierra.

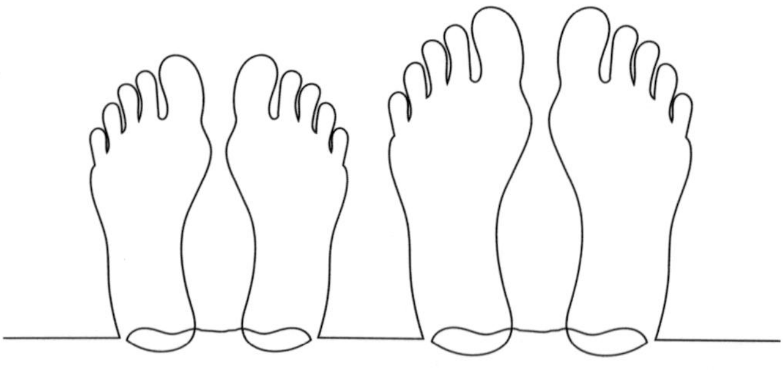

PARA CONCLUIR

¡Bien! ¡Lo has conseguido! Ya han transcurrido siete semanas repletas de consejos, más los correspondientes días de anclaje de lo aprendido. Puedes sentirte muy orgulloso u orgullosa de cada ejercicio que has llevado a la práctica. Como es natural, espero que alguno de ellos haya cambiado un poco tu vida. Estoy convencida de que en muchas ocasiones basta con introducir en todos los ámbitos algunas correcciones de menor importancia para que nuestro día a día sea más sencillo y nos sintamos diferentes, mejores. Muchas veces, vale más transformar hábitos pequeños que ponerse de repente a tomar medidas drásticas: es tanto el esfuerzo que se requiere para mantenerlas que al final se quedan en nada y acabamos desanimándonos.

En los últimos tiempos se ha empezado a utilizar un término específico para referirse a estas pequeñas costumbres: se las denomina *tiny habits* (literalmente, «hábitos diminutos»). El creador de este concepto es Brian Jeffrey Fogg, investigador en ciencias sociales de la Universidad de Stanford (California). Este autor, incluido en la lista de los más vendidos que publica periódicamente *The New York Times*, es toda una eminencia en el terreno de la modificación de la conducta. Según Fogg, los *tiny habits* pueden parecer modestos, pero tienen la capacidad necesaria para transformarlo todo.

Si en alguna futura Nochevieja cometes de nuevo el error de proponerte para el año que viene perder cinco kilos de golpe, practicar más deporte, ordenar de una vez por todas el ropero o acostarte más temprano, te aconsejo que vuelvas a leer este libro.

Igual que somos capaces de adoptar comportamientos más saludables, también podemos perder la costumbre de los hábitos insanos, pero el proceso funciona mejor cuando los sustituimos por comportamientos razonables. Evidentemente, se necesita de cierta paciencia para que los nuevos pequeños gestos se conviertan en nuestra rutina.

¡No te exijas demasiado! Es mucho más útil aproximarse al objetivo pasito a pasito. Vuelve a llevar a cabo los consejos que te hayan sentado bien, es decir, aquellos que hayas calificado con un emoji sonriente, y ánclalos a tu vida. O prueba otra vez esos otros que aún no tienes claro si te han gustado o no.

Lo importante es el camino, no el destino. El entorno en el que vivimos actualmente está repleto de tentaciones que se publicitan a lo grande: comida insana, estímulos que nos incitan al sedentarismo, sobrecarga y estrés por todas partes, además de poco tiempo para nosotros mismos, para la calma y para la reflexión.

Por eso, todos debemos cuidarnos de forma plenamente consciente. Pero no veamos este proceso como un castigo, sino como un lujo: el cuidado nos convierte en personas mejores, más sanas, más alegres, más reflexivas, más sociales. Por eso ahora es necesario perseverar. Deja este libro en tu mesilla de noche y elige cada semana un consejo que te haya sentado bien. Repite cada dos meses, a modo de tratamiento, el baño especial o el chupito para los vasos sanguíneos y prueba de vez en cuando tal o cual actividad física o tal o cual ejercicio de atención plena. Llegará un momento en el que practicarás tus nuevos hábitos sin necesidad de pensarlo y, como recompensa, automáticamente te sentirás con más energía, con más ganas de vivir, con más bienestar y con más serenidad.

¡Te deseo lo mejor!
Con todo mi cariño,

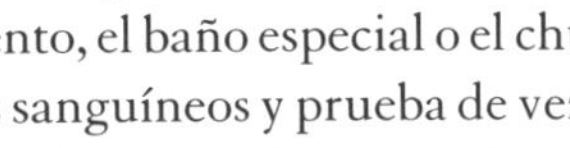

PARA SEGUIR LEYENDO

Si te interesa conocer los datos científicos en los que se basan la mayoría de los consejos propuestos, a continuación encontrarás las referencias. Cuando no hay estudios específicos sobre un aspecto concreto, he optado por incluir sugerencias para ampliar o repasar la información.

SALUD

Bien envuelto

Simoes-Wüst, A., *et al.*, «Wie Patienten Wickelanwendungen (ein)schätzen: Ergebnisse einer Umfrage in einem anthroposophischen Akutspital», *Der Merkurstab* (2014), 67 (2), pp. 92-97, id. del artículo: DMS-20286-DE.

Weisser, S., *Effekte von Leberwickeln auf die exkretorische Leberfunktion – eine randomisierte Cross-over-Studie bei Gesunden*, tesis doctoral de la Albert-Ludwigs-Universität, Friburgo de Brisgovia, 2006.

Fingado, M., *Therapeutische Wickel und Kompressen. Handbuch aus der Ita-WegmanKlinik,* Natura Verlag, Dornach, 2019.

Uhlemayr, U., y D. Wolz, *Wickel und Auflagen: Beratung, Auswahl und Anwendung*, Deutscher Apotheker Verlag, Stuttgart, 2015.

Cambio de aceite

Amith, H. V., A. V. Ankola y L. Nagesh, «Effect of oil pulling on plaque and gingivitis», *J Oral Health Commun Dent* (2007), 1 (1), pp. 12-18.

Nagilla J., S. Kulkarni, P. R. Madupu *et al.*, «Comparative evaluation of antiplaque efficacy of coconut oil pulling and a placebo, among dental college students», *J Clin Diagn Res* (2017), 11 (9), pp. ZC08-ZC011.

Park, S.-Y., *et al.*, «Improved oral hygiene care attenuates the cardiovascular risk of oral health disease: a population-based study from Korea», *European Heart Journal* (7 de abril de 2019), volumen 40, número 14, pp. 1138-1145.

Caminar descalzos

Hollander, K., J. E. de Villiers, *et al.*, «Growing-up (habitually) barefoot influences the development of foot and arch morphology in children and adolescents». *Sci Rep* (2017), 7, 8079, <https://doi.org/10.1038/s41598-017-07868-4>.

Hollander, K., *et al.*, «The effects of being habitually barefoot on foot mechanics and motor performance in children and adolescents aged 6-18 years: study protocol for a multicenter cross-sectional study (Barefoot LIFE project)», *J Foot Ankle Res.* (2016); 9 (1), p. 36, DOI: 10.1186/s13047-016-0166-1.

Como una estimulante taza de café pero sin cafeína

Goedsche, K., *Prospektive, kontrollierte klinische Studie zum Einfluss serieller Kaltwasserreize (Kneippscher Oberguß) auf die Lungenfunktion, die Immunabwehr und die Befindlichkeit von Patienten mit chronisch obstruktiver Bronchitis (COPD)*, Universidad Friedrich-Schiller, Jena, <https://nbn-resolving.org/urn:nbn:de:gbv:27-dbt-005217-6>.

Jacob, E.-M., *et al.*, «Blutdrucksenkung durch Hydrotherapie: Eine randomisierte, kontrollierte Studie bei leichter bis mittelschwerer Hypertonie», *Phys Med Rehab Kuror* (2009), 19, pp. 162-168, DIO: 10.1055/s-0029-1202769.

Stein, C., *Prospektive, klinische Studie zum Einfluss serieller Kaltwasserreize (Kneippscher Oberguss) auf die Lungenfunktion, die Immunabwehr und das subjektive Wohlbefinden bei gesunden Probanden*, <https://www.db-thueringen.de/servlets/MCRFileNodeServlet/dbt_derivate_00024778/Neuer%20Ordner/stein.pdf>.

Verbesserung der Immunregulation durch Anwendung einer Serie vierwöchigen Wassertretens nach Kneipp, <https://d-nb.info/969476213/34>.

Schencking, M. y S. Wilm, «Kneipp-Therapie in der Begleitung geriatrisch-degenerativer Erkrankungen», *Erfahrungsheilkunde* (2012), 61, pp. 271-278, <https://www.researchgate.net/publication/262011809_UBERSICHTEN_RE_VIEWS_Kneipp>.

Radio clásica

Trappe, H. y G. Voit, «Einfluss unterschiedlicher Musikstile auf das Herz-Kreislauf-System. Eine randomisierte kontrollierte Studie zur

Wirkung von Musikstücken von W. A. Mozart, J. Strauss und ABBA», *Dtsch Arztebl Int* (2016), 113, pp. 347-352, DOI: 10.3238/arztebl.2016.0347.

Gruhlke, L. C., M. C. Patricio y D. M. Moreira, «Mozart, but not the Beatles, reduces systolic blood pressure in patients with myocardial infarction», *Acta Cardiol* (diciembre de 2015), 70 (6), pp. 703-706, DOI: 10.2143/AC.70.6.3120183.

Hole, J., M. Hirsch, E. Ball y C. Meads, «Music as an aid for postoperative recovery in adults: a systematic review and meta-analysis». *Lancet* (24 de octubre de 2015), 386 (10004), pp. 1659-1671. DOI: 10.1016/S0140-6736(15)60169-6, publicado en línea el 12 de agosto de 2015.

Kemper, K. J. y S. C. Danhauer, «Music as a therapy», *South Med J.* (marzo de 2005), 98 (3), pp. 282-288, DOI: 10.1097/01.SMJ.0000154773.11986.39.

Sleight, P., «Cardiovascular effects of music by entraining cardiovascular autonomic rhythms music therapy update: tailored to each person, or does one size fit all?», *Neth Heart J.* (febrero de 2013), 21 (2), pp. 99-100, DOI: 10.1007/s12471-012-0359-6.

¡Sencillamente, apágalo!

Estudios recientes publicados en el portal EMF (portal sobre los efectos de los campos electromagnéticos) de la RWTH-Aachen (Escuela Técnica de Renania-Westfalia en Aquisgrán).

Toledano, M. B., *et al.*, «Electric field and air ion exposures near high voltage overhead power lines and adult cancers: a case control study across England and Wales», *Int J Epidemiol* (2020), 49, supl. 1, pp. i57-i66.

«The INTERPHONE Study Group: Brain tumour risk in relation to mobile telephone use: results of the INTERPHONE international case-control study», *International Journal of Epidemiology* (junio de 2010), volumen 39, número 3, pp. 675-694, <https://doi.org/10.1093/ije/dyq079>.

Frei, P., *et al.*, «Use of mobile phones and risk of brain tumours: update of Danish cohort study», *BMJ* (2011), 343, DOI: <https://doi.org/10.1136/bmj.d6387>.

Benson, V. S., *et al.*, «Mobile phone use and risk of brain neoplasms and other cancers: prospective study; for the Million Women Study Collaborators», *Int. J. Epidemiol.* (2013), 42, pp. 792-802.

Un refuerzo para nuestra vista

Williams, K., *et al.*, «Increasing Prevalence of Myopia in Europe and the Impact of Education», *Ophthalmology* (julio de 2015), 122 (7), pp. 1489-1497, DOI: 10.1016/j.ophtha.2015.03.018.

Aleman, A., M. Wang y F. Schaeffel, «Reading and Myopia: Contrast Polarity Matters», *Sci Rep* (2018), 8, 10840, <https://doi.org/10.1038/s41598-018-28904-x>.

«Der PC ebnet der Kurzsichtigkeit den Weg», <www.aerztezeitung.de> (31/05/2005).

MEDICINA MENTE-CUERPO

Caminar de forma zen

University of California - Davis, «Seven-year follow-up shows lasting cognitive gains from meditation», *ScienceDaily* (5 de abril de 2018), <https://www.sciencedaily.com/releases/2018/04/180405093257.htm>.

Zanesco, A. P., G. B. G. King, K. A. MacLean y C. D. Saron, «Cognitive Aging and Long-Term Maintenance of Attentional Improvements Following Meditation Training», *Journal of Cognitive Enhancement* (2018), DOI: 10.1007/s41465-018-0068-1.

Buric, I., *et al.*, «What Is the Molecular Signature of Mind-Body Interventions? A Systematic Review of Gene Expression Changes Induced by Meditation and Related Practices», *Front. Immunol.* (16 de junio de 2017), <https://doi.org/10.3389/fimmu.2017.00670>.

Sedlmeier, P., J. Eberth *et al.*, «The psychological effects of meditation: a meta-analysis», *Psychol Bull.* (noviembre de 2012), 138 (6), pp. 1139-1171, DOI: 10.1037/a0028168, publicado en línea el 14 de mayo de 2012.

Goyal, M., *et al.*, «Meditation programs for psychological stress and well-being: a systematic review and meta-analysis», *JAMA Intern. Med.* (marzo de 2014), 174 (3), pp. 357-368, DOI: 10.1001/jamainternmed.2013.13018.

Canta tu canción

Kreutz, G., «Effects of choir singing or listening on secretory immunoglobulin A, cortisol, and emotional state», *J Behav Med.* (diciembre de

2004), 27 (6), pp. 623-635, DOI: 10.1007/ s10865-004-0006-9.

Vickhoff, B., *et al.*, «Music structure determines heart rate variability of singers», *Front. Psychol.* (9 de julio de 2013), <https://doi.org/10.3389/ fpsyg.2013.00334>.

Kang, J., A. Scholp y J. J. Jiang, «A Review of the Physiological Effects and Mechanisms of Singing», *J. Voiced* (18 de agosto de 2017), DOI: <https://doi.org/10.1016/j.jvoice.2017.07.008>.

Pearce, E., *et al.*, «The ice-breaker effect: singing mediates fast social bonding», <https://doi.org/10.1098/rsos.150221>.

Fancourt, D., *et al.*, «Singing modulates mood, stress, cortisol, cytokine and neuropeptide activity in cancer patients and carers», *Ecancermedicalscience* (2016), 10, p. 631, <https://doi.org/10.3332/ecancer.2016.631>.

Expulsar la ira a través de la respiración

Varvogli. L., *et al.*, «Stress management techniques: evidence-based procedures that reduce stress and promote health», *Health Science Journal* (2011), volumen 5, número 2, <https://www.hsj.gr/medicine/stress-management-techniques-evidencebased-procedures-that-reduce-stress-and-promote-health.php?aid=3429>.

Zelano, C., H. Jiang, G. Zhou, *et al.*, «Nasal Respiration Entrains Human Limbic Oscillations and Modulates Cognitive Function», *Journal of Neuroscience* (2016), <http://www.jneurosci.org/content/36/49/12448>.

Subir nuestros pensamientos a un barquito de papel

TK-Schlafstudie 2017.

Deutsche Gesellschaft für Schlafforschung und Schlafmedizin (DGSM), «S3-Leitlinie Nicht erholsamer Schlaf/Schlafstörungen», *Somnologie – Schlafforschung und Schlafmedizin*, Springer Verlag, 2009.

Deutsche Gesellschaft für Schlafforschung und Schlafmedizin (DGSM), *Patientenratgeber Schlafprobleme bei Schichtarbeit*, 24 de octubre de 2011.

Ding, D., K. Rogers, H. van der Ploeg, E. Stamatakis y A. E. Baumann, «Traditional and Emerging Lifestyle Risk Behaviors and AllCause Mortality in Middle-Aged and Older Adults: Evidence from a Large Population-Based Australian Cohort», *PLOS.org* (8 de diciembre de 2015), <journals.plos.org/plosmedicine/article?id= 10.1371/journal.pmed.1001917>.

Osterkamp, J., «Zu wenig Schlaf macht wirklich krank», *spektrum.de* (31 de agosto de 2015), <www.spektrum.de/news/zu-wenig-schlafmacht-wirklich-krank/1363911> (web consultada por última vez el 26 de septiembre de 2017).

¡Todos al bosque!

<https://www.fpi-publikation.de/downloads/?doc=grueneTexte_qing-li-die-heilkraft-des-waldes-der-beitrag-der-waldmedizin-zur-naturtherapie-gruene-texte-16-2016.pdf>.

Health Council of the Netherlands y Dutch Advisory Council for Research on Spatial Planning, Nature and the Environment (2004), *Nature and Health. The influence of nature on social, psychological and physical well-being*, La Haya, 2004, publicación n.º 2004/09E; publicación RMNO n.º A02ae.

Li, Q., M. Kobayashi, Y. Wakayama, Y., H. Inagaki, M. Katsumata, Y. Hirata *et al.*, «Effect of phytoncide from trees on human natural killer cell function», *International journal of immunopathology and pharmacology* (2009), 22 (4), pp. 951-959.

Morita, E., *et al.*, «Psychological effects of forest environments on healthy adults: Shinrin-yoku (forest-air bathing, walking) as a possible method of stress reduction», *Public Health* (2007), 121 (1), pp. 54-63.

Una pausa creativa

Entspann dich, Deutschland – TK-Stressstudie 2016.

Wieth, M., *et al.*, «Time of day effects on problem solving: When the non-optimal is optimal», *Thinking and Reasoning* (noviembre de 2011), 17 (4), pp. 387-401, DOI: 10.1080/13546783.2011.625663.

Ophir, E., *et al.*, «Cognitive control in media multitaskers», *PNAS* (15 de septiembre de 2009), 106 (37), pp. 15583-15587; <https://doi.org/10.1073/pnas.0903620106>, editado por M. I. Posner, University of Oregon, Eugene (Oregón), y aprobado el 20 de julio de 2009.

Wetherell, M. A., *et al.*, «Psychobiological responses to critically evaluated multitasking», *Neurobiol Stress* (diciembre de 2017), 7, pp. 68-73, publicado en línea el 10 de mayo de 2017, DOI: 10.1016/j.ynstr.2017.05.002.

Colom, R., A. Martínez-Molina, P. Shih, P. y J. Santacreu, «Intelligence, working memory, and multitasking», *Intelligence* (2010), 38, pp. 543-551.

Una siestecita a nuestra salud

Rosekind, M. R., *et al.*, «NASA Study – Alertness Management: Strategic Naps in Operational Settings», European Sleep Research Society, *J. Sleep Res.* (1995), 4 (2), pp. 62-66.

Androniki, N., *et al.*, «Siesta in healthy Adults and Coronary Mortality in the General Population», *Arch. Intern. Med.* (2007), 167 (3), pp. 296-301, DOI: 10.1001/archinte.167.3.296.

NUTRICIÓN

Comer despacio

Hurst, Y. y H. Fukuda, «Effects of changes in eating speed on obesity in patients with diabetes: a secondary analysis of longitudinal health check-up data», *BMJ Open* (2018), 8: e019589, DOI: 10.1136/bmjopen-2017-019589.

Andrade, A. M., *et al.*, «Eating slowly led to decreases in energy intake within meals in healthy women», *J Am Diet Assoc* (2008), 108, pp. 1186-1191.

El ayuno intermitente

Bauersfeld, S. P., C. S. Kessler, M. Wischnewsky, *et al.*, «The effects of short-term fasting on quality of life and tolerance to chemotherapy in patients with breast and ovarian cancer: a randomized cross-over pilot study», *BMC Cancer* (2018), 18 (1), p. 476, CrossRef MEDLINE PubMed Central.

Kahleova, H., L. Belinova, H. Malinska, *et al.*, «Eating two larger meals a day (breakfast and lunch) is more effective than six smaller meals in a reduced-energy regimen for patients with type 2 diabetes: a randomized crossover study», *Diabetologia* (2014) 57 (8), pp. 1552-1560, CrossRef MEDLINE PubMed Central.

Stekovic, S., *et al.*, «Alternate Day Fasting Improves Physiological and Molecular Markers of Aging in Healthy, non-obese Humans», *Cell Metabolism* (2019), DOI: 10.1016/j.cmet.2019.07.016.

El muesli de la eterna juventud

Eisenberg, T., *et al.*, «Cardioprotection and lifespan extension by the natural polyamine spermidine», *Nature Medicine* (2016), volumen 22, pp. 1428-1438.

Kiechl, S., *et al.*, «Higher spermidine intake is linked to lower mortality: a prospective population-based study», *The American Journal of Clinical Nutrition* (agosto de 2018), volumen 108, número 2, pp. 371-380, <https://doi.org/10.1093/ajcn/nqy102>.

Leche dorada

Kanai, M., *et al.*, *Dose-escalation and pharmacokinetic study of nanoparticle curcumin, a potential anticancer agent with improved bioavailability, in healthy human volunteers*.

Yuan, H. Y., *et al.*, «Curcumin inhibits cellular cholesterol accumulation by regulating SREBP-1/caveolin-1 signaling pathway in vascular smooth muscle cells», *Acta Pharmacol Sin.* (mayo de 2008), 29 (5), pp. 555-563, DOI: 10.1111/j.1745–7254.2008.00783.x.

<https://www.uniklinik-freiburg.de/fileadmin/mediapool/08_institute/rechtsmedizin/pdf/Addenda/2016/Kurkuma_-_Wissenschaftliche_Zusammenfassung_2015.pdf>.

Un chupito para despejar nuestras vías

Aslani, N., *et al.*, «Effect of Garlic and Lemon Juice Mixture on Lipid Profile and Some Cardiovascular Risk Factors in People 30-60 Years Old with Moderate Hyperlipidaemia: A Randomized Clinical Trial», *International Journal of Preventive Medicine* (2016), 7, p. 95.

Matsumoto, S., *et al.*, «Aged Garlic Extract Reduces Low Attenuation Plaque in Coronary Arteries of Patients with Metabolic Syndrome in a Prospective Randomized Double-Blind Study», *The Journal of Nutrition* (febrero de 2016), 146 (2), pp. 427S-432S.

Budoff, M., «Aged garlic extract retards progression of coronary artery calcification», *The Journal of Nutrition* (marzo de 2006), 136, 3 supl., pp. 741S-744S; Varshney, R., y M. J. Budoff, «Garlic and Heart Disease», *The Journal of Nutrition* (febrero de 2016), 146 (2), pp. 416S-421S, DOI: 10.3945/jn.114.202333, publicado en línea el 13 de enero de 2016.

Un experimento vegano

Springmann, M., *et al.*, «Analysis and valuation of the health and climate change cobenefits of dietary change», *PNAS* (12 de abril de 2016), 113 (15), pp. 4146-4151; publicado por primera

vez el 21 de marzo de 2016, <https://doi.org/10.1073/pnas.1523119113>.
Dinu, M., R. Abbate y G. F. Gensini, «Vegetarian, vegan diets and multiple health outcomes: A systematic review with meta-analysis of observational studies», *Critical Reviews in Food Science and Nutrition* (13 de junio de 2017), volume 57, número 17, pp. 3640-3649, <https://doi.org/10.1080/10408398.2016.1138447>.
Fraser, G. E., F. L. Miles, *et al.*, «Plasma, Urine, and Adipose Tissue Biomarkers of Dietary Intake Differ Between Vegetarian and Non-Vegetarian Diet Groups in the Adventist Health Study-2», *The Journal of Nutrition* (abril de 2019), volumen 149, número 4, pp. 667-675, <https://doi.org/10.1093/jn/nxy292>.
Willett, W., *et al.*, «Food in the Anthropocene: the EAT-Lancet Commission on healthy diets from sustainable food systems», *The Lancet* (16 de enero de 2019), DOI: <https://doi.org/10.1016/S0140-6736(18)31788-4>.

Un pan preparado en cero coma

Carle, R., *et al.*, «Wheat and the irritable bowel syndrome – FODMAP levels of modern and ancient species and their retention during bread making», *Journal of Functional Foods* (agosto de 2016), volume 25, pp. 257-266.
Werz, O., *et al.*, «Human macrophages differentially produce specific resolvin or leukotriene signals that depend on bacterial pathogenicity», *Nature Communications* (2018), 9, DOI: 10.1038/s41467-017-02538-5, <https://www.nature.com/articles/s41467-017-02538-5>.

AUTORREFLEXIÓN

¡Estoy bien, gracias!

Emmons, R. A., *et al.*, «Why gratitude enhances well-being: What we know, what we need to know», en K. Sheldon, T. Kashdan y M. F. Steger (eds.), *Designing the future of positive psychology: Taking stock and moving forward*, Oxford University Press, Nueva York, 2012.
Mills, P. J., *et al.*, «The Role of Gratitude in Spiritual Well-Being in Asymptomatic Heart Failure Patients. Spirituality in Clinical Practice», *American Psychological Association* (2015), volumen 2, número 1, pp. 5-17, 2326-4500/15/ <http://dx.doi.org/10.1037/scp0000050>.

¡Fuera!

Roster, C. A., *et al.*, «The dark side of home: Assessing possession 'clutter' on subjective well-being», <https://doi.org/10.1016/j.jenvp.2016.03.003>.
Vartanian, L. R., K. M. Kernan y B. Wansink, «Clutter, Chaos, and Overconsumption: The Role of Mind-Set in Stressful and Chaotic Food Environments», <https://doi.org/10.1177/0013916516628178>.
Vohs, K. D., *et al.*, «Physical Order Produces Healthy Choices, Generosity, and Conventionality, Whereas Disorder Produces Creativity», <https://doi.org/10.1177/0956797613480186>.
Cutting. J. E., *et al.*, «Facial expression, size, and clutter: Inferences from movie structure to emotion judgments and back», *Atten Percept Psychophys.* (2016), 78, pp. 891-901, DOI: 10.3758/s13414-015-1003-5.
Kondo, M., *La felicidad después del orden: una clase magistral ilustrada sobre el arte de organizar el hogar y la vida*, Aguilar, Barcelona, 2016.

La brújula interior

<www.tns-infratest.com>.
<www.werteindex.de> (2018).
<www.gerald-huether.de>.

La pregunta del milagro

De Shazer, S., *Claves de terapia familiar breve. Una teoría de la solución*, GEDISA, Barcelona, 1992.
Trepper, T., *et al.*, «Steve de Shazer and the future of solution-focused therapy» *JMFT* (1 de mayo de 2007), <https://doi.org/10.1111/j.1752-0606.2006.tb01595.x>.
De Shazer, S., *et al.*, «Brief Therapy: Focused Solution Development», *Family Process* (junio de 1986), <https://doi.org/10.1111/j.1545-5300.1986.00207.x>.
Gingerich, W. J. y L. T. Peterson, «Effectiveness of Solution-Focused Brief Therapy. A Systematic Qualitative Review of Controlled Outcome Studies», *Research on Social Work Practice* (mayo de 2013), volumen 23, número 3, pp. 266-283.

Mejor tomárselo con estoicismo

Séneca, «Sobre la tranquilidad del espíritu», en *Diálogos*, RBA Coleccionables, Barcelona, 2003.
_____, *Sobre la felicidad*, Alianza Editorial, Madrid, 1999.

Marco Aurelio, *Meditaciones*, Debate, Barcelona, 2000.

Tomar decisiones inteligentes

Polman, E., «Self-other decision making and loss aversion», *Organizational Behavior and Human Decision Processes* (2012), volumen 119, pp. 141-150.

Vivir de forma sostenible

Nachhaltiges Leben 2020. Marken und Medien in der Pflicht, <www.nachhaltigesleben2020.de>.

ACTIVIDAD FÍSICA

¡A bailar!

Rehfeld, K., *et al.*, «Dancing or Fitness Sport? The Effects of Two Training Programs on Hippocampal Plasticity and Balance Abilities in Healthy Seniors», *Front Hum Neurosci.* (15 de junio de 2017), 11, p. 305, DOI: 10.3389/fnhum.2017.00305.eCollection 2017.

Pinniger, R., R. F. Brown, E. B. Thorsteinsson y P. McKinley, «Argentine tango dance compared to mindfulness meditation and a waiting-list control: a randomised trial for treating depression», *Complement Ther Med* (2012), 20, pp. 377-384.

Verhese, J., *et al.*, «Leisure Activities and the Risk of Dementia in the Elderly», *New England Journal of Medicine* (2003), volumen 348, número 25, pp. 2508-2516.

Quiroga Murcia, C., y G. Kreutz, «Dance and Health: Exploring interactions and implications», en R. MacDonald, G. Kreutz y L. Mitchell (eds.), *Music and health*, Oxford University Press, Nueva York.

Kattenstroth, J.-C., *et al.*, «Six months of dance intervention enhances postural, sensorimotor, and cognitive performance in elderly without affecting cardio-respiratory functions», *Front. Aging Neurosci.* (26 de febrero de 2013), <https://doi.org/10.3389/fnagi.2013.00005>.

¡Adiós a los michelines gracias al yoga!

Cramer, H., *et al.*, «Yoga in women with abdominal obesity – a randomized controlled trial», *Dtsch Arztebl Int* (2016), 113, pp. 645-652, DIO: 10.3238/ärztebl.2016.0645.

Balancearse y estirarse

Tesarz, J., *et al.*, «Die Fascia thoracolumbalis als potentielle Ursache für Rückenschmerzen», *Manuelle Medizin* (2008), 46, 259 Rolfing.

Schleip, R, *et al.*, «Letter to the Editor concerning "A hypothesis of chronic back pain: ligament subfailure injuries lead to muscle control dysfunction" (M. Panjabi)», *European Spine Journal* (2007), 16, pp. 1733-1735.

Beardsley, C. y J. Škarabot, «Effects of self-myofascial release: A systematic review», *Journal of Bodywork and Movement Therapies* (octubre de 2015), 19 (4): pp. 747-758, DOI: <https://doi.org/10.1016/j.jbmt.2015.08.007>.

Schroeder, A. N., *et al.*, «Is Self Myofascial Release an Effective Preexercise and Recovery Strategy? A Literature Review», *Current Sports Medicine Reports* (2015), 14 (3), pp. 200-208.

Chi kung para la espalda

Wang, X.-Q., *et al.*, «Traditional Chinese exercise for cardiovascular diseases: systematic review and meta-analysis of randomized controlled trials», *J Am Heart Assoc* (2016), 5: e002562, DOI: 10.1161/JAHA.115.002562.

El trío dinámico

Blair, S. N., *et al.*, «How much physical activity is good for health», *Annu Rev Public Health* (1992), 13, pp. 99-126.

Gill, D. L., *et al.*, «Physical Activity and Quality of Life», *J Prev Med Public Health* (enero de 2013), 46 (supl. 1), pp. S28-S34, DOI: 10.3961/jpmph.2013.46.S.S28.

Warburton, D. E. R., C. W. Nicol y S. S. Bredin, «Health benefits of physical activity: the evidence», *CMAJ* (14 de marzo de 2006), 174 (6), pp. 801-809.

Organización Mundial de la Salud (OMS), *Global recommendations on physical activity for health*, Ginebra (Suiza), 2010 (hay trad. cast.: *Recomendaciones mundiales sobre actividad física para la salud*, disponible en https://apps.who.int/iris/bitstream/handle/10665/44441/9789243599977_spa.pdf).

Saltar a la comba sin comba

Ha, A. S. y J. Y. Y. Ng, «Rope skipping increases bone mineral density at calcanei of pubertal girls in Hong Kong: A quasi-experimental investigation», *PLOS ONE* (8 de diciembre de 2017), <https://doi.org/10.1371/journal.pone.0189085>.

Postler, T., T. Schulz, *et al.*, «Skipping Hearts Goes To School: Short-Term Effects», *Dtsch Z Sportmed.* (2017), 68, pp. 148-156, año 68, número 6, DOI: 10.5960/dzsm.2017.288.

Samitz, G., M. Egger y M. Zwahlen, «Domains of physical activity and all-cause mortality: Systematic review and dose-response meta-analysis of cohort studies», *International Journal of Epidemiology* (2011), 40, pp. 1382-1400.

Kemmler, W., *et al.*, «Benefits of 2 Years of Intense Exercise on Bone Density, Physical Fitness, and Blood Lipids in Early Postmenopausal Osteopenic Women:

Results of the Erlangen Fitness Osteoporosis Prevention Study (EFOPS)», *Arch. Intern. Med.* (2004), 164, p. 1085.

Sumar pasos

Lee, I.-M., *et al.*, «Association of Step Volume and Intensity With All-Cause Mortality in Older Women», *JAMA Intern. Med.* (2019), 179 (8), pp. 1105-1112, DOI: 10.1001/jamainternmed.2019.0899.

Autenrieth, C. S., J. Baumert, S. E. Baumeister, B. Fischer, A. Peters, A. Doring, *et al.*, «Association between domains of physical activity and all-cause, cardiovascular and cancer mortality», *European Journal of Epidemiology* (2011), 26, pp. 91-99.

Gillen, J. B., *et al.*, «Thress minutes of all-out intermittent exercise per week increases skeltal muscle oxidatice capacity and improves cardiometabolic health», *PLOS ONE* (3 de noviembre de 2014), 9 (11); e111489, DOI: 10.1371/journal.pone.0111489.

TÚ Y YO

¡Adiós, ladrones de energía!

Almaatouq, A., L. Radaelli, A. Pentland, *et al.*, «Are You Your Friends' Friend? Poor Perception of Friendship Ties Limits the Ability to Promote Behavioral Change», *PLOS ONE* (22 de marzo de 2016), <https://doi.org/10.1371/journal.pone.0151588>.

Caminar juntos

Una visión global sobre varios estudios recientes en O'Mara, S., *Das Glück des Gehens*, Rowohlt, 2020 (hay trad. cast. de F. J. Ramos Mena, *Elogio del caminar: la nueva ciencia que estudia cómo caminamos y por qué es bueno para nosotros*, Anagrama, Barcelona, 2020).

Suwabe, K., *et al.*, «Rapid stimulation of human dentate gyrus function with acute mild exercise», *PNAS* (9 de octubre de 2018), 115 (41), 10487-10492; publicado por primera vez el 24 de septiembre de 2018, <https://doi.org/10.1073/pnas.1805668115>.

Lanini, J., *et al.*, «Interactive locomotion: Investigation and modeling of physicallypaired humans while walking», *PLOS ONE* (6 de septiembre de 2017), <https://doi.org/10.1371/journal.pone.0179989>.

Oppezzo, M., *et al.*, «Give Your Ideas Some Legs: The Positive Effect of Walking on Creative Thinking», *Journal of Experimental Psychology: Learning, Memory, and Cognition* (2014), volumen 40, número 4, pp. 1142-1152, <http://dx.doi.org/10.1037/a0036577>.

Decir no

Jacobi, F., *et al.*, «Psychische Störungen in der Allgemeinbevölkerung. Studie zur Gesundheit Erwachsener in Deutschland und ihr Zusatzmodul Psychische Gesundheit (DEGS1-MH)», *Nervenarzt* (2014), 85, pp. 77-87.

Lohman-Haislah, A., *Stressreport Deutschland 2012. Psychische Anforderungen, Ressourcen und Befinden*, <www.akuthilfe24.de>.

Bertelsmann-Stiftung: *Alle Achtung vor dem Stress. Eine 360-Grad-Betrachtung*, 2013, <www.bertelsmann.de>.

Diálogos de pareja

Moeller, M. L., *Die Wahrheit beginnt zu zweit: Das Paar im Gespräch*, Rowohlt, 2011.

Weerts-Eden, M., «Das Zwiegespräch – die kleinste Selbsthilfegruppe der Welt», en *Selbsthilfegruppenjahrbuch 2010*, Gießen, 2010.

Oye, ¿dónde estás? ¡Aquí estoy!

Jacob, L., J. M. Haro y A. Koyanagi, «Relationship between living alone and common mental disorders in the 1993, 2000 and 2007 National Psychiatric Morbidity Surveys», *PLOS ONE* (2019), 14 (5): e0215182, <https://doi.org/10.1371/journal.pone.0215182>.

Rosenberg para todos

Rosenberg, M. B., *Comunicación no violenta: un*

lenguaje de vida, Editorial Acanto, Barcelona, 2016.
Muth, C. (ed.), *Dann kann man das ja auch mal so lösen! Auswertungsinterviews mit Kindern und Jugendlichen nach Trainings zur Gewaltfreien Kommunikation*, ibidem, 2010.
Wacker, R., *et al.*, «Preventing Empathic Distress and Social Stressors at Work Through Nonviolent Communication Training: A Field Study With Health Professionals», *Journal of Occupational Health Psychology* (diciembre de 2016), 23 (1), DOI: 10.1037/ocp0000058.

Una buena obra cada día

Estudios Grant y Glueck: <www.adultdevelopmentstudy.org>.
Park, S. Q., *et al.*, «A neural link between generosity and happiness», *Nature Communications*, DOI: 10.1038/ncomms15964.
Nelson, S. K. y S. Lyubomirsky, «Finding happiness: Tailoring positive activities for optimal well-being benefits», en M. M. Tugade, M. N. Shiota y L. D. Kirby (eds.), *Handbook of positive emotions*, Guilford Press, 2014, pp. 275-293.
Dunn, E., *et al.*, «Spending Money on Others Promotes Happiness», *Science* (21 de marzo de 2008), volumen 319, número 5870, pp. 1687 y 1688, DOI: 10.1126/science.1150952.
Lee, B., American Physiological Society, «Laughter Remains Good Medicine», *ScienceDaily*, <https://www.sciencedaily.com/releases/2009/04/090417084115.htm>.

BELLEZA

A ver esas manitas...

Firth, J., *et al.*, «Grip Strength Is Associated With Cognitive Performance in Schizophrenia and the General Population: A UK Biobank Study of 476559 Participants», *Schizophrenia Bulletin* (julio de 2018), volumen 44, número 4, pp. 728-736, <https://doi.org/10.1093/schbul/sby034>.
Leong, D. P., *et al.*, «Prognostic value of grip strength: findings from the Prospective Urban Rural Epidemiology (PURE) study», *The Lancet*, <https://doi.org/10.1016/S0140-6736(14)62000-6>.
Bohannon, R. W., «Grip Strength: An Indispensable Biomarker For Older Adults», *Clin Interv Aging.* (2019), 14, pp. 1681-1691, DOI: 10.2147/CIA.S194543.
<https://www.kneipp.com/de_de/kneipp-magazin/haut-pflegen/handpflege-tipps/hand-wellness/>.

Cepillarse el cabello para conseguir una melena de ensueño

Phillips, T. G., P. Slomiany, *et al.*, «Hair Loss: Common Causes and Treatment», *Am Fam Physician.* (15 de septiembre de 2017), 96 (6), pp. 371-378.

El baño de Cleopatra

Cernomaz, T. A., S. G. Bolog y T. Mihăescu, «The effect of a dry salt inhaler in adults with COPD», *Pneumologia* (julio-septiembre de 2007), 56 (3), pp. 124-127.
Machtey, I., «Dead Sea and Dead Sea Salt Balneotherapy for Arthritis», *Isr Med Assoc J* (mayo de 2009), 11 (5), pp. 321 y 322.

Una sesión de spa a base de lavanda para los pies

Salgueiro, L., *et al.*, «Chemical composition and antifungal activity of the essential oils of *Lavandula viridis* L'Hér.», *Journal of Medical Microbiology*, volumen 60, número 5 <https://doi.org/10.1099/jmm.0.027748-0>.
Kasper, S., *et al.*, «Lavender oil preparation Silexan is effective in generalized anxiety disorder – a randomized, double-blind comparison to placebo and paroxetine», *Int J Neuropsychopharmacol* (2014), 17 (6), pp. 859-869.

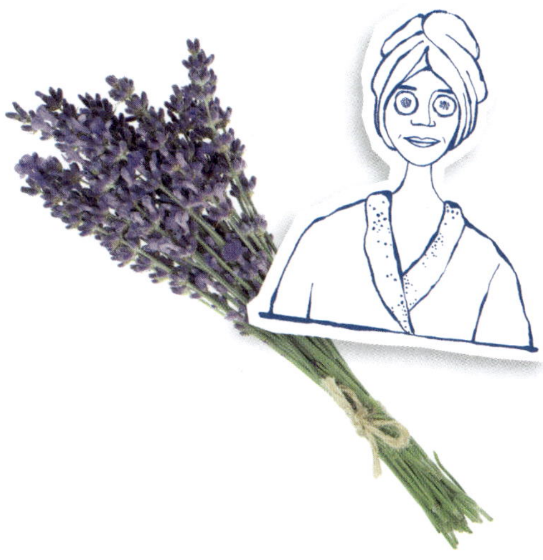

Kuwaki, T., *et al.*, «Linalool Odor-Induced Anxiolytic Effects in Mice Front», *Behav. Neurosci.* (23 de octubre de 2018), <https://doi.org/10.3389/fnbeh.2018.00241>.

Halevy, S., H. Giryes, M. Friger, N. Grossman, Z. Karpas, B. Sarov y S. Sukenik, «The role of trace elements in psoriatic patients undergoing balneotherapy with Dead Sea bath salt», *Isr Med Assoc J.* (noviembre de 2001), 3 (11), pp. 828-832, PMID: 11729578, Clinical Trial.

Un dopaje para el alma

Bolwer, A., J. Mack-Andrick, F. R. Lang, A. Dörfler y C. Maihöfner, «How Art Changes Your Brain: Differential Effects of Visual Art Production and Cognitive Art Evaluation on Functional Brain Connectivity», *PLOS ONE*, 9 (7), e101035.

Kaimal, G. y K. Ray, «Reduction of Cortisol Levels and Participants' Responses Following Art Making», *Art Ther* (2 de abril de 2016), 33 (2), pp. 74-80,
DOI: 10.1080/07421656.2016.1166832.

Una exfoliación para una piel radiante

Oikeh, E., «Phytochemical, antimicrobial, and antioxidant activities of different citrus juice concentrates», *Food Science & Nutrition*, 4 (1), DOI: 10.1002/fsn3.268.

Yoga para un *lifting* facial

Alam, M., *et al.*, «Association of Facial Exercise With the Appearance of Aging», *JAMA Dermatology*, DOI: 10.1001/jamadermatol.2017.5142.

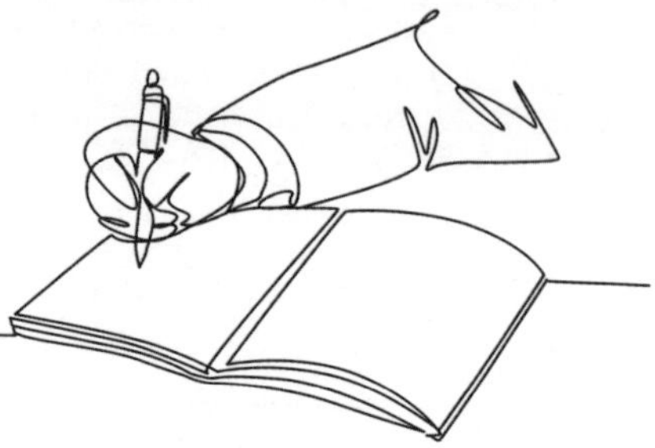

Libros de Franziska Rubin

Die besten Hausmittel – Was wirklich hilft
bjvverlag, 2020

Mein kleines Buch vom guten Schlaf
Knaur Leben, 2020

Australiens Heilgeheimnisse –
Mit der Natur kraftvoll heilen!
bpa media, 2019 Volume 1 and 2

Heilen mit Lebensmitteln –
Meine Top 10 gegen 100 Krankheiten
ZS Verlag, 2019

Meine sanfte Medizin für Kinder.
Komplett überarbeitete Neuauflage
Zabert Sandmann, 2019

Meine sanfte Medizin für einen
guten Schlaf
ZS Verlag, 2018

Mit jedem Tag ein neues Wunder.
Mein Babykalender fürs erste Jahr
Ars Edition, 2017

Meine sanfte Medizin für ein starkes Herz
ZS Verlag, 2017

Meine besten Hausmittel.
Komplett überarbeitete Neuauflage
ZS Verlag, 2016

Meine besten Gesundheits-Tipps
fürs Älterwerden
ZS Verlag, 2015

Hauptsache Gesund – Das Kochbuch
Christian Verlag, 2015

Von Null auf Drei
Südwest, 2014

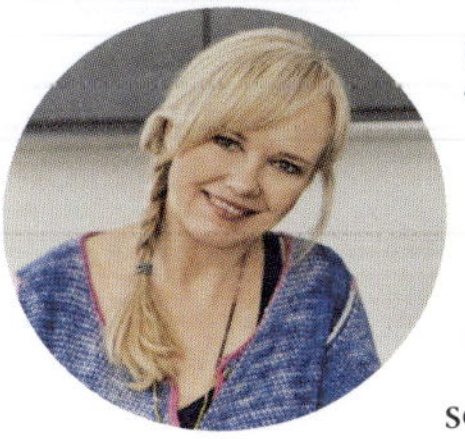

SOBRE LAS AUTORAS

Franziska Rubin es médica, presentadora de televisión, periodista especializada en medicina y autora de varios libros sobre salud, remedios caseros y cocina saludable que se han convertido en grandes éxitos de ventas. Siente especial predilección por las terapias naturales, de las que es una defensora convencida y sumamente entusiasta. Durante diecisiete años presentó el programa televisivo *Hauptsache Gesund* («Lo importante es la salud»), de la cadena alemana MDR, y antes de esa etapa estuvo al frente de otras emisiones científicas y magacines de divulgación y servicio público. Conoce en profundidad tanto el mundo de la medicina convencional como el de la medicina complementaria, y le encanta explicar a los pacientes las múltiples posibilidades de tratamiento que ofrecen los diversos sistemas médicos de todo el mundo. Además, considera que todos nosotros podemos fortalecer nuestro propio «sistema interno de autocuración» con los remedios naturales adecuados y con una serie de cambios en nuestro estilo de vida: para conseguirlo, en realidad, solo necesitamos saber cómo hacerlo.

La Kneipp-Bund —federación alemana de asociaciones para el fomento de la salud que sigue las enseñanzas del doctor naturista Sebastian Kneipp— le ha concedido a Franziska Rubin su Premio a la Salud por su visión integral del ser humano y su compromiso con las terapias y los remedios naturales.

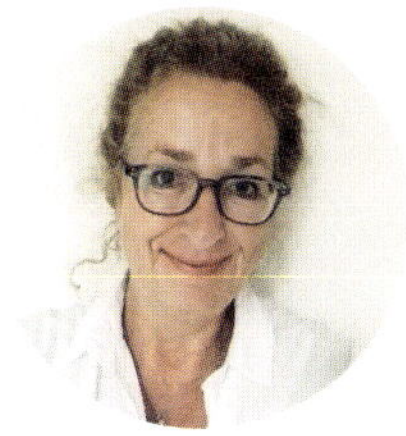

Anna Cavelius es una escritora especializada en ciencia y una célebre redactora de obras por encargo. Posee un máster en Filosofía y colabora desde hace años con importantes autores de diversos ámbitos, a los que ha ayudado a escribir numerosos libros de autoayuda y divulgación sobre salud y estilo de vida, entre ellos varios superventas. Vive con su familia ensamblada y su gato junto al lago Ammer, en Baviera, y, si quiere saludar a Franziska, lo único que tiene que hacer es agitar la mano: en realidad, la doctora vive enfrente, en la otra orilla del lago.